Lynn N. McKinnis, PT, OCS / Michael E. Mulligan, M.D.

# Musculoskeletal Imaging Handbook

## A Guide for Primary Practitioners

# 肌肉骨骼
# 影像技术手册
## 初级指南

编　著　〔美〕　林恩·N.麦金尼斯
　　　　　　　　迈克尔·E.穆里根

主　译　王　骏　陈　峰　缪建良　沈　柱

天津出版传媒集团
天津科技翻译出版有限公司

著作权合同登记号:图字:02-2018-324

**图书在版编目(CIP)数据**

肌肉骨骼影像技术手册:初级指南/(美)林恩·
N.麦金尼斯(Lynn N. McKinnis),(美)迈克尔·E.穆
里根(Michael E. Mulligan)编著;王骏等主译. —
天津:天津科技翻译出版有限公司,2023.2
书名原文:Musculoskeletal Imaging Handbook: A
Guide for Primary Practitioners
ISBN 978-7-5433-4271-2

Ⅰ.肌… Ⅱ.①林… ②迈… ③王… Ⅲ.①肌肉骨
骼系统–影像诊断–手册 Ⅳ.①R680.4-62

中国版本图书馆 CIP 数据核字(2022)第 155491 号

授权单位:F. A. Davis Company
出　　版:天津科技翻译出版有限公司
出 版 人:刘子媛
地　　址:天津市南开区白堤路 244 号
邮政编码:300192
电　　话:(022)87894896
传　　真:(022)87893237
网　　址:www.tsttpc.com
印　　刷:天津新华印务有限公司
发　　行:全国新华书店
版本记录:889mm×1194mm　16 开本　15.25 印张　260 千字
　　　　　2023 年 2 月第 1 版　2023 年 2 月第 1 次印刷
　　　　　定价:138.00 元

(如发现印装问题,可与出版社调换)

# 译者名单

主　译　王　骏　陈　峰　缪建良　沈　柱

副主译　蔡树华　史　跃　吴庭苗　吴虹桥

译　者　(按姓氏汉语拼音排序)

蔡树华　中国人民解放军联勤保障部队第九〇一医院

陈　峰　海南省人民医院

陈　凝　江苏卫生健康职业学院

陈梦捷　复旦大学附属中山医院

方雪琳　汕头大学医学院

贾　衡　徐州医科大学

贾清清　科文斯医药研发有限公司

蒋　卉　日本北海道大学

李淑琪　中山大学肿瘤防治中心

刘小艳　南通大学附属医院

刘心怡　江门市中心医院

吕传剑　河南省人民医院

罗小平　温州市中医院

缪建良　中国人民解放军空军杭州特勤疗养中心

缪明霞　中国人民解放军东部战区总医院

齐鹏飞　商丘医学高等专科学校

邵福明　商丘医学高等专科学校附属医院(商丘市中心医院)

史　跃　中国人民解放军陆军第七十一集团军医院

沈　柱　安徽医科大学第一附属医院北区

王　骏　安徽医科大学临床医学院

王　平　北京大学

王爱梅　江苏卫生健康职业学院

王晓洁　浙江大学医学院附属第二医院

吴虹桥　南京医科大学附属常州市妇幼保健院

吴庭苗　安徽医科大学第一附属医院北区

徐珊珊　江苏省肿瘤医院

张　涛　南阳医学高等专科学校

# 编著者

**Lynn N. McKinnis, PT, OCS**
Butler, Pennsylvania
Concordia Visiting Nurses
Staff Physical Therapist
Cabot, Pennsylvania

St. Francis University
Adjunct Instructor
Department of Physical Therapy
Loretto, Pennsylvania

**Michael E. Mulligan, M.D.**
Baltimore, Maryland

Professor
Diagnostic Radiology and Nuclear Medicine
University of Maryland School of Medicine
Baltimore, Maryland

Chief of Radiology
University of Maryland Rehabilitation & Orthopaedic Institute
Baltimore, Maryland

Assistant Chief of Musculoskeletal Imaging
Musculoskeletal Fellowship Program Director
University of Maryland Medical Center
Baltimore, Maryland

University of Montana
Faculty Affiliate
School of Physical Therapy & Rehabilitation Science
Missoula, Montana

University of South Florida
Affiliate Instructor
School of Physical Therapy and Rehabilitation Sciences
Tampa, Florida

# 审校专家

**Randy Daniel, PhD, PΛ-C**
Emeritus Professor and Dean
Arizona School of Helath Scicence
A.T. Still University
Mesa, Arizona

**Claire DeCristofaro, NP, MD**
Clinical Assistant Professor
College of Nursing, DNP Program
Medical University of South Carolina
Charleston, South Carolina

**Steve Fisher, MHA, PA-C, DFAAPA**
Senior Surgical PA (Ret.)
University of Kentucky
Lexington, Kentucky

**Stephanie Carter Kelly, PT, PhD, OCS**
Adjunct Clinical Assistant Professor
Department of Physical Therapy
The Ohio State University
Columbus, Ohio

**Laura Markwick, DNP, FNP-C**
Assistant Professor, FNP Track Coordinator
Wegmans School of Nursing
St. John Fisher College
Rochester, New York

**Paul E. Niemuth, PT, DSc, OCS, SCS, ATR**
Professor
Department of Physical Therapy
St. Catherine University
Minneapolis, Minnesota

# 中文版前言

　　肌肉骨骼病变比较常见,影像学检查是不可或缺的手段。但如何选择最佳的成像模式是困扰放射科技师的一大难题,而这些问题都可以从《肌肉骨骼影像技术手册:初级指南》一书中找到答案。为了方便阅读,译文中"肌肉骨骼"统一简称为"肌骨"。

　　本书首先论述了 X 线摄影、CT、MRI、超声和核医学成像的基本原理,以及各种成像方法的优点和不足。然后,围绕肩关节、肘关节、手和腕关节、髋关节、膝关节、踝关节和足部、颈椎、胸椎、腰椎成像进行了全方位、多角度、深层次的讲解。内容涵盖各类成像模式的影像解剖学、肌骨损伤机制、检查的适宜性标准、诊断性成像的基本途径和各类影像学检查的成像方法等。据此提出哪些情况适合保守治疗,哪些情况适合手术治疗。

　　此外,书中还将疾病的发生、发展机制纳入其中,突出了影像密度、信号强度以及浓聚灶随着疾病发生、发展而变化的过程,强调早期和晚期影像学检查的差异。各章都列举了具体病例,并对常见的误诊和漏诊原因进行了分析,对于临床诊断具有较大的参考价值。

　　该书图文并茂,能够全方位展示肌肉骨骼系统影像学检查技术与方法,是一部不可多得的专业著作。我们将该书翻译成中文出版,希望能对国内读者有所帮助。由于译者水平有限,如有不妥之处,欢迎批评指正!

王骏

于安徽医科大学临床医学院校区

2022 年 10 月 23 日

# 序 言

团队沟通与合作是有效管理患者的关键。选择适当的诊断技术,特别是新的成像技术,对于疾病诊疗至关重要,但这些新技术往往价格较高。多年来,我撰写了许多教科书,致力于加强放射科医师与矫形外科医师之间的沟通和合作。我之前的研究都致力于转诊医师应了解的内容,但患者管理团队的其他成员却被忽略了。

与之前的专著相比,《肌肉骨骼影像技术手册:初级指南》一书更加注重沟通的重要性。本书由国际知名矫形外科物理治疗师 Lynn McKinnis 和著名的肌骨影像专家 Michael Mulligan 共同编著。全书共 10 章内容,旨在指导实习医师、物理治疗师和医生助理等对常见肌肉骨骼疾病选择适当的成像方法。此外,还重点介绍了最先进的成像技术。

患者管理团队的每位成员都需要了解各种成像方式的优势和局限性。对于常见肌肉骨骼疾病,如何选择最恰当的成像方式,作者采用公式和图表的形式提供了循证研究依据。

萧伯纳曾经说过:"沟通最大的问题,在于以为沟通已经发生。"

本手册极大地弥补了各专业之间的交流不足,特别是对于各种肌肉骨骼疾病,如何选择最合适的影像学检查方法,需要影像科医师与物理治疗师之间进行有效的沟通和交流。本手册涵盖的内容全面填补了整个跨学科医疗领域的空白。

Thomas H. Berquist

# 前　言

　　这本书可能是第一本由物理治疗师和放射科医师共同编著的。两个不同专业的医师各自发挥所长，将两个专业的优势和特点相互融合，使本书的内容大幅度升华。放射科医师与患者接触较少，而物理治疗师与患者接触较多。放射科医师从患者内在出发(影像表现)，注重细节；而物理治疗师从患者外在出发(体格检查)，注重表观。两个专业取长补短，相互融合。

　　本书两位编者把各自经验都无私分享给大家。Lynn McKinnis 是一名物理治疗师和矫形外科专家，拥有 30 多年的临床和教学经验。她编著的教科书：*Fundamentals of Musculoskeletal Imaging*，在大部分规范化培训项目中被用作教材。Michael Mulligan 是马里兰大学医学院放射学教授，在肌肉骨骼成像领域拥有超过 25 年的经验。两位编者将物理治疗和放射学两个不同专业的知识融合，不仅能帮助读者提高阅片能力，还可以指导治疗。

　　本手册旨在成为肌肉骨骼影像检查的实用指南。本书并非涵盖所有肌肉骨骼病变的综合参考书，而是针对初级执业医师和将影像检查作为初步检查方式的人员 (如物理治疗师、医师助理、护士)，对于他们经常遇到的肌肉骨骼病变，能够明确给出最恰当的成像选择。

　　目前，行业内迫切需要这样一本实践指南，以避免影像检查被过度使用。对于特定条件下影像检查的必要性和非必要性，已经进行了一系列的科学研究。当务之急是使这项研究易于查阅。本手册将所有实用的研究结论加以整理和凝练，以简明扼要的方式呈现给读者，便于读者快速阅读。

　　第 1 章"诊断性成像技术简介"是对诊断性成像领域的一个概述。每一种成像方式——从传统的 X 线摄影技术到目前所有先进的成像技术，都从其技术原理、临床优缺点等方面加以说明和定义。此外，本章还包含用于阅片和诊断疾病的影像研究模式。

　　第 2~10 章分别论述了脊柱和关节。各章编写格式一致。"简介"部分阐述了各关节最为常见的退行性病变、创伤性损伤及运动损伤。"解剖学回顾"配有简明示意图，更加直观。"可获得的成像指南"部分包括来自美国、加拿大和澳大利亚各个机构的成像研究，以简明图表和临床决策树的形式呈现。每章的核心部分包括特定关节的常规 X 线摄影评估、MRI 基本方案、CT 基本方案和超声诊断基本方案。通过本书，临床医师可以了解每个关节的各种影像评估方法，结合影像图片，理解更深入。此外，本书对各种成像方式的研究模式都进行了汇总，有助于了解其诊断潜力。各章的最后是"它看起来像什么？病变图解"内容，给出了一些最常见的病变图像、临床信息和治疗要点。

　　对于常见肌肉骨骼损伤的成像选择，这本手册给出了明确指导。该书可供放射科医师、物理治疗师、康复医师等参考阅读，有助于医师更好地了解肌肉骨骼的诊断性成像，从而指导诊断和治疗。

Lynn McKinnis

# 致 谢

本书的如期出版得到了各方面人士的大力支持和帮助,在此特别感谢:

感谢我们的家人,是他们给予的充分支持,我们才得以拥有大量的业余时间,投身这项富有挑战性的工作。

感谢 F. A. Davis 的出版人员,特别是资深内容编辑 Jennifer Pine、策划编辑 Melissa Duffield,电子产品部编辑 Liz Schaeffer。

感谢我们的同事,他们提供了各种肌肉骨骼的图像,尤其是安娜堡密歇根大学的放射学教授 Jon Jacobson 博士,作为《肌肉骨骼超声基础》的作者,他提供了所有的超声图像。

感谢美国放射学院的同事们,特别是医务管理硕士、注册护士 Christine Waldrip 和医学博士 Mark Murphey,还有西澳大利亚州的 Phillip Bairstow 博士的诊断成像途径研究项目,这些研究加入本书,丰富了本书的内容。

感谢我们的摄影师 Mark Konezny、超声诊断师 Rita Diamond–Ernst 和模特 Jesse McKinnis。还要感谢西门子医疗集团的 Jeff Bell,感谢他提供的"Vitruvian Lady" MRI 图像作为本书的封面,让我们欣喜万分。

Lynn McKinnis

# 目　录

# 共同交流探讨　提升专业能力

## 智能阅读向导为您严选以下专属服务

**读者社群：**读者入群可与书友分享阅读本书的心得体会和肌肉骨骼系统成像相关知识，提升业务水平，马上扫码加入！

**推荐书单：**点击后可获取更多影像学图书推荐。

## 操作步骤指南

第一步　微信扫码直接使用资源，无须额外下载任何软件。

第二步　如需重复使用，可再次扫码。或将需要多次使用的资源、工具、服务等添加到微信"📦收藏"功能。

扫码添加
智能阅读向导

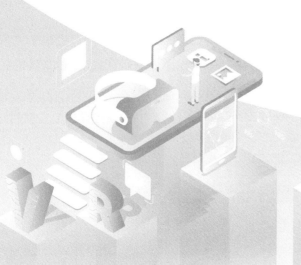

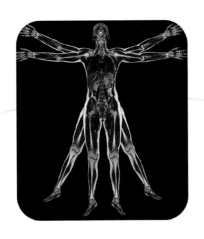

# 第 1 章

# 诊断性成像技术简介

## ■ 第1节　出发点

### ❏ 医学成像方法简介

在 21 世纪，现代诊断成像领域出现了许多新的成像方式。患者的住院病历可能会包含大量的与医学影像相关的检查报告、治疗记录以及手术记录。在患者的诊疗过程中，医学影像学发挥的作用越来越大。对新手医师来说，它可能是极其复杂的。

这本手册的目的是为了向所有医师言简意赅地阐明肌肉骨骼诊断成像技术。不管你是写成像报告的医师，还是评估患者的医师，抑或是使患者康复的医师，了解患者的影像检查并与临床结合，将有助于做出更好的临床决策。

具体步骤如下。

1.选择成像方法的第一步是了解放射实践领域分类，理解成像技术是如何被利用的。

2.第二步是对成像方法本身进行分类。

3.第三步是理解每种成像方法定义不同病变的能力。

4.最后一步是基于循证医学来探讨对特定患者哪种成像方法最好。这些信息详见本书其余 9 章，按照关节或脊柱解剖部位划分。

### ❏ 第一步:认识 3 种放射成像方法

放射成像主要有以下 3 个领域。

● **介入放射学**:非手术的诊断和治疗手段。放射医师利用影像引导在身体的任何系统中放置支架、导管、穿刺针、导丝、气囊，以及其他无创的设备。

● **肿瘤放射学**:利用靶向放射疗法(简称"放疗")来治疗癌症患者。放疗可以单用,也可以和外科手术或者化学药物治疗(简称"化疗")联用。放疗也可以用于缓解无法治愈的癌症患者的症状。肿瘤放射学起初作为放射学培训的一部分,现在是一门独立学科。

● **诊断性成像**:评估人体的每个系统。它包括乳腺成像、心脏成像、胃肠系统成像、肌肉骨骼系统成像、儿科成像、神经系统(头颈部)成像、核同位素成像、胸部成像、泌尿系统成像、血管成像,以及妇科成像。放射学医师通常在完成住院医师培训后,选择其中的一个领域进行亚专业培训。

▶ 这本手册是关于肌肉骨骼系统的诊断成像学。

### ❏ 第二步:成像模式分类

诊断性成像分类的第二步是认识两种成像方法:

● **常规放射学**:包括各种由旧的 X 线技术产生的图像。图像被胶片或者数字图像接收器捕获。

● **高级影像学**：包括整个人体或者轴位成像检查，需要极其复杂的计算机后处理技术。

## ❑ 第三步：理解每种成像检查定义不同疾病的能力

我们研究的领域是肌肉骨骼系统的诊断成像学。我们先前所说的成像学检查被分成了两类：常规放射学和高级影像学。每一类都有各自的亚分类。那么我们在肌肉骨骼系统的诊断中可以有多少种选择呢？

● 常规放射学
  ▸ X 线摄影。
  ▸ X 线摄影的其他应用。
    • 透视（实时 X 线用于影像引导介入操作）。
    • 对比研究包括关节造影（关节内注射对比剂从而显示其软组织）和脊髓造影（蛛网膜下隙注射对比剂从而检查脊髓和神经根）。
● **高级影像学**
  ▸ 计算机断层扫描（CT）。
  ▸ 磁共振成像（MRI）。
  ▸ 诊断性超声（US）。
  ▸ 核医学检查（利用放射性药物靶向针对特定的器官）。
    • 骨骼扫描。

现在让我们继续了解以上每项成像检查，了解它们的工作原理、临床适应证，以及每项检查的优缺点。

# ■ 第 2 节　成像检查

## ❑ X 线摄影

● **历史**
  ▸ 威廉·伦琴在 1895 年发现了 X 线。他的研究几乎涉及了所有我们目前熟悉的有关 X 线医疗设备。因为这个发现，他在 1901 年获得了第一个诺贝尔物理学奖。

● **什么是X线摄影？**
  ▸ X 线片是患者解剖部位的图像。

● **肌肉骨骼系统X线摄影的临床适应证是什么？**
  ▸ 在大多数临床情况下，X 线摄影通常是第一步被安排的成像检查，它是筛选异常的一个基本评估手段。
  ▸ 常规 X 线检查足以用于：
  1. 获得一个诊断结果或者直接的治疗方案；
  2. 帮助在诊断检查中确定下一步要进行的成像检查。

● **X线摄影是如何进行的？**
  ▸ X 线摄影是一项相对简单的技术，需要：X 线源、患者、X 线胶片或其他类型的图像接收器（图 1.1）。

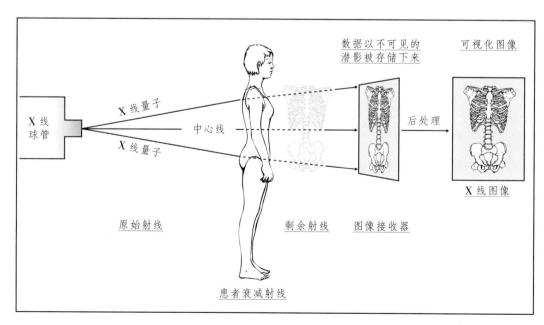

图 1.1　X 线成像系统的基本组成。

产生一幅 X 线图像的过程如下：

- X 线是一种电磁波，具有电离辐射，它是通过能量转换产生的。当电流加热阴极钨丝发射电子加速轰击阳极时就会产生 X 线。

- X 线从球管中发出，穿过患者，患者会吸收一些射线。剩下的射线到达图像接收器，产生可视化的 X 线图像。

- 因此，一幅 X 线图像是射线束穿过不同人体密度的总和。

人体有 4 种主要的放射密度（图 1.2A）；因此，在 X 线图像上可以显示 4 种主要的灰度（图 1.2B）。
1. 空气成像为黑色。
2. 脂肪成像为灰黑色。
3. 水密度（所有的软组织）成像为灰色。
4. 骨骼成像为灰白色。
（金属成像为白色——可见于一些手术器件。）

X 线摄影曾在特殊的胶片上显影长达一个多世纪。现在，图像大部分以数字化形式被采集。

● **不同的 X 线成像技术**

- X 线透视：实时 X 线成像，用于引导介入操作（图 1.3）。

- 关节造影：注射对比剂后产生的关节图像，目的是为了增加关节囊内的软组织对比（图 1.4）。在常规关节摄影中，这意味着 X 线图像是主要成像模式（这是因为在关节注射对比剂后也可以进行高级的成像技术；在这种情况下，它被称为 MR 关节造影术或 CT 关节造影术）。

- 脊髓造影：将对比剂注入蛛网膜下隙，以检查脊髓和神经根（图 1.5）。在常规脊髓造影术中，X 线图像是主要的成像检查（在 CT 脊髓造影检查中，于注射对比剂后进行 CT 检查——这是现在最常用的方法）。

● **X 线摄影的优点**

- 成像快。

- 价廉。

- 具有相对较低的辐射剂量。

- 骨骼显示清晰。

- 可用于明显病变部位的筛查。

- 如果需要更多的信息来进行诊断，那么它在指导下一步使用哪种成像方法方面是很有价值的。

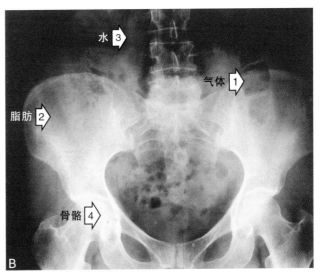

图 1.2B　在这幅骨盆前后位 X 线片上显示了人体 4 种主要的 X 线密度。(1) 空气/气体：见于降结肠，也于"骨盆中央"以典型的斑点状影表示粪便混合气体。(2) 脂肪：显影为暗色条纹，代表靠近腹膜的腹壁脂肪层。当脂肪层褶皱转向患者后背时，形成的条纹称为胁腹线，被降结肠遮住的一侧是无法看到这些条纹的。(3) 水：肌肉和软组织与水的密度相同。许多水分子密集的器官、血管和肌肉构成了 X 线图像上的灰色阴影。箭头指向腰大肌，阴影沿着腰椎的边缘延伸。(4) 骨骼：股骨近端、骨盆、骶骨和脊椎的骨性成分在 X 线图像上显示最好，因为骨骼在这 4 种自然密度中具有最大的 X 线密度。箭头示股骨头。

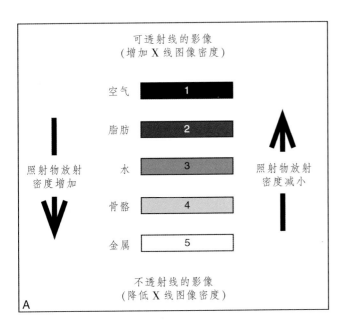

图 1.2A　医学 X 线图像中，X 线图像密度（在 X 线图像上的灰度）与 5 种主要的 X 线密度有关：空气、脂肪、水、骨骼以及金属（例如，用于外科手术器件的金属）。

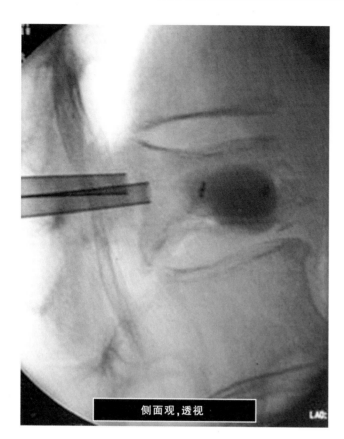

侧面观,透视

**图 1.3**　椎体成形术中透视图,显示了椎体中经椎弓根的套管针和膨胀的气囊,这是在注射骨质黏合剂以恢复椎体高度前进行的。

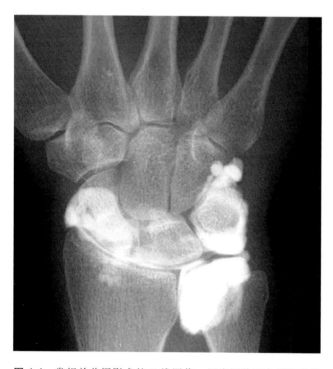

**图 1.4**　常规关节摄影术的 X 线图像,用来评估三角纤维软骨复合体(TFCC)。对比剂是白色的,对比剂外渗到远端桡骨关节证实了 TFCC 存在撕裂。

● **X 线摄影的缺点**

▶ X 线摄影只能显示骨骼密度的显著变化。因此,如果疾病进展缓慢以致密度未发生改变,这种疾病不到晚期是不可能在 X 线图像上显示的。例如,骨质疏松、血管性坏死和应力性骨折。

▶ X 线图像是二维图像。深度这个第三维度总是受限于组织的过度叠加。其绝大部分通常用彼此正交的两幅 X 线图像进行弥补。然而,骨骼的一些部位的结构厚度(例如,胫骨平台)仍很难清晰显示。

▶ 软组织不能很好地显示。

## ☐ 计算机断层扫描(CT)

● **历史**

▶ CT 是在 1972 年由 Godfrey Hounsfield 发明的,利用 Alan Cormack 研发的数学公式从数字信号中重建图像。因这项工作他们在 1979 年荣获得了诺贝尔生理学或医学奖。CT 扫描在 20 世纪 80 年代得到了广泛的应用。由于计算机技术的进步,在过去 40 年中,数据采集的速度以及 CT 图像的分辨力都有了很大的提高。

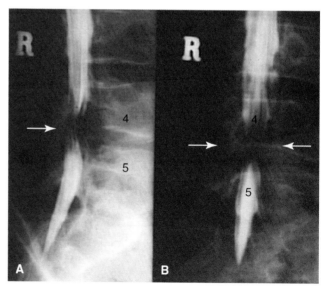

**图 1.5**　腰椎脊髓造影术。(A)侧位片;(B)前后位片。L4/L5 间隙狭窄处鞘囊几乎完全狭窄(箭头所示)。尽管常规脊髓造影术现在已经不常用了,但这幅图像很好地显示了中央管狭窄如何"扼杀"了脑脊液的流动。

● **什么是CT?**

▶ CT 是一种轴位成像技术，它将 X 线技术与先进的计算机后处理技术结合在一起。

● **肌肉骨骼CT检查的临床适应证是什么?**

为了检查有无危及生命的损伤，对高危创伤患者首选一项便利的检查来做胸腹骨盆(TAP)联合扫描。脊柱的图像也可以由这些数据集重建。其他用途包括：

▶ 发现细微的骨折和(或)复杂的骨折。

▶ 评估关节的松动部位。

▶ 评估脊柱的退行性变化。

▶ 评估椎管狭窄，特别是 CT 脊髓造影。

▶ 评估软组织变化，如蜂窝织炎或脓肿。

● **CT扫描是如何进行的?**

▶ CT 扫描仪由 3 个部件组成(图 1.6)。

1. 机架：患者进入扫描的地方，机架包括 X 线球管、探测器和数据采集系统。

2. 操作人员控制台：CT 技术人员控制扫描程序并选择层厚、重建算法，以及实现放射医师提出的一些其他要求。

3. 计算机：将从机架探测器中获得的 X 线密度转换成数字信号，最终形成像素矩阵。

▶ 每一个像素都被赋予一种灰度，与它所代表的组织立方体容积的 X 线密度相关。每个灰度用 Hounsfield 单位(HU)表示。

▶ Hounsfield 单位是测量组织 X 线密度的单位。计算机根据这个测量标准分配灰度。水被规定为 0HU。计算机可以以此标记区分各种不同的 X 线密度，或者各种灰阶，但是主要的组织仍然显示为这 4 种主要的灰阶，类似于在 X 线图像上看到的。

• 空气是黑色的，为-1000HU。

• 脂肪是灰黑色的，为-84HU。

• 水是灰色的，为 0HU。

• 骨骼是灰白色的，为 3000HU。

▶ 因为人眼不能识别数以千计的灰阶，所以"窗口"技术根据被检组织来显示一系列的 X 线密度。例如，在 CT 头部扫描中，一个非常窄的窗可以用来区分灰质和白质。在肌肉骨骼系统成像中，"骨"窗被用来区分皮质骨和松质骨。

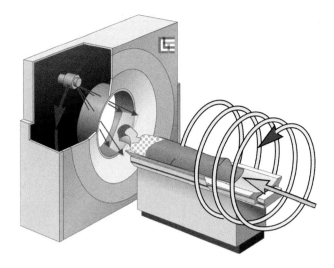

**图 1.6**　CT 螺旋扫描示例。检查期间，检查床持续移动，而 X 线球管也不断地围绕患者旋转，投射到固定的探测器上。

▶ 原始的 CT 图像只能以轴位显示，这些平面数据通过算法进行数字重建。现在，这些数据可以被重组成矢状位、冠状位或三维图像(图 1.7)。

● **不同的CT成像技术**

▶ 增强 CT：静脉注射对比剂(通常是碘)，这增加了血流丰富结构的 X 线密度。因为静脉对比剂流入血管，使血管或者是血供丰富的组织比没有注入对比剂的组织更亮，也比周围相对血供少的组织更亮。

▶ CT 脊髓造影术：将对比剂注入蛛网膜下隙，以检查脊髓和神经根的 CT 扫描技术。由于这是侵入性操作，所以现在大多数的脊髓造影术只在 CT 扫描下进行，而不与常规 X 线摄影术结合，后者不能提供更多的信息(图 1.8)。

▶ CT 关节造影：将对比剂注入关节后进行 CT 扫描的技术，目的是增加关节囊内软组织的显示。

● **CT的禁忌证**

▶ CT 成像没有绝对的禁忌证。相对禁忌证与辐射剂量有关。

▶ 对于 CT 造影技术，两种禁忌证是对比剂诱导的肾病和对碘对比剂的过敏反应。

● **CT的优点**

▶ 在轴位上，对正常解剖和病变细节显示更清晰。

▶ 比 MRI 和超声检查时间短。

▶ 对任何平面的骨小梁的测量更精准。

▶ 通常比 MRI 要便宜。

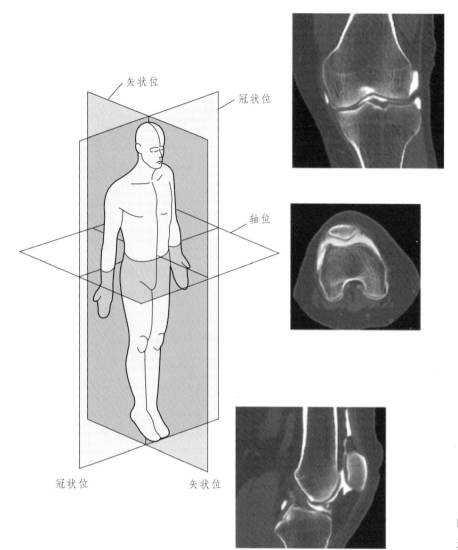

图 1.7　CT 和 MRI 中使用的正交平面。这些成像案例来自 CT 膝关节检查。

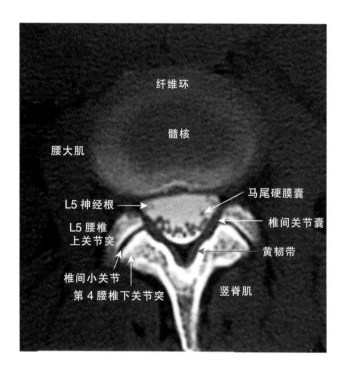

图 1.8　CT 脊髓造影中 L4/5 水平的椎间盘和椎间小关节。L4 的神经出口在图示层面以上。

◗ 对于有幽闭恐惧症的患者来说,比 MRI 更安全。

● **CT 的缺点**

◖ 比大多数常规 X 线摄影检查具有更高的辐射剂量。

◖ 软组织分辨力比 MRI 要低。

◖ 相对于超声诊断的动态检查,CT 可能更趋于静态。

## ▣ 磁共振成像(MRI)

● **历史**

◗ Felix Bloch 和 Edward Purcell 于 1946 年各自独立发现了磁共振现象。直到 1970 年,MRI 仅用于化学和物理分析。1971 年 Raymond Damadian 的研究表明, 组织和肿瘤的核磁弛豫时间是不一样的,这激励科学家们使用 MRI 来研究疾病。直到 1977 年才进行第一例完整的人体 MRI 检查。1980 年,第一台商用 MRI 扫描仪问世。Paul C. Lauterbur 和 Peter Mansfield 因为在 MRI 方面的发现, 获得了 2003 年的诺贝尔生理学或医学奖。许多其他科技领域的科学家推动了 MRI 技术的发展。例如,超导技术的进步,在大多数 MRI 仪器中使用超导技术产生了磁场,以及计算机科学的进步,使得 MRI 有可能变得更加快速,且临床更实用。

● **什么是 MRI?**

◗ MRI 是轴位成像技术,它利用磁场和射频脉冲信号使氢原子核发出自己的信号,然后通过计算机将其转化为图像。

● **肌肉骨骼 MRI 检查的临床适应证是什么?**

◖ 软组织损伤,尤其是韧带和肌腱。

◖ 骨肿瘤、应力性骨折、骨髓炎和血管性坏死的诊断;由于 MRI 对骨髓变化的敏感性,这些疾病都可以在早期被发现。

◖ 椎间盘病变的评估。

● **MRI 扫描是如何进行的?**

◗ MRI 有 3 个基本组成部分(图 1.9)。

　● 扫描仪:包含主磁场、射频线圈和梯度线圈。患者仰卧于检查床上,滑入扫描仪机架中。目前直立和开放式扫描仪应用越来越多。

　● 操作人员控制台:MRI 技师根据诊断需要,依据放射医师设定的成像协议进行选择。

　● 计算机:将射频(RF)脉冲接收器接收到的数据转换成图像。

◗ 完成 MRI 图像涉及多个步骤。

1. 扫描仪中的磁场使这个区域的水分子中的氢原子核与磁场方向同向排列。

2. 施加射频脉冲。此脉冲扰乱质子排列,而能量在这个过程中被吸收。

3. 当射频脉冲停止后,质子在磁场作用下重新回到原来排列的状态,释放它们吸收的能量。

4. 因为每一个软组织具有不同的含水量,它们会以不同的速率吸收和释放能量。这些能级的差异用于形成图像。

◗ MRI 中的序列指的是射频脉冲的时序和能量信号的捕获。MRI 检查都采用一个以上的序列。放射医师将组织在不同序列上的表现进行比较,以帮助诊断疾病(图 1.10)。

◗ 序列的原理是相当复杂的。然而,对于一般的

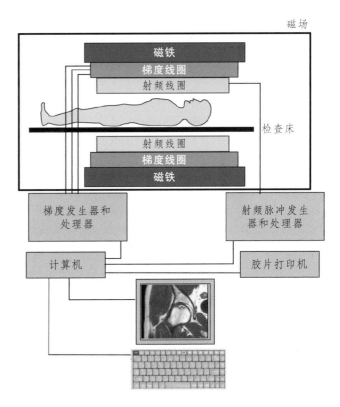

**图 1.9**　MRI 扫描仪的组成。计算机控制梯度线圈和 RF 线圈的功能,同时从 RF 线圈接收和处理信号。

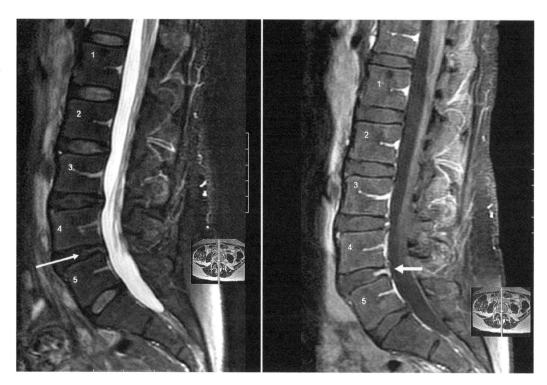

**图 1.10**　T2 加权图像与 T1 加权图像的比较。患者,女,50 岁,有 L4/L5 微量椎间盘切除术病史。左侧矢状位 T2 加权图像显示后环内的水平裂隙。请注意,裂隙的信号强度与上面的高水化核的信号强度相似。这可能意味着核物质向外渗漏。然而,脂肪抑制 T1 钆增强图像(右图)显示裂隙的高信号强度,而细胞核仍然是黑暗的。这表明伴随着修复环的血管化过程。

临床医师来说,大多数序列可以被简化理解成 T1 加权序列和 T2 加权序列。

- T1 加权序列提供了良好的解剖结构的显示。
- T2 加权序列使水发出的信号最亮。因此,这一序列对于鉴别水肿或炎症的病理状态具有很重要的价值(帮助记忆:识别 T2 就是关于水的)。

● **不同的MRI技术**

▸ 增强 MRI(类似增强 CT):包括对比剂,通常是钆类,在评估血管、可疑的肿瘤、感染、炎症,或先前手术部位的组织改变时,将对比剂注入静脉以提高组织分辨力。它可用于对未增强扫描部位的发现做进一步研究。

▸ MR 关节造影术:将稀释的钆对比剂注射到关节,其有 2 种作用(图 1.11)。

1.注射对比剂扩大了关节囊,使更小的结构得以显示,通常情况下在小的间隙中它们很难显示。

2.对比剂呈亮信号,突出显示关节囊或囊内组织的撕裂或缺损。它最常用于肩部和髋关节,以评估唇缘和韧带的撕裂, 以及用于手腕和踝关节,以评估韧带撕裂。

▸ MR 脊髓造影(不同于 CT 脊髓造影术):是非侵入性的,不需要将对比剂注入蛛网膜下隙。相反, 使用特殊的序列来增加脑脊液的信号并抑制周围的背景信号。MR 脊髓造影术常用来评估椎管狭窄。

● **MRI 的优点**

▸ 良好的软组织分辨力。

▸ 无电离辐射。

● **MRI 的缺点**

▸ 对于软组织(因为它是基于水分子中氢质子的运动)成像很好,但是对于骨骼成像来说却很差,因为它的含水量很低。

▸ 价格昂贵。

▸ 耗时。

▸ 对某些患者可引起幽闭恐惧症(尽管站立式扫描仪和开放式扫描仪越来越多,且现在很少有

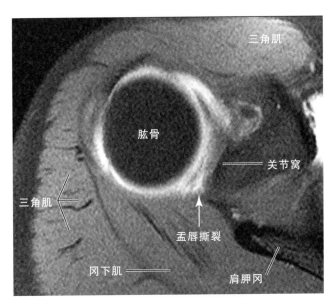

**图 1.11**　右肩轴位 T1 加权 MR 关节造影图像显示后部上盂唇损伤，在后上盂唇和关节窝（箭头所示）的后部之间形成了不规则的对比剂聚集。患者是一名大学棒球运动员，因持续的投掷过程产生疼痛。这被称为肩关节上盂唇前后部（SLAP）损伤。

图像质量下降）。

- **MRI 的禁忌证/注意事项**
  - 心脏起搏器。
  - 铁磁性颅内动脉瘤夹。
  - 眼睛或眼眶内的金属异物。
  - 整形外科硬件（不是铁磁性，但也会导致变形）。
  - 大面积的文身，因颜料中可能含有铁物质。
  - 耳蜗植入物。
  - 妊娠期间胎儿 MRI 的安全性仍是未知的（因此，如有可能，在妊娠的前 3 个月应避免 MRI 检查）。
  - 对于 MRI 造影：有引起肾源性系统性纤维化（NSF）和钆过敏的风险。

## 肌骨超声（MSUS）

- **历史**
  - 超声诊断源于第一次世界大战中用于潜艇技术的声呐（声音导航和测距）。医学研究始于 20 世纪 40 年代，在 20 世纪 50 年代和 60 年代，超声波被用于评估心脏和腹部；在产科和妇科也开始使用。早期的图像看起来就像一个带有

尖刺和线条的地震仪，描绘了声波的回波。在 20 世纪 70 年代，引入了灰度成像技术，为内科医生提供了第一次看到轴位解剖的机会。在 20 世纪 80 年代早期，计算机软件与超声波技术相结合。这时由于其低成本和可携带性，可对局部病灶进行检查，并可对软组织进行动态评估，人们对肌骨骼超声成像的兴趣开始增加。

- **什么是 MSUS？**
  - MSUS 是一种基于对组织界面的声波反射的轴位成像方法。
- **MSUS 检查的临床适应证是什么？**
  - 软组织病变，特别是运动损伤，包括肌腱和肌肉撕裂。
  - 对液体聚集的评估，包括囊肿、黏液囊、滑膜炎、感染、炎症的鉴别。
  - 关节软骨缺损的评估。
  - 对神经炎症或神经卡压的评估。
- **MSUS 图像是如何产生？**
  - 超声仪（图 1.12）有 3 个基本组成部分。
    - 脉冲发生器产生一种电能。这种电能被传送到换能器的压电晶体中。
    - 换能器晶体接收组织的反射波并将其转换为电能。
    - 扫描转换器将输入的电信号转换成数字矩阵，并在显示器上显示为一幅图像。
  - 超声检查与其他的成像检查操作是大不一样的。医务人员在靠近患者的位置进行检查。医务人员手持换能器并涂以超声耦合剂，然后直接置于皮肤上。
  - 医务人员观察显示器的同时，操纵探头移动的压力和方向，以识别解剖位置。医务人员也可以引导患者做动作来重现疼痛，并捕捉动态视频片段或者静态的图像照片。
  - 看 MSUS 的图像不像看 CT 和 MRI 图像的正交平面。相反，超声图像显示的结构相对呈线性。图像可以是纵向的，也可以是横向的结构（图 1.13）。所以，肌腱、肌肉或者神经可以在平行于它们的长轴（纵向）或横截面（横向）来观察。
- **MSUS 的禁忌证**
  - 对超声诊断来说尚无已知的禁忌证或不良反应。

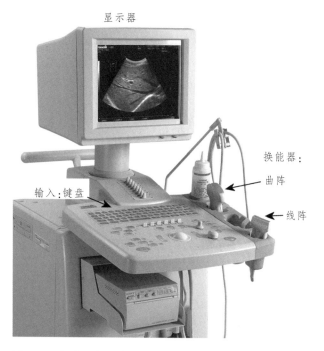

图 1.12 超声设备。请注意换能器的不同形状。线阵换能器通常用于肌肉骨骼的评估。曲阵换能器用于腹部评估。

● **MSUS 的优点**

▶ 低成本。

▶ 可携带。

▶ 体内有骨科植入物时仍可对软组织成像。

▶ 便于与人体对侧进行比较。

▶ 可以对结构从开始到最终进行追踪随访,有无正交平面均可。

▶ 可以动态检查,如抵触、压迫或牵拉,以突出所涉及的解剖结构在静止状态下所不能显示的病变。

▶ 能够用换能器触诊来定位特定区域的疼痛。

● **MSUS 的缺点**

▶ 它依赖于操作者的水平,医务人员必须有丰富的解剖学知识和超声检查知识。

▶ 超声波不能穿透骨骼,所以骨骼深处的结构,比如关节内韧带是看不到的。

▶ 超声波不能穿过气体的交界面,所以肺部的气体或肠道中的气体会模糊下层结构。

▶ 对于肥胖患者,由于声能的衰减而不能有效聚焦,所以成像效果不佳。

▶ 耗时。

## 核医学成像

● **历史**

▶ 核医学成像的起源可以追溯到 Marie Curie,因为她发现了镭和钋元素,于 1911 年荣获诺贝尔化学奖。她的女儿 Irène 和女婿 Frédéric Joliot-Curie,因为创造出人工放射物,于 1935 年荣获诺贝尔化学奖。在接下来的几十年里,许多来自物理、化学、工程和医学领域的科学家们为核医学的发展做出了贡献。到 20 世纪 70 年代,人体的大部分器官可以通过核医学操作达到可视化,核医学也被公认为一个独立的专

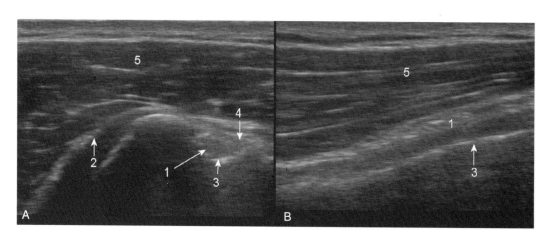

图 1.13 (A)横切面超声图:(1)肱二头肌长头腱,(2)肩胛下肌肌腱,(3)肱骨结节间沟,(4)肱韧带轴位,(5)前三角肌。(B)肱骨结节间沟内肌腱的纵切面超声图。

业领域。

- ● **什么是核医学和核医学成像？**
  - ▶ 核医学是应用放射性物质来诊断和治疗疾病的一门科学。尽管大多数成像检查基于解剖结构的改变来诊断疾病，但核医学成像检查是基于组织的生理变化来诊断疾病的。
  - ▶ 核医学成像与核医学并无明显区别，简单地区分为诊断操作和治疗操作。两者都使用相同的设备和放射性物质。

- ● **什么是骨扫描？**
  - ▶ 骨扫描是对骨骼进行核医学成像。它可以包括全身骨骼，也可以集中在某个部位，也被称为骨闪烁扫描。

- ● **骨扫描的临床适应证是什么？**
  - ▶ 筛查有骨转移的高风险癌症患者（例如，乳腺、肺、前列腺或肾肿瘤）。
  - ▶ 诊断和评估 Paget 病、代谢性骨病和其他骨病。
  - ▶ 跟踪监测骨对治疗方案的反应（例如，放射治疗、化疗、抗生素疗法）。
  - ▶ 当疼痛不能用其他成像方法来解释时，可以检查是否有骨异常。

- ● **如何进行骨扫描？**
  - ▶ 放射性药物是核医学成像的基石。放射性药物主要有两种：一种是针对特定器官的药物；另一种是放射性核素，通常会释放 γ 射线。
  - ▶ 在核医学成像中，最常用的放射性核素是 $^{99m}$ 锝，由静脉注入。当它在人体中循环时，各部位的生理活动不同，吸收的量也不同。
  - ▶ γ 相机对人体发出的 γ 射线很敏感。通过计算机处理，将接收的 γ 射线转换成图像（图 1.14）。
  - ▶ 正常的骨扫描会显示均衡的放射性药物的摄取。一些高代谢区（例如，肿瘤、骨折、感染）对放射性药物的摄取增加，然后在骨扫描图像上呈现出"热点"（图 1.15 和图 1.16）。

- ● **骨扫描的禁忌证/注意事项**
  - ▶ 由于有辐射，对妊娠期女性或哺乳期女性不建议进行骨扫描。
  - ▶ 因为体内有残留的放射性药物，患者可能不得不在检查之后的一段时间内避免与他人密切接触，尤其是年幼的儿童。

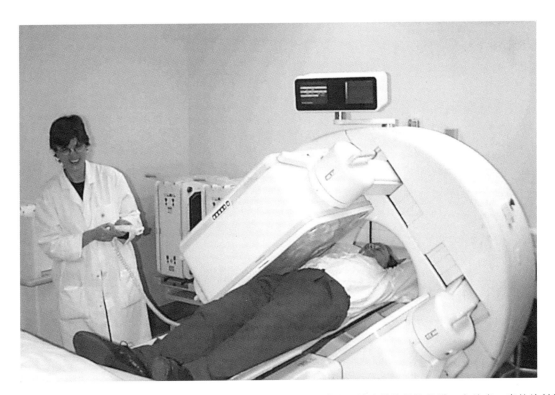

**图 1.14**　注射放射性药物后，患者躺在检查床上，γ 相机环绕着人体旋转，读取释放出的放射性物质。大约有一半的放射性药物被骨骼吸收；其余的都从尿液中排泄出来。

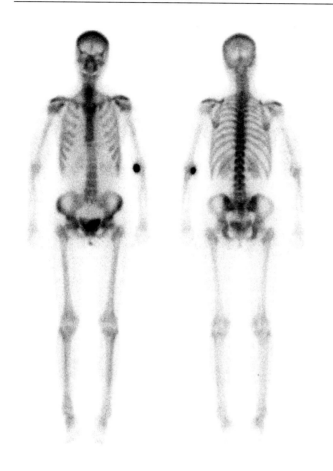 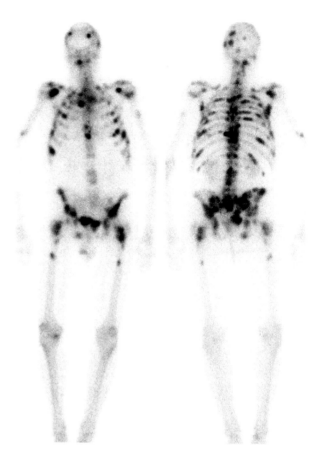

**图 1.15**　正常骨扫描的示例,显示为前后位和后前位的人体图像。肘部的"热点"是注射部位。由于放射性药物从尿中排泄,膀胱也很"热"。

**图 1.16**　骨扫描示例,显示癌症患者弥漫性骨骼肌肉转移。

- *骨扫描的优点*
  - ▶ 在所有成像检查中,对骨代谢变化最敏感。
- *骨扫描的缺点*
  - ▶ 低特异性。很难区分放射性药物摄取增加的不同病症。因此,骨扫描作为一项独立的检查是没有价值的,诊断结果必须与其他临床信息相结合才可以得出。
  - ▶ 解剖细节显示不清晰。

# ■ 第3节　研究模式

## ❑ 什么是研究模式?

- 研究模式描述了一种用于可视化研究图像异常的方法。

## ❑ 谁需要研究模式?

- 多年来,放射科医师一直在培训学习,以理解成像技术、空间解剖和典型的病理学图像。他们以一种研究模式开始,经过多年的见习和经验总结,以及判读成千上万的图像,这种模式才得到改进。
- 非放射科医生也应该理解基本的研究模式,简单地讲,因为研究模式:
  - ▶ 涵盖了医疗保健团队中专业人士所讨论的图像语言。
  - ▶ 提供了关于损伤或疾病过程的细节信息,这将影响其他临床决策。

## ❑ X 线摄影的研究模式

- 使用研究模式等同于收集数据,这是诊断过程中的关键步骤。肌肉骨骼系统图像的一种普遍的研究模式可缩写为 ABCS,这种方法将放射学分析的要点总结为 4 个部分。

- ▶ 对线(Alignment)。
- ▶ 骨密度(Bone density)。
- ▶ 软骨间隙(Cartilage spaces)。
- ▶ 软组织(Soft tissues)。

● 这 4 个要点可进一步细分,如表 1.1 所示。

## ❏ CT 的研究模式

● ABCS 模式也适用于 CT 图像,因为这项技术仍然

基于组织对 X 线的吸收。然而,由于必须在断层成像的 3 个正交平面上进行研究,研究变得更加复杂。这虽然更加耗时,但也更有利,因为通过对相邻结构进行叠加,病变隐藏的可能性更小。

● 请记住,CT 上的灰度与 X 线摄影相似。不同之处在于计算机基于电子数据所分配的灰度。常见物质的 CT 值以及对应的灰度见表 1.2。

## ❏ MRI 的研究模式

● 放射成像的 ABCS 研究模式已经存在了一个多世纪。然而,可能由于 MRI 技术还相对较新,所以没

| 表 1.1 | ABCS 研究模式判读 X 线摄影图像 | | |
|---|---|---|---|
| 要点 | 评估 | 查看 | |
| | | 正常表现 | 变异/异常 |
| A:对线 | 大致的骨骼结构 | ● 骨骼的正常大小<br>● 骨骼的正常数量 | ● 多余的骨骼<br>● 缺失的骨骼<br>● 先天性畸形<br>● 后天性畸形 |
| | 大致的骨骼轮廓 | ● 皮质骨光滑连续 | ● 皮质骨骨折<br>● 撕脱性骨折<br>● 嵌插性骨折<br>● 骨刺<br>● 手术后部位改变 |
| | 毗邻骨的对线 | ● 正常的关节连接<br>● 正常的空间关系 | ● 骨折<br>● 关节半脱位<br>● 关节脱位 |
| B:骨密度 | 大体骨密度 | ● 软组织灰度与骨灰度明显的对比<br>● 每块骨骼的皮质骨外缘与中央松质骨明显的对比 | ● 一般骨密度下降导致软组织与骨骼的对比度下降<br>● 皮质骨边缘变薄或缺失 |
| | 结构异常 | ● 正常的骨小梁结构 | ● 骨小梁改变;可见变薄、变细、花边状、变粗、模糊、绒毛状 |
| | 局部骨密度改变 | ● 压力增大的部位会出现硬化,例如,承重的组织表面,或者韧带、肌肉、肌腱附着部位 | ● 过度的硬化<br>● 硬化反应把病灶隔开<br>● 骨赘 |
| C:软骨间隙 | 关节间隙增宽 | ● 良好的关节间隙意味着软骨或椎间盘厚度正常 | ● 关节间隙狭窄提示退行性变、关节炎或创伤 |
| | 软骨下骨<br>骺板 | ● 表面光滑<br>● 骺板正常大小与骺和骨龄相关 | ● 在关节退行性变中可见过度硬化<br>● 在关节炎中可见侵袭状改变<br>● 双侧对比,厚度的改变可能与异常或创伤有关 |

(待续)

表 1.1(续)

| 要点 | 评估 | 查看 | |
|---|---|---|---|
| | | 正常表现 | 变异/异常 |
| S:软组织 | 肌肉 | ● 正常的软组织大小 | ● 缺失 |
| | | | ● 肿胀 |
| | 脂肪垫和脂肪线 | ● 透射线的半月板平行于骨 | ● 骨窝脂肪垫移位到软组织提示关节渗出 |
| | | ● 透射线的脂肪线平行于肌肉长轴 | ● 脂肪线隆起和模糊提示邻近组织的肿胀 |
| | | | ● 渗出或者出血可见关节囊的肿胀 |
| | 关节囊 | ● 正常是模糊的 | ● 骨膜反应可见:硬化、分层或葱皮样、针刺 |
| | 骨膜 | ● 正常是模糊的 | 状、日光状、科德曼三角 |
| | | ● 在骨折恢复期硬化性骨膜反应是正常的 | |
| | 各种软组织 | ● 软组织通常显示为水的灰度 | ● 异物 |
| | | | ● 气泡可透 X 线 |
| | | | ● 钙化不透 X 线 |

有简便的缩写词来帮助概括对 MRI 成像的研究。或许,修改旧的但可靠的 ABCDS 模式就足够了:

▶ 对线/解剖 (Alignment/Anatomy)——在 X 线图像上,对骨骼的对线已经进行了评估。现在是评估韧带、神经和肌肉的对线和连续性的时候了。是否会因为撕裂而中断?是否由于感染或炎症而导致软组织移位或肿大?

▶ 骨信号 (Bone signal)——现在不是在 X 线图像上观察骨密度的变化,而是寻找骨髓信号的变化。正常的骨骼具有典型的均一信号。评估"骨挫伤"或骨髓水肿,提示与创伤应力性骨折或邻近组织的损伤相关的炎症。肿瘤或囊肿可能在骨骼内部有分叶状表现和不同的信号。条纹状低信号线可能意味着正常和无血管骨之间的边界(也就是骨梗死)。

▶ 软骨(Cartilage)——在 X 线图像上,C 表示软骨可能占据的空间。现在,在 MRI 上,软骨可以直接显示。评估骨软骨异常、关节软骨异常或者撕裂,例如,关节唇(肩关节或髋关节)、半月板(膝关节)或三角纤维软骨复合体(手腕)。

▶ 水肿(eDema)——这不是放射学研究模式中"D"字母的同义词,这是一个扩展——它提醒我们,在 MRI 上,水肿是"损伤的足迹"。在 T2 加权序列中,在所有组织包括骨组织和软组织中寻找由损伤的炎症引起的水肿。X 线图像上模糊不清的骨折,可能通过骨折低信号线及周围骨髓水肿的高信号进行鉴别。

▶ 软组织(Soft tissue)和滑膜组织(Synovid tissue)——找到滑膜、脂肪垫、黏液囊,以及其他与所评估解剖部位有关的所有软组织疾病。

● 记住,每次 MRI 检查都要使用至少两种序列进行比较。基本上是:

表 1.2　常见物质的 CT 值(HU)

| 物质 | CT 值(HU) | 对应的灰度 |
|---|---|---|
| 空气 | −1000 | |
| 肺 | −700 | |
| 脂肪 | −84 | |
| 水 | 0 | |
| 脑脊液 | 15 | |
| 血液 | 30~45 | |
| 肌肉 | 40 | |
| 软组织 | 10~30 | |
| 骨骼 | 700(松质骨)~3000(密质骨) | |

- ◖ T1 加权序列显示解剖学结构。
- ◖ T2 加权序列可突出显示水肿。
- ● 表 1.3 为 T1 加权和 T2 加权序列上信号强度的比较。

## ❏ 肌骨超声的研究模式

- ● 肌骨超声并没有相应的研究模式,这是一种完全不同的成像方法。放射学是经典成像模式,而诊断性超声的个体依赖性则较大。换句话说,这是一种高度个性化的检查,患者和疾病不同,每次检查结果也不同。
- ● 不同的是,肌骨超声是按解剖部位或象限进行评估。尽管申请单上的检查范围已很全面,但部分检查仍可扩大范围。医务人员还必须评估在检查前已有的触痛,或在检查过程中因施加压力引起的疼痛。
- ● 重要的是要时刻记住,在超声成像中,组织没有"固定"的特征信号强度。来自组织反射的模式和强度取决于:
  - ◖ 产生信号的组织界面的特性。
  - ◖ 声波撞击界面的角度。
  - ◖ 周围组织的回声特征,以及组织的类型。
- ● 回声反映了声波的反射能力。
  - ◖ 高回声意味着组织结构反射了很多能量,产生明亮的图像。
  - ◖ 低回声意味着组织结构反射的能量很少,产生较暗的图像。
  - ◖ 无回声意味着组织结构根本就不反射,产生黑色的图像。
- ● 超声的基本成像特征见表 1.4。

| 表 1.3 | T1 和 T2 成像特点的比较 | |
| --- | --- | --- |
| | T1 加权信号强度 | T2 加权信号强度 |
| **正常的组织** | | |
| 皮质骨/钙 | 很低 | 很低 |
| 软骨 | 中等 | 低至中等 |
| 红骨髓 | 低至中等 | 中等 |
| 脂肪/黄骨髓 | 高 | 中等 |
| 韧带和肌腱 | 低 | 低 |
| 肌肉 | 中等 | 中等 |
| 液体:脑脊液、滑液 | 低 | 高 |
| **疾病** | | |
| 炎症 | 低 | 高 |
| 滑膜肥厚 | 低至中等 | 中等至高 |
| 急性出血 | 高 | 低至中等 |
| 亚急性出血 | 中等至高 | 中等至高 |
| 慢性出血 | 混杂 | 高 |
| 软组织钙化 | 低 | 低 |
| 软组织肿瘤 | 低 | 高 |
| 骨肿瘤 | 混杂 | 混杂 |
| 软骨软化 | 降低;软骨增生 | 信号增强 |
| 急性骨折 | 低,伴灰暗带 | 高,伴灰暗带 |
| 应力性骨折 | 低,伴灰暗带 | 高,伴灰暗带 |
| 早期缺血性坏死 | 低 | 中等至高 |
| 晚期缺血性坏死 | 低(软骨下带) | 高(软骨下带) |

## ■ 第 4 节　循证成像:如何选择最佳成像检查

### ❏ 如此多的成像方法,如何选择?

　　影像学方面有大量的科学文献,研究的范围如此广泛,使那些想简单了解放射学的非放射学医师感到困惑。不过,"如今,对于特定患者来说,他们需要什么成像检查?"第一次接触的临床医生不会去关心详情(比如采用哪个序列、哪种扫描仪,设定的具体参数)或任何成像技术细节,但是他仍然需要一个基于循证的参考来制订方案,综合考虑时间、成本、特异性和放射剂量。

　　挽救局面(有时挽救患者)的正是临床决策手段。临床决策手段的设计内容是尽可能多地纳入可利用的研究数据,然后用函数式表达出来。

　　我们有 3 种临床决策工具——每种都有不同来源——去帮助我们在影像的海洋里航行,而最重要的是帮助我们做出明智的选择。

- ● 美国放射学院(ACR)适宜性标准
  - ◖ 这些标准是由美国最主要的放射学者组织,即 ACR 提出的。

| 表 1.4 | 超声的成像特征 | |
|---|---|---|
| 组织类型 | 正常 | 异常 |
| 骨皮质 | 高回声,平滑,连续 | 连续中断,表面不光滑 |
| 肌腱和韧带 | 高回声,与纤维平行 | 扭伤:增厚为混合回声(炎症或者血肿是低回声);纤维断裂 |
| | | 断裂:结构断裂,先是低回声的血肿,最后分离 |
| 肌肉 | 低回声,伴随着与纤维平行的高回声带 | 肌肉扭伤:纤维带断裂;早期是低回声的血肿 |
| | | 断裂:肌肉缩回 |
| 黏液囊 | 细小的低回声线 | 黏液囊的宽度增加 |
| | | 在晚期,黏液囊增厚的囊壁呈高回声 |
| 透明软骨 | 靠近皮质的低回声 | 早期改变显示为不均匀的增厚,晚期不规则且断裂 |
| 神经 | 相对于肌肉是高回声 | 扁平;近端受压肿胀 |
| 囊肿 | 无回声 | 体积增大,囊壁增厚,多囊性,坏死残渣 |

- 临床决策准则(CDR)
  - ▸ CDR 起源于各种临床背景下的原创研究,而最常用于肌肉骨骼成像的 CDR 最初来自加拿大。
- 诊断性成像途径
  - ▸ 这些决策工具起源于澳大利亚医疗体制,最初由西澳大利亚洲政府提出。

虽然这些决策工具来源确实有所不同,但是它们的目标如出一辙,每种决策工具都应该:

- 减少不必要的成像检查,这些检查会增加患者风险,包括造成假阳性的结果。
- 首先执行最适宜的成像检查达到具有成本效益的诊断。

让我们来看一下每种决策工具,并理解如何去使用它们。

## ❑ ACR 适宜性标准

- **什么是ACR适宜性标准?**
  - ▸ ACR 适宜性标准是帮助临床医师在成像检查或治疗决策上做出最合适选择的循证指导。选用"适宜"一词是因为指南仅仅是用于指导。人体状态的复杂性导致不会有一个确定的答案。可是,指南可以在特定条件下明确规定什么是适宜度最高和最低的。
- **ACR适宜性标准是如何发展起来的?**
  - ▸ 在 1993 年,ACR 意识到在这个多变的医疗保健环境中,保证放射学设备的有效利用将会花

费一笔额外费用。针对这个问题,ACR 由此设立并研发出一套有科学依据的指南系统,用于帮助医师根据特定患者的临床条件来选择最适合的成像方法。

- ▸ 到 2000 年,已组建 18 个共识小组,覆盖了 18 个诊断与治疗的研究主题。诊断小组包括,器官系统成像、儿科成像以及妇科成像。而治疗小组包括,放射肿瘤学与介入放射学的治疗决策小组。适宜性标准已经发展到 180 个主题,包括 850 多个分支,并且仍在持续更新中。对于临床医师来说,知道有这项工作存在并免费开放是非常重要的。

- ▸ 肌肉与骨骼方面的 ACR 适宜性标准代表着诊断共识小组致力于研究肌肉与骨骼的情况,囊括了 22 个主题和 160 个分支,所有的这些在后面的解剖章节中都会有所介绍。

- **如何才能在ACR适宜性标准里为患者找到最准确的指南呢?**
  - ▸ 原创的 ACR 适宜性标准可以在 www.acr.org 上免费获取。每个主题 10~20 页,包括文献摘要和参考文献,每个分支也会有独自的图表,图表上列出了每种成像检查适宜度的等级,从 1(适宜度最低)到 9(适宜度最高),还有每种成像检查相关的放射学剂量。
  - ▸ 无论如何,开门见山地说,这本手册是任何与 ACR 主题相关问题的一个快速参考,所有的分支都浓缩在一个表中,这些信息是精确的,足

够日常实践应用。

> 以下是这本手册浓缩版所概括的 ACR 成像检查得分：

- 得分为 7、8 或 9 的成像检查列于"通常适宜性选择"一栏中。
- 得分为 4、5 或 6 的成像检查列于"偶尔适宜性选择"一栏中。
- 得分为 1、2 或 3 的成像检查列于"非通常适宜性选择"一栏中。

## 临床决策准则

### 什么是临床决策准则？

> 临床决策准则（CDR）是用于帮临床医师在患者初诊时做诊断和治疗决定的工具，帮助他们解决特定情况下决策执行的不确定性。

### 临床决策准则是如何发展起来的？

> CDR 起源于原创研究（相对于共识的临床实践指南），包括了 3 个或以上的可变因素，涉及病史、人体检查或常规检查方面。

> 这里所引用的 CDR 源于医院急诊科开展的大型流行病学研究，用于研究膝、踝以及颈椎损伤放射学评价的效果。之所以对这些关节损伤进行研究，是因为它们在前来急诊科就诊的损伤患者中所占比例最大，造成了绝大部分不必要的放射学检查。

> CDR 的成功执行将有利于：

- 急救科的标准化护理。
- 减少不必要的放射学检查。
- 明确这些损伤只需要 X 线摄影诊断。

### 如何为我的患者应用临床决策准则？

> 4 条肌肉骨骼损伤的 CDR 已经生效，目前在急诊科中实行，同时也适合任何首次接触的临床医师去使用。这些 CDR 在随后的章节将会论述，它们是：

- 渥太华踝关节准则。
- 渥太华膝关节准则。
- 匹兹堡膝损伤准则。
- 加拿大颈椎准则。

> 迄今为止，后来的研究表明，急诊科 CDR 的持续执行安全地减少了踝、膝和颈椎损伤时的 X 线摄影的使用。

## 诊断性成像途径

### 什么是诊断性成像途径？

> 诊断性成像途径是临床医师循证和共识教育与决策支持工具，可以指导我们在广泛的临床方案中，按照正确的顺序选出最适宜的诊断检查。

> 诊断性成像途径是免费的在线资源，可以在 www.imagingpathways. health.wa.gov.au 上获取，目标受众是：

- 目前和未来影像诊断服务的引荐者。
- 目前和未来影像诊断服务的提供者，包括影像诊断专家、技师和学生。

### 诊断性成像途径是如何发展起来的？

> 诊断性成像途径最初在 2005 年由西澳大利亚州卫生部、皇家澳大利亚和新西兰放射科医师学院、西澳大学、圣母大学，以及澳大利亚联邦教育、科学与培训部携手创立。

> 虽然美国和澳大利亚有着不同的医疗保健系统，但是它们都意识到不适合的成像在各自的医疗服务领域中都是一个严峻的问题。不适合的成像意味着患者：

- 接受了他/她不需要的检查。
- 未接受他/她本来所需的检查。
- 接受了不适合的检查。

> 这也使人们认识到，造成无法达到合适诊断的最重要的因素是缺乏知识。由于临床研究不断深入，专业化程度也越来越高，跟上临床实践发展的这个任务变得越来越困难。发展诊断性成像路径是一种特定策略，用以帮助那些希望提高诊断检查适宜度的临床医师。

> ACR 适宜性标准和诊断性成像路径都属于循证医学，所以两者的内容是一致的，两种手段主要的区别在于它们设计的方法。诊断性成像路径指南被总结为流程图，也称为诊断算法或者决策树，这些对于学生来说极其实用，能够

在 1 幅图片中"看到"整个诊断过程。

● **如何为患者应用诊断性成像路径?**

▶ 诊断性成像途径分为 12 个部分:胃肠、神经学、肌肉骨骼/损伤、心血管、呼吸、内分泌、泌尿、耳/鼻/喉、妇产科、乳腺成像、儿科和肿瘤分期,这些部分包含 177 种临床疾病。对于临床医师来说,能够意识到这项工作的存在,知道它在不断更新以及容易获取是非常重要的。

▶ 肌肉骨骼损伤的主题覆盖了 31 种临床疾病,这些在这本手册随后的解剖章节中会出现。

## ❏ 小结

1.出发点:放射学有 3 大部分,基于影像引导操作的介入放射学,治疗癌症的肿瘤放射学和诊断放射学,包括全身各个系统的诊断性成像。肌肉骨骼成像是诊断放射学的亚专业。

2.成像检查:成像检查可以分为传统放射学检查和高级成像检查,意味着它们与计算机后处理相关。

传统放射学使用 X 线技术产生 X 线图像、荧光透视图像和其他 X 线图像,包括关节造影和脊髓造影。高级放射学检查包括 CT、MRI、超声和核医学成像。每种检查在放射剂量(如果有的话)、特异性、敏感性、禁忌证、价格和检查过程的时长上各不相同。

3.研究模式:研究模式是指收集图像解剖数据的阅片方法。评估 X 线图像的传统方法是 ABCS(对线、骨密度、软骨间隙、软组织)。对于高级成像,研究模式可以以这一框架为基础。可是人们知道,高级成像由于能够多平面成像和组织特性差异而变得更加复杂。

4.循证影像:如何选择最好的成像检查?影像研究的价值在于组织许多专业学组向临床医师提供必要的工具,以做出好的成像决策。这些工具的目的是:①减少不必要的成像;②提供在特定条件下选择最佳成像方法所需的最新知识。结果是做出明智的决定,减少不必要的放射曝光,防止医疗资源和经济资源的浪费。

(王晓洁　刘心怡　王骏　沈柱　蔡树华　吴虹桥　陈凝　译)

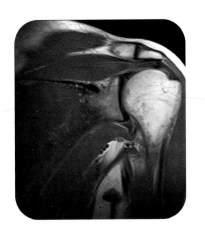

# 第 2 章

# 肩关节成像

## ■ 第1节 简介

### □ 为什么肩关节会频繁受伤?

肩关节的球窝结构活动度很高,却具有很低的骨稳定性和机械保护性,因此,肩关节易发生各种软组织和软骨损伤、骨折和脱位。

### □ 创伤性损伤

- **坠落**:最常见的机械损伤是坠落时用手支撑。
  - ▶ 在骨质疏松的老年女性中,通常会导致肱骨外科颈骨折。
  - ▶ 在年轻人中,骨折通常由高能量损伤引起,比如在交通事故或体育运动中的坠落。肱骨头骨折可并发盂肱关节脱位或肩袖肌肉损伤。
- **肩袖撕裂**:最常见的撕裂伤,位于冈上肌腱缺血危险区,即肱骨大结节止点近端1cm范围内。
- **撞击综合征**:两种撞击综合征在手臂高举过头的时候容易发生。
  - ▶ 外部撞击在冈上肌腱出口挤压肩袖。
  - ▶ 内部撞击在肱骨头和关节盂之间挤压后囊和肩袖。
- **盂肱关节脱位**:95%的脱位是前脱位,指肱骨头前部脱位到关节窝。合并损伤包括 Hill-Sachs 损伤(脱位时后外侧肱骨头的压缩性骨折)和 Bankart 损伤(盂唇前缘撕脱)。Bankart 骨折可发生在关节盂缘的骨撕脱处。
- **肩锁关节分离**:"肩部分离"是指肩锁(AC)关节处韧带的扭伤或断裂。在前后位(AP)负重 X 线图像上评估喙锁与肩锁关节的距离,从而确定不稳定的程度。

### □ 成像选择

- **X线摄影**:是所有肩关节疾病的首选检查,它可准确地显示大部分的骨折、脱位和钙化性肌腱炎,以及非创伤性疾病,比如各种关节炎性皮疹。
- **CT**:提供了复合性骨折的最佳可视化图像,特别是在诊断肱骨头骨折或脱位时。CT 也有助于肱骨近端复合性骨折治疗计划的制订。
- **MRI**:被用于评价盂唇撕裂伤、肩袖撕裂伤、撞击综合征、不稳定性和腱囊异常。肩关节是进行 MRI 检查最频繁的部位,因为肩关节软组织损伤通常能在 MRI 上清晰显示。
- **肌骨超声(MSUS)**:在评价滑囊炎、肱二头肌长头肌腱鞘炎和肩袖手术修复后再撕裂方面,等同于 MRI。而对于全肩关节成形术后肩袖撕裂的评价,则优于 MRI。总的来说,MSUS 在肩袖撕裂的初次评估时可以取代 MRI,用于引导疑似化脓性关节炎的关节穿刺术或囊腔注射。

### 可获得的指南

●**ACR适宜性标准**:目前有 8 份研究急性肩关节

疼痛的报告。

●**诊断性成像途径**:已建立起评估肩部疾病的临床决策树。

## ■ 第 2 节  解剖学回顾(图 2.1)

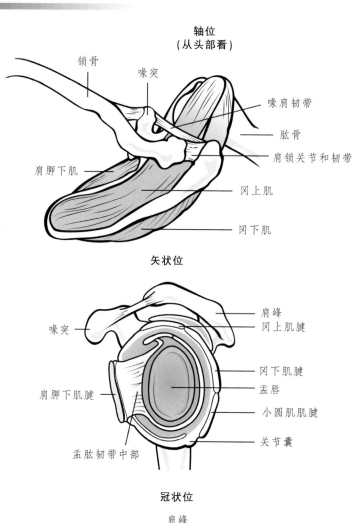

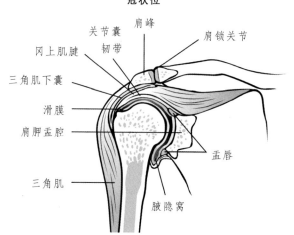

图 2.1

# ■ 第 3 节　可获得的成像指南：ACR 适宜性标准，诊断性成像途径

● **适宜性标准**：是由专家共识发展而来的循证指南，旨在帮助临床医师针对特定的临床疾病选择合适的成像方式。ACR 发表了几种急性和慢性疾病变型的适宜性标准。

> 急性肩部疼痛的 ACR 适宜性标准见表 2.1。

● **诊断性成像途径**：是由西澳大利亚卫生部制订的循证指南，旨在帮助临床医师针对不同临床情况做出相应决策。路径的内容与 ACR 标准一致。正如决策树图表展现的，其总体目标和 ACR 标准一样。

1.减少不必要的检查，减少对患者的无益照射风险，包括造成假阳性结果的风险。

2.增加适合检查的影响范围，有利于诊断的成本效益化。

> 肩部疾病诊断性成像途径见表 2.2。

| 表 2.1 | 急性肩关节疼痛的 ACR 适宜性标准 | | |
| --- | --- | --- | --- |
| 急性肩关节疼痛的临床分型 | 通常适合 | 可能适合 | 通常不适合(详见网站) |
| 1.任何病因；最好的初步检查 | ● 肩关节 X 线摄影 | | ● 肩关节 MRI 平扫<br>● 肩关节超声<br>● 肩关节 CT 平扫 |
| 2.X 线摄影无法明确，持续性剧痛，体格检查和病史无特异性，进行下一项检查 | ● 肩关节 MRI 平扫 | 若 MRI 禁忌,则：<br>● 肩关节 CT 关节造影<br>● 肩关节超声 | ● 肩关节 MR 关节造影<br>● 肩关节 CT 平扫<br>● 肩关节 X 线关节造影[用或不用麻醉剂和(或)皮质类固醇] |
| 3.X 线摄影无法明确，年龄<35 岁，体格检查中怀疑盂唇撕裂(稳定或不稳定) | ● 肩关节 MR 关节造影<br>● 肩关节 MRI 平扫 | 若 MRI 禁忌,则：<br>● 肩关节 CT 关节造影 | ● 肩关节 CT 平扫<br>● 肩关节超声<br>● 肩关节 X 线关节造影 |
| 4.X 线摄影无法明确，根据临床检查(包括体格检查)怀疑滑囊炎或肱二头肌长头腱鞘炎 | 以下两种评估等效：<br>● 肩关节 MRI 平扫<br>● 肩关节超声<br>[若临床允许,可注射麻醉剂和(或)皮质类固醇] | —— | ● 肩关节 CT 平扫<br>● 肩关节 CT 关节造影<br>● 肩关节 MR 关节造影<br>● 关节囊/肌腱 X 线造影[用麻醉剂和(或)皮质类固醇] |
| 5.X 线摄影正常或证实有喙肩弓骨赘/韧带骨赘，年龄>35 岁且怀疑有肩袖撕裂/撞击 | ● 肩关节 MRI 平扫<br>● 肩关节超声<br>● 肩关节 MR 关节造影 | (若 MR 或超声不可行)<br>● 肩关节 CT 关节造影 | ● 肩关节 CT 平扫<br>● 肩关节 X 线关节造影 |
| 6.X 线摄影无法明确，既往接受肩关节成形术，怀疑肩袖撕裂 | ● 肩关节超声<br>● (若超声不能诊断)肩关节 X 线关节造影<br>● 肩关节 CT 关节造影 | ● 肩关节 MR 关节造影<br>● 肩关节 MRI 平扫（金属伪影抑制） | ● 肩关节 CT 平扫 |
| 7.X 线摄影无法明确，肩袖修复术后，怀疑再次撕裂 | 以下 3 种评估等效，取决于当地专家：<br>● 肩关节 MRI 平扫<br>● 肩关节 MR 关节造影<br>● 肩关节超声 | (若 MRI 或超声不可行)<br>● 肩关节 X 线或 CT 关节造影 | ● 肩关节 CT 平扫 |

(待续)

| 表 2.1(续) | | | |
|---|---|---|---|
| 急性肩关节疼痛的临床分型 | 通常适合 | 可能适合 | 通常不适合(详见网站) |
| 8.X 线摄影无法明确,怀疑脓毒性关节炎 | 以下两种评估等效:<br>● 超声肩关节穿刺术(关节吸引术)<br>● 肩关节 X 线关节穿刺<br>**吸引术是备选方案**<br>若有临床理由,则:<br>● 肩关节 MRI 平扫+增强 | 若有临床理由,则可能适合:<br>● 肩关节 CT 平扫+增强<br>● 肩关节 MRI 平扫 | ● 肩关节 CT 关节造影<br>● 肩关节 MR 关节造影<br>● 肩关节超声<br>● 肩关节 CT 平扫 |

此表为缩减版,在完整文件中包含额外的"通常不适合"的检查。读者可登录 ACR 网站浏览最新、最完整的 ACR 适宜性标准。
Reprinted with permission from the American College of Radiology.
对比剂的使用取决于临床情况。

| 表 2.2 | 肩关节疾病(疼痛、不稳定、强直)的诊断性成像途径 |
|---|---|

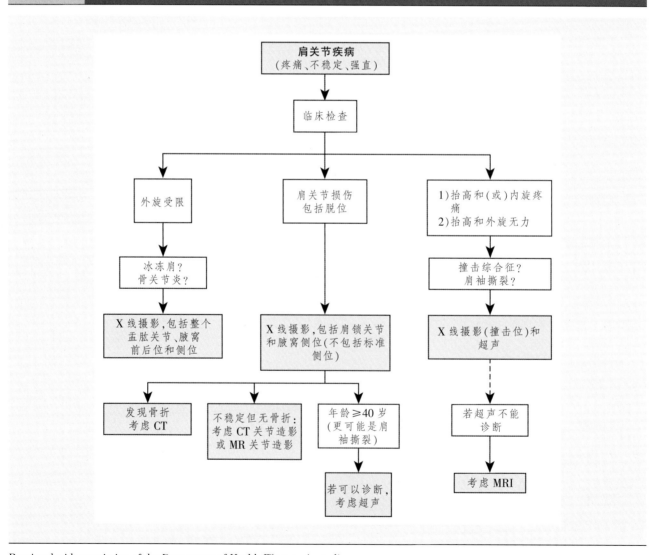

Reprinted with permission of the Department of Health Western Australia.
欲了解最近的更新内容,请登录:http://www.imagingpathways.health.wa.gov.au

# ■ 第 4 节　肩关节常规 X 线摄影评估

- 肩关节常规 X 线摄影的主要适应证是识别或排除解剖异常或病变。X 线摄影几乎都是诊断检查中的首要成像检查。
- 以下 4 种摄影体位弥补了肩关节常规 X 线摄影的不足：
  - 外旋前后位。
  - 内旋前后位。
  - 腋窝位。
  - 肩胛骨 Y 形位。
- 注意，"肩关节"涉及盂肱关节和直接邻近关节的结构。不同的 X 线摄影体位被用于肩锁关节和肩胛的检查评估，这些部位的评估仍包括在肩关节 X 线摄影中。若有 X 线摄影检查的适应证或在体格

检查之后，可安排特定的 X 线摄影检查。

- 为了评估不稳定的肩锁关节或"肩关节分离"，拍摄站立前后双侧位图像，患者双手负重/不负重（图 2.3），以突出肩锁关节的支撑组织，双侧图像对比可显示不稳定性的存在。

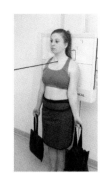

图 2.3

- 为了评估肩胛骨，拍摄前后位和侧位图像，去除肋骨骨架结构的叠加影。
- X 线摄影基础评估可以简记为 ABCS（详见表 1.1）。
  - 对线（Alignment）。
  - 骨密度（Bone density）。
  - 软骨间隙（Cartilage spaces）。
  - 软组织（Soft tissues）。
- 肩关节常规 X 线摄影体位的小结见表 2.3。

| 表 2.3 | 肩关节常规 X 线摄影体位 |
| --- | --- |
| | 外旋（ER）前后位 |

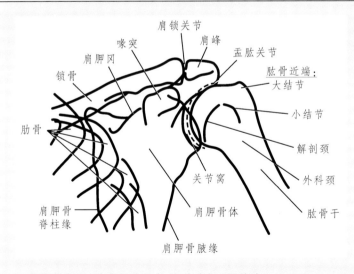

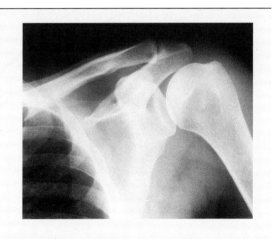

- 手臂准确显示在解剖位置中，大结节位于轮廓内。
- 盂肱间隙平均为 5mm，>5mm 提示有关节渗出或脱位，<5mm 提示骨关节炎或类风湿关节炎。
- 同样显示的有肱骨近端、锁骨外侧 2/3、肩锁关节和肩胛上外侧。
- 注意肌腱、肌肉或关节囊内的钙沉积。

（待续）

表 2.3(续)

**内旋前后位**

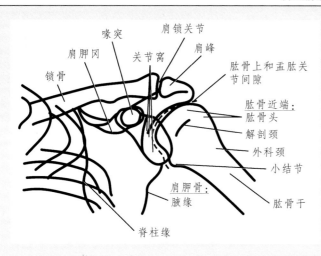
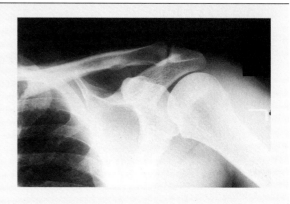

- 与外旋前后位的唯一区别在于,此时手臂处于内旋位,小结节位于轮廓内。
- 谨记结节是肌腱附着点。若未显示附着点,则应观察有无撕脱或骨质损伤。

**腋窝位**

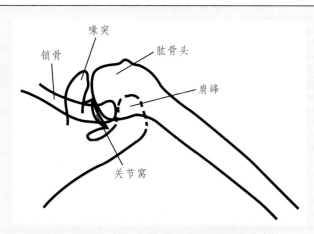
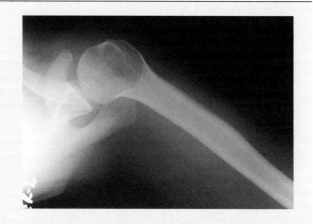

- 盂肱关节自下而上观,在盂肱关节脱位评估中有助于确定肱骨头和关节窝之间的关系。喙突也显示清晰,是骨折好发部位,通常与肩关节其他创伤有关。

(待续)

**表 2.3(续)**

**前斜位：肩胛骨 Y 形外侧位**

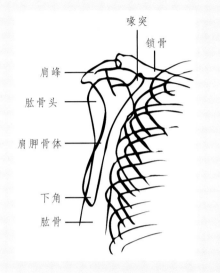

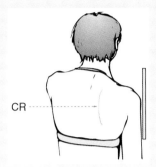

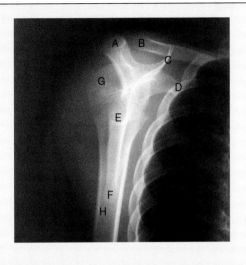

● 此体位用于评估肱骨近端和肩胛骨的骨折或脱位,优点在于患者手臂保持中立位。A,肩峰;B,锁骨远端;C,肩胛骨上缘; D,喙突;E,肩胛骨体;F,肩胛骨下角;G,肱骨头;H,肱骨干。

# ■ 第 5 节　肩关节 MRI 基本方案

● 肩关节 MRI 适应证应包括评估以下病变:

- 肩袖病变。
- 肱二头肌长头肌腱病变。
- 盂唇病变。
- 软组织或骨喙肩弓撞击综合征。
- 骨软骨和关节软骨异常。
- 游离体:软骨、骨软骨或骨。
- 骨髓异常:挫伤、骨坏死、应力性骨折。
- 骨、关节或软组织肿瘤或感染。

● 肩关节 MRI 方案应包括解剖定义序列和流体敏感序列。

- 表 2.4 所示为解剖序列与流体敏感序列,阅读

**表 2.4　解剖序列与流体敏感序列**

| 正交平面 | 解剖序列 | 流体敏感序列 |
| --- | --- | --- |
| 轴位 | 质子密度(PD) | T2 脂肪抑制(T2 FS) |
| 矢状位 | T1 | T2 反转恢复(T2 IR) |
| 冠状位 | PD | T2 IR |

图像的方法是把这些配对序列逐层匹配起来,识别解剖结构,然后寻找高(亮)度异常信号。

● 其他评估可包括 MR 关节造影,在 MR 检查前向盂肱关节注入对比剂。

● 评估图像使用 ABCDS。

- 对线/解剖(Alignment/anatomy)——评估软组织与骨连接处是否断裂,评估所有关节面的一致性和潜在的间隙。
- 骨信号(Bone signal)——评估骨髓水肿、应力性骨折和骨软骨损伤,或明确 X 线图像上不确定的骨折。
- 软骨(Cartilage)——评估盂肱关节面的异常,可有部分或全层盂唇撕裂甚至撕脱。
- 水肿(eDema)——"损伤的脚印",水肿在解剖序列上呈中等信号,而在流体敏感序列上呈高信号。
- 软组织(Soft tissue)——评估肩袖肌肉和肌腱的连续性,评估盂肱关节韧带,前囊三层增厚。

● 肩关节 MRI 或 CT 检查的正交平面见表 2.5,注意冠状位和矢状位是"斜位",可连续观察重要结构(比如冈上肌腱)。

● 肩关节 MRI 基本方案见表 2.6。

● 肩关节 MR 关节造影见表 2.7。

| 表2.5 | 肩关节 MRI 或 CT 检查的正交平面 |
|---|---|

**轴位**　　　　　　　　　　　　　轴位的扫描野从肩峰到肱骨干，参考线为显示的层面

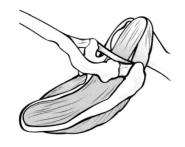 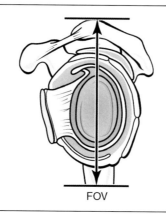 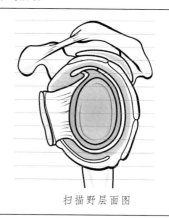

FOV　　　　　　　　　　扫描野层面图

**斜矢状位**　　　　　　　　　　　斜矢状位的扫描野从肱骨头到肩胛骨，以平行于关节窝的层面作为参考线

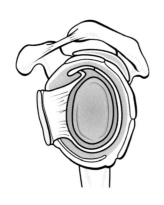 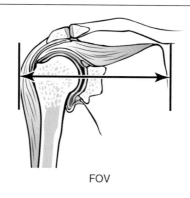 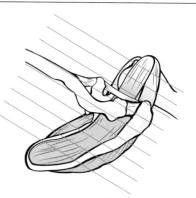

FOV

扫描野层面图

**斜冠状位**　　　　　　　　　　　斜冠状位的扫描野从肩关节前缘到后缘，以平行于冈上肌的层面作为参考线

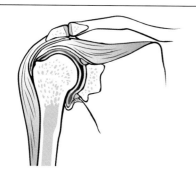 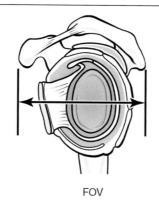 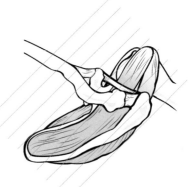

FOV

扫描野层面图

| 表 2.6 | 肩关节 MRI 基本方案 |
|---|---|

| 轴位 | |
|---|---|
| 解剖序列 | 检测异常流体序列 |
| PD | T2 FS |

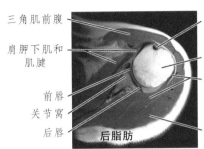 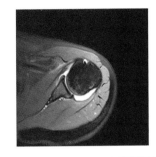 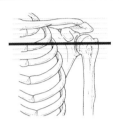

**需识别的结构**

- 肱骨结节间沟内的肱二头肌长头腱,轴位
- 肩胛下肌和肌腱,纵切面
- 盂唇,前后部
- 关节囊和盂肱韧带
- 盂肱关节

| 斜矢状位 | |
|---|---|
| 解剖序列 | 检测异常流体序列 |
| T1 | T2 IR |

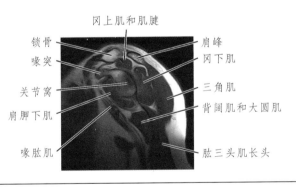 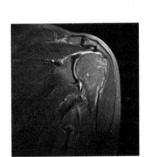 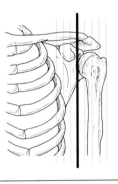

**需识别的结构**

- 轴位
  - 冈上肌/肌腱
  - 冈下肌/肌腱
  - 小圆肌/肌腱
  - 肩胛下肌/肌腱
- 内旋
- 肩峰/肩锁关节
- 喙肩韧带
- 喙肩弓
- 盂肱韧带
- 骨髓

(待续)

表 2.6(续)

斜冠状位

| 解剖序列 | 检测异常流体序列 |
|---|---|
| PD | T2 IR |

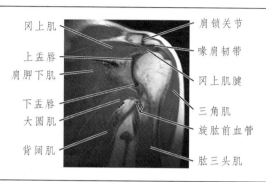 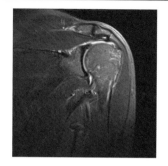 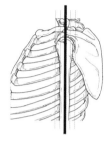

冈上肌　肩锁关节　喙肩韧带　冈上肌腱　三角肌　旋肱前血管　肱三头肌
上盂唇　肩胛下肌　下盂唇　大圆肌　背阔肌

**需识别的结构**

- 纵切面
  - 冈上肌/肌腱
  - 冈下肌/肌腱
- 肩锁关节
- 肩峰
- 肩峰下囊/三角肌下囊
- 盂唇(上部和下部)
- 盂肱关节

表 2.7　肩关节 MR 关节造影

MR 关节造影把关节造影和 MRI 相结合,通过注射稀释的钆剂,使关节囊膨胀,以评估过于密集而无法观察的组织结构,比如盂唇、盂肱韧带和肱二头肌。评估 3 个平面,外展外旋位(ABER 位)也用于确保前下盂肱韧带最优化显示,因为此韧带连接着盂唇,有利于确诊 Bankart 病变。

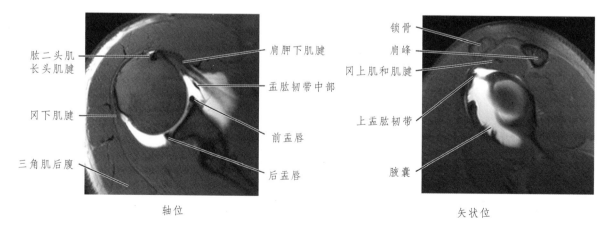

肱二头肌长头肌腱　肩胛下肌腱　盂肱韧带中部　冈下肌腱　前盂唇　三角肌后腹　后盂唇
锁骨　肩峰　冈上肌和肌腱　上盂肱韧带　腋囊

轴位　　　　　　　　　　　矢状位

(待续)

表 2.7(续)

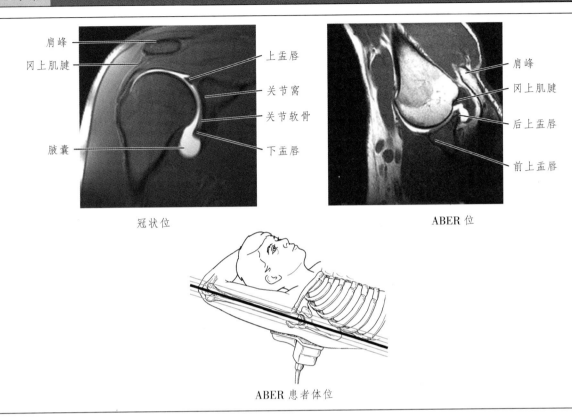

冠状位

ABER 位

ABER 患者体位

# ■ 第6节　肩关节CT基本方案

- 当需要骨与关节的结构或空间信息时,针对大多数骨的情况,我们选择CT作为成像方式。
- 肩关节CT的主要适应证是为了评估:
  - 严重创伤。
  - 骨折的对线和移位。
  - 盂肱关节骨质疏松。
  - 当MRI有禁忌证或不可行时,盂唇或肩袖病变的评估。
  - 当MRI不可行或有禁忌证时,任何需要MRI评估的情况。
- CT的成像原理与传统X线摄影相似:人体组织吸收X线,并以灰度在图像上显示出来。X线摄影和CT有4种基本灰度:
  1. 空气=黑色。
  2. 脂肪=灰-黑色。
  3. 水(软组织)=灰色。
  4. 骨骼=灰-白色。

- 另外,对比剂通常最亮为白色。
- 观察:在每个平面里,以ABCS标准检查异常病灶。
  - 对线/解剖(Algnment/anatomy)——信号改变可能是骨折、脱位或骨质破坏。轴位时要注意观察盂肱关节;斜矢状位时检查肩峰的形态。典型的肩峰形态是平的或稍有凹面的;向下倾斜会增加其与深层冈上肌腱撞击的风险。
  - 骨密度(Bone density)——评估任何骨质破坏,提示疾病或感染。由于撞击或肩袖撕裂等的机械改变,肱骨头会发生退化性骨囊肿、皮质增厚和硬化。
  - 软骨/关节间隙(Cartilage/joint spaces)——评估盂肱关节或肩锁关节的平滑软骨面,评估肩峰下囊关节间隙是否有肩峰下皮质的侵犯,识别关节间隙中的骨质疏松。
  - 软组织(Soft tissues)——评估肩袖韧带骨附着处。撕脱伤常伴发创伤,临床上酷似肩袖撕裂。评估肩峰下囊,当存在肩袖撕裂或撞击综合征时,肩峰下囊会膨胀且疼痛。
- 肩关节CT方案见表2.8。

| 表2.8 | 肩关节 CT 方案 |
| --- | --- |

| 断面 | 观察内容 |
| --- | --- |

**轴位**

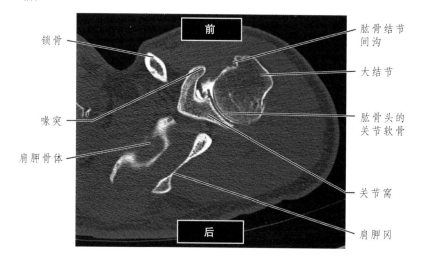

锁骨
喙突
肩胛骨体

前
后

肱骨结节间沟
大结节
肱骨头的关节软骨
关节窝
肩胛冈

- 盂肱关节。
- 肱骨头关节软骨的完整性。
- 是否有撕脱骨折导致大结节骨质不规则。
- 如冈上肌撕脱，大结节是否有骨吸收。
- 盂缘是否有 Bankart 损伤/骨折。
- 肱骨头后外侧是否有 Hill-Sachs 压缩性骨折所致骨缺损。

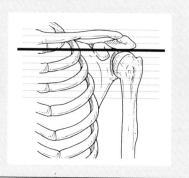

**斜矢状位**

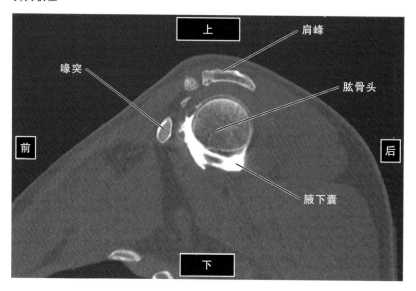

喙突
前
上
肩峰
肱骨头
后
腋下囊
下

- 评估肩锁关节的退化、骨刺以及增生。
- 评估肩峰下间隙的软组织间隙。
- 评估肩峰下皮质、形态与斜率。

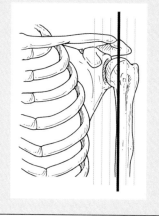

(待续)

表 2.8(续)

| 断面 | 观察内容 |
|---|---|

斜冠状位

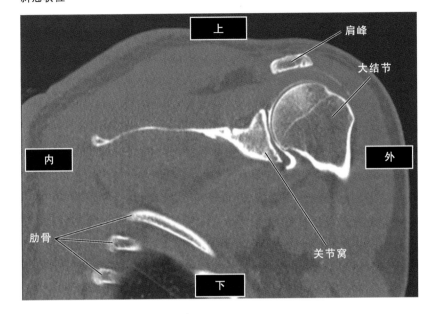

上
肩峰
大结节
内
外
肋骨
关节窝
下

- 评估盂唇的上部与下部。
- 检查以下结构。
  - 盂肱关节面。
  - 盂缘。
  - 大结节。
  - 肩峰下关节间隙。
  - 肩峰形态。

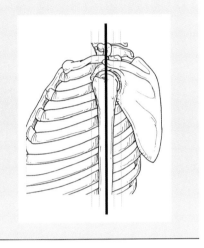

# ■ 第 7 节　肩关节肌骨超声诊断基本方案

- MSUS 被认为是一线检查手段,并与传统 X 线摄影联合使用。
- 疼痛、肿胀、关节不稳定、肿块这些临床症状为肩关节 MSUS 检查提供依据。对肩关节创伤的超声研究结果表明,必须将损伤机制与 X 线摄影检查结果相结合。
- 肩关节 MSUS 的基本适应证是:
  - 明确撕裂、肌腱炎和(或)肩袖肌肉和肌腱的钙化。
  - 评估肩峰下三角肌的囊性增厚或液化。
  - 评估肱二头肌腱的撕裂和脱位。
  - 评估肩锁关节松弛。
  - 鉴别渗出。
  - 引导关节针吸。

  - 评估先天性异常(如婴儿的盂肱关节发育不良)。
- 肩关节 MSUS 检查与其他非扇形结构的关节检查不同。相反,一系列步骤被用于确保对所有相关解剖结构的完整评估。探头前移、横移、后移;此外,患者可变换手臂位置,以使探头可对特定解剖结构成像。记住,肩关节的疼痛是可以扩散或为牵涉痛。这要谨慎,然后评估所有的结构。最后,对人体任何触痛点或有局部症状的部位进行针对性评估。
  - 检查顺序:
    1.肱二头肌及其长头。
    2.肩胛下肌和肱二头肌肌腱脱位。
    3.肩锁关节和肩峰下囊。
    4.冈下肌、小圆肌、后盂唇。
    5.冈上肌、冈下肌。
    6.对粘连性肩关节囊炎、撞击损伤的动态评估。
- 部分成人肩关节 MSUS 检查见表 2.9。

| 表2.9 | 肩关节 MSUS 检查 |
| --- | --- |

### 肱二头肌长头,轴位

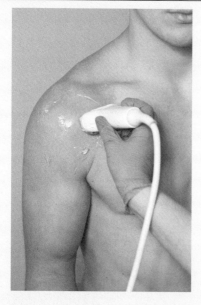 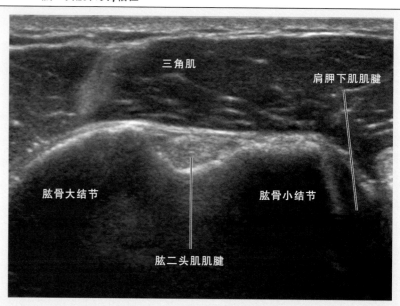

三角肌

肩胛下肌肌腱

肱骨大结节　肱骨小结节

肱二头肌肌腱

**患者:** 通常坐在转椅上,这样医务人员可以对肩关节的所有侧面进行检查。检查肱二头肌肌腱时,手掌向上旋转,使得肱骨
　结节间沟朝前。

**定位:** 肩关节前方。

**探头:** 置于肱骨结节间沟的轴位平面。

**观察:** 在肱骨结节间沟内可见肱二头肌肌腱的轴位。

### 肱二头肌长头,纵切面

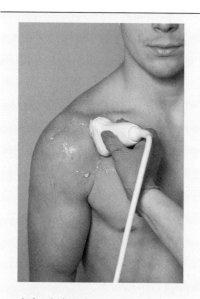 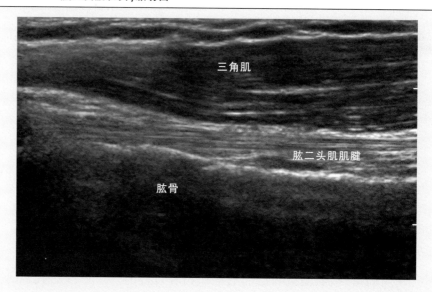

三角肌

肱二头肌肌腱

肱骨

**患者:** 坐姿如上。

**定位:** 肩关节前方。

**探头:** 纵向置于肱骨结节间沟上。

**观察:** 在肱骨结节间沟内可见肱二头肌肌腱纵行走向。

表 2.9(续)

### 冈上肌肌腱,轴位

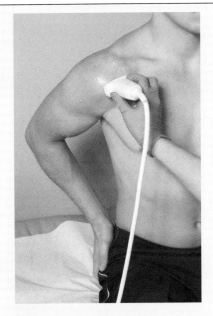
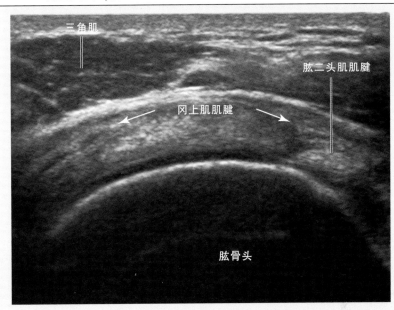

患者:手置于臀上,使盂肱关节伸展并外旋。

定位:肩关节前方。

探头:横向置于肩关节前方。

观察:冈上肌肌腱和肱二头肌肌腱关节内部分的横断位。

### 冈上肌肌腱,纵切面

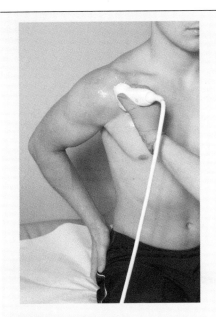
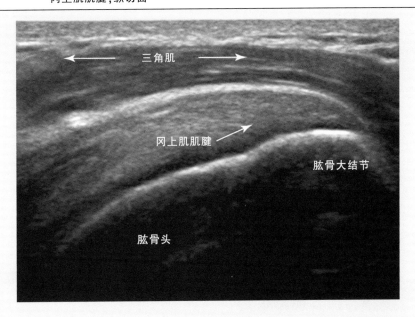

患者:手置于臀上,使盂肱关节伸展并外旋。

位置:肩关节前方。

探头:纵向置于冈上肌。

观察:肩袖撕裂最常发生于冈上肌肌腱的危险区,即肱骨大结节肌肉附着处内侧 1cm 区域的相对无血管区。在肌腱轮廓中,撕裂呈低回声缺损。

## ■ 第 8 节　它看起来像什么？病变图解(表 2.10)

| 表 2.10 | 病变图解 | |
| --- | --- | --- |
| 病变图解 | 临床信息 | 治疗 |

**肱骨近端骨折**

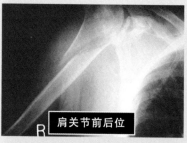

螺旋形骨折线穿过肱骨近端外科颈。

**描述**：外科颈骨折常见于有骨质疏松的女性，而且通常无移位。肱骨大结节骨折通常是由直接撞击或撕脱力造成的。股骨头骨折较少见，且关节面的破坏使其更加复杂。

**损伤机制**：老年人摔倒在地；年轻人车祸事故。

**成像**：X 线摄影用于诊断，CT 可用于确定复杂的肱骨头骨折。

**保守治疗**：对于大多数微小无移位骨折通常采用绷带固定法。

**手术治疗**：适用于移位和不能复位的骨折。关节置换修复术恢复关节功能对老年人可能有益。侧板和螺丝用于成年人。

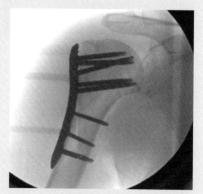

在手术中使用透视图像来检查侧板和螺丝的固定位置。

**肩袖撕裂**

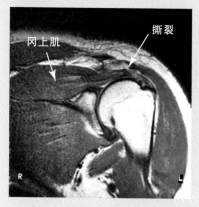

"危险区"冈上肌肌腱撕裂在斜冠状位质子密度 MRI 上表现为肌腱不规律不连续低信号。

**描述**：大部分撕裂发生于冈上肌肌腱，距离肱骨大结节止点内侧 1cm。

**损伤机制**：大多数由急性创伤引起，例如，肩关节脱位、摔倒或手臂的过度外展。在年龄>50 岁的患者中，如果存在慢性退行性改变，也可导致小创伤。

**成像**：X 线摄影用于排除骨折；MRI 或 MSUS 用于确定撕裂，并描述撕裂边缘手术修复的质量。

**保守治疗**：对轻微撕裂可采用休息疗法，服用非甾体抗炎药并进行理疗。

**手术治疗**：对大多数复杂撕裂需要手术治疗。理疗也很普遍，完全恢复功能需要 4~6 个月。

(待续)

| 表 2.10(续) | | |
| --- | --- | --- |
| 病变图解 | 临床信息 | 治疗 |

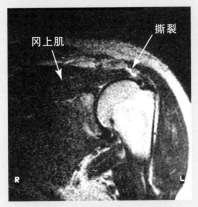

T2 加权斜冠状位图像显示危险区撕裂呈局灶性高信号。

**撞击综合征**

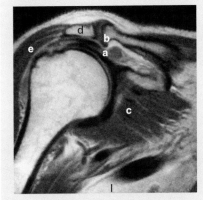

T1 加权斜冠状位图像显示由锁骨下远端骨刺(b)导致的冈上肌(a)的撞击损伤。其他结构是肩胛下肌(c)、肩峰(d)和三角肌(e)。

**描述**:肩袖肌腱和(或)肩峰下间隙内后囊的机械压迫。与肌腱炎、黏液囊炎、盂唇撕裂、肌肉不平衡和袖套病变有关。

**损伤机制**:手臂上举过头顶时会出现疼痛。常见于需要重复上举的工作人员和运动员(如游泳运动员、投掷运动员)。

**成像**:首先用 X 线摄影,然后用 MRI 和 MSUS 以确定与慢性撞击有关的各种软组织病变。

**保守治疗**:理疗以解决肌肉和灵活性的不平衡。用物理疗法和非甾体抗炎药来控制炎症。

**手术治疗**:如果保守治疗失败,可以考虑采用外科手术对肩峰下间隙减压,例如,喙肩韧带或前肩峰切除、肩锁关节骨赘切除。

(待续)

**表 2.10(续)**

| 病变 | 临床信息 | 治疗 |
|---|---|---|

**盂唇撕裂剥离**

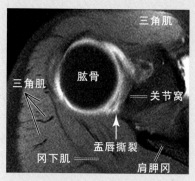

右肩 T1 加权轴位 MR 关节造影显示盂唇和关节窝(箭头所示)的不规则对比剂浓集,提示后上盂唇的磨损。该病变又被称为肩关节上盂唇前后部(SLAP)损伤(盂唇上部、前部、后部到肱二头肌肌腱)。

**描述**:不同高度的撕裂可被分成三组:(1) 关节窝边缘的盂唇撕脱;(2)盂唇撕裂;(3)肱二头肌肌腱附着处上唇盂撕裂。

**体征和症状**:手臂上举时疼痛加重;点击、抓握时有不稳定感。

**损伤机制**:可能在跌倒或脱位中急性损伤或手臂重复上举动作,如需要上举动作的运动员。

**成像**:首先行 X 线摄影,然后行 MR 关节造影。

**保守治疗**:当盂唇血供良好时,很多撕裂可以通过保守治疗解决。

**手术治疗**:可能需要恢复关节稳定,使撕脱部分重新附着于关节盂缘,修剪较小撕裂口的边缘,缝合修复较大的撕裂。肱二头肌肌腱固定术用于年龄>40 岁、有肱二头肌肌腱撕裂的患者。手术将肱二头肌从其盂唇附着处切开,重新附着其他部位。

**盂肱关节脱位**

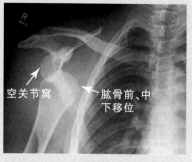

盂肱关节脱位。肱骨头从正常关节所在关节窝移向前中下方。

**描述**:肱骨头从关节窝移位是所有大关节脱位中最常见的,可伴或不伴骨折。最常见于年轻人,较少见于老年人,儿童罕见。

**损伤机制**:通常由于手臂外展时被迫外旋和伸展。大结节对抗肩峰(杠杆作用),肱骨头被向前挤出。

**成像**:常规 X 线摄影包括肩胛骨 Y 位。CT 可以确定嵌插骨折和松动部分。MRI 可以评估肩袖、关节囊或盂唇的合并伤。

**保守治疗**:最初的关节脱位后,治疗包括复位和悬吊固定,以使前囊愈合。后续物理疗法是为了加强和恢复功能。

**手术治疗**:显示有大骨折片存在或选择性用于特殊患者以恢复稳定性并预防复发(如年轻运动员)。

(刘心怡 方雪琳 王骏 陈峰 蔡树华 吴庭苗 邵福明 译)

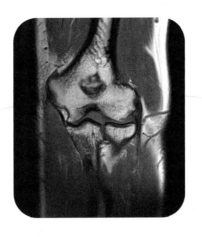

第 **3** 章

# 肘关节成像

## ■ 第1节 简介

### ❑ 独特的解剖结构

- 1个关节囊内存在3个独立的关节,这给创伤治疗带来了挑战。
- 创伤后肘关节的X线表现和最终功能存在悖论:"好的功能可能与扭曲的解构结构并存,而尽管X线显示理想,也可能功能不佳。"[1]

### ❑ 创伤性损伤

- **跌倒**:肘关节最常见的损伤机制是跌倒时用手支撑。手部和腕部很脆弱,易合并损伤,临床和X线摄影都要仔细筛查这些区域(如果X线摄影适用)。
- **肱骨远端髁上骨折**:儿童最常见的第2大骨折,并伴随着桡骨远端骨折。
- **桡骨头骨折**:在成人所有肘关节骨折中占1/3。
- **尺骨鹰嘴骨折**:发生在老年人,为间接创伤所致裂缝,是试图防止摔倒时,肱三头肌和肱桡肌突然受牵拉的结果。
- **肘关节脱位**:成人第2大常见脱位(仅次于肩关节脱位),同时也是儿童最常见的关节脱位,是由于跌倒时肘关节外展。脱位时伴有尺骨冠突骨折。

### ❑ 运动损伤

- **剥脱性骨软骨炎**:由于骨软骨从关节表面撕脱,最常发生于肱骨小头前外侧。常见于青少年运动员,主要是棒球运动员和体操运动员。
- **肱骨外上髁炎**:肱骨内上髁炎(高尔夫肘)和外上髁炎(网球肘)是过度使用导致的以肌腱损伤为特征的肌腱病。
- **尺侧副韧带撕裂**:投掷运动员最常见。上举过头顶加速抛出,对肘关节产生巨大的外翻应力。重复外翻应力可对抗尺侧副韧带的抗张强度,导致慢性显微撕裂或急性撕裂。
- **撕断肱三头肌**:相对不常见,见于手工劳动或运动员,以及先前损伤所致的内翻畸形。这是动态问题,有肘关节屈曲时,肱三头肌的内侧部分(通常是尺神经)在内上髁上脱位,在肘关节伸展时减轻。

### ❑ 成像选择

- **X线摄影**:是所有肘关节疾病的初步检查。X线摄影可充分显示绝大多数的骨折、脱位、钙化性肌腱炎,以及非创伤性疾病,如各类关节炎。
- **CT**:对复杂的骨折显示更佳,尤其是显示尺桡骨骨折/脱位。CT 有助于肱骨远端复杂骨折治疗计划的制订。

- MRI:可用于评估软组织疾病、软骨和关节骨软骨病变,以及 X 线图像上隐匿性骨骼异常。
- MSUS:对于众多软组织的评估即使不能等同于 MRI 检查,但也是一种选择。动态评估对于显示神经、肌肉半脱位尤其有效。

## ❏ 可获得的指南

- ACR **适宜性标准**:当前关于慢性肘关节疾病的研究有 11 份报告。

## ■ 第 2 节 　解剖学回顾(图 3.1)

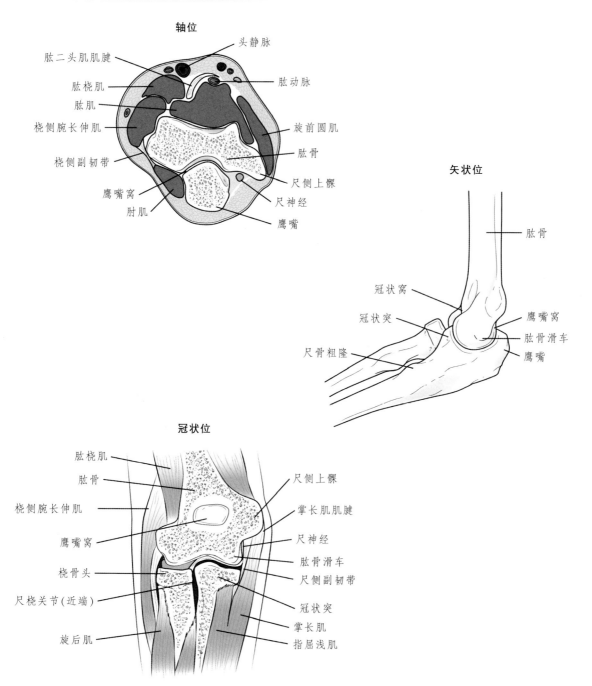

轴位

肱二头肌肌腱
肱桡肌
肱肌
桡侧腕长伸肌
桡侧副韧带
鹰嘴窝
肘肌

头静脉
肱动脉
旋前圆肌
肱骨
尺侧上髁
尺神经
鹰嘴

矢状位

肱骨
冠状窝
冠状突
尺骨粗隆
鹰嘴窝
肱骨滑车
鹰嘴

冠状位

肱桡肌
肱骨
桡侧腕长伸肌
鹰嘴窝
桡骨头
尺桡关节(近端)
旋后肌

尺侧上髁
掌长肌肌腱
尺神经
肱骨滑车
尺侧副韧带
冠状突
掌长肌
指屈浅肌

图 3.1

# ■ 第 3 节 可获得的成像指南：ACR 适宜性标准

- **适宜性标准**：是由专家共识发展而来的循证指南，旨在帮助临床医师针对特定的临床疾病选择合适的成像方式。ACR 发表了 11 个肘关节慢性疾病临床表现的标准。
  - ACR 肘关节慢性疼痛适宜性标准见表 3.1。
- 以下是表 3.1 所示的 11 个慢性肘关节疼痛临床表现术语的定义
  - 慢性肘关节疼痛——慢性疼痛是一种持续不断的疼痛，且随时间推移而进展，与突然发作的急性疼痛相反（如骨折）。
  - 关节内骨软骨小体——术语"关节游离体"指的是关节内由骨和软骨组成的游离体，可由多种来源引起：骨折碎片、关节表面退化或滑膜软骨瘤病（关节滑膜内异位软骨灶形成，并能产生游离体）。所有这些关节小体可以导致疼痛关节产生渗出物和机械症状。
  - 隐性损伤——这是一种"潜在"的损伤，且不易被 X 线发现。
  - 不稳定骨软骨损伤——这是关节软骨的局灶性进展性损伤，病灶与骨骼主体分离。
  - 软组织肿块——肘关节的软组织肿瘤罕见，但肿块必须与感染、创伤和炎症过程相鉴别。
  - 上髁炎——外上髁炎，或"网球肘"，是肱骨外上髁伸肌群附着处炎症。内上髁炎，或"高尔夫球肘"，是肱骨内上髁屈肌群起始处炎症。
  - 副韧带撕裂——这类撕裂指的是内侧或尺侧副韧带，或肘关节外侧副韧带。内侧的扭伤和撕裂在头上方投掷的运动员中常见，归因于肘关节的重复外翻应力。
  - 肱二头肌肌腱撕裂和（或）滑囊炎——远端肱二头肌肌腱的撕裂通常发生于举重物或体育运动的中年男性的损伤。肱二头肌桡骨囊和骨间囊包绕远端肱二头肌肌腱，可能是发炎前肘关节疼痛的来源。
  - 神经异常——尺神经易受肘管内直接冲击的损伤。
  - 异位骨化——这是脑损伤以及长骨骨折后主要关节（如肘关节、肩部、臀部、膝部）周围的异位骨形成。
  - 骨质增生——这是关节边缘骨赘或骨刺形成，常见于骨性关节炎。
  - 骨肿瘤——骨内发生的肿瘤进程。

| 表 3.1 | ACR 肘关节慢性疼痛适宜性标准 | | |
|---|---|---|---|
| 肘关节慢性疼痛的临床类型 | 通常适合 | 可能适合 | 通常不适合（详见网站） |
| 1. 肘关节慢性疼痛的评估，首次检查 | ● 肘关节 X 线摄影 | —— | ● MRI 肘关节平扫<br>● MR 肘关节造影<br>● CT 肘关节平扫<br>● CT 肘关节造影<br>● 肘关节超声<br>● ⁹⁹ᵐTc-肘关节骨扫描<br>● ⁹⁹ᵐTc-肘关节骨扫描 |
| 2. 疑似关节内骨软骨小体，X 线摄影不能确诊 | ● MRI 肘关节平扫或 MR 肘关节造影<br>● CT 肘关节平扫<br>● CT 肘关节造影 | ● 肘关节超声 | |
| 3. 疑似潜在损伤（如骨软骨损伤），X 线摄影不能确诊 | ● MRI 肘关节平扫 | —— | ● CT 肘关节平扫<br>● MR 肘关节造影<br>● CT 肘关节造影<br>● ⁹⁹ᵐTc 肘关节骨扫描<br>● 肘关节超声 |

（待续）

**表 3.1(续)**

| 肘关节慢性疼痛的临床类型 | 通常适合 | 可能适合 | 通常不适合(详见网站) |
|---|---|---|---|
| 4.疑似不稳定骨软骨损伤,X线摄影不能确诊 | 任选一项:<br>●MRI 肘关节平扫<br>●MR 肘关节造影(依据适用性、专家建议和当地条件)<br>●CT 肘关节造影(如果 MR 禁忌或 MR 不可行) | | ●CT 肘关节平扫<br>●肘关节超声<br>●$^{99m}$Tc-肘关节骨扫描 |
| 5.疑似软组织肿块,X线摄影不能确诊 | ●MRI 肘关节平扫+增强 | ●肘关节超声 | ●$^{99m}$Tc-肘关节骨扫描<br>●CT 肘关节平扫+增强<br>●MR 或 CT 肘关节造影 |
| 6.疑似慢性外上髁炎,X线摄影不能确诊 | ●MRI 肘关节平扫<br>●肘关节超声(如果专家建议可行) | —— | ●MR 肘关节造影<br>●CT 肘关节平扫<br>●CT 肘关节造影<br>●$^{99m}$Tc-肘关节骨扫描 |
| 7.疑似副韧带撕裂,X线摄影不能确诊 | 任选一项:<br>●MRI 肘关节平扫<br>●MR 肘关节造影(依据适用性、专家建议和当地条件) | ●肘关节超声<br>●CT 肘关节造影 | ●CT 肘关节平扫<br>●$^{99m}$Tc-肘关节骨扫描 |
| 8. 疑似肱二头肌肌腱撕裂和(或)滑囊炎,X线摄影不能确诊 | ●MRI 肘关节平扫<br>●肘关节超声(如果专家建议可行) | —— | ●MR 或 CT 肘关节造影<br>●CT 肘关节平扫<br>●$^{99m}$Tc-肘关节骨扫描 |
| 9.疑似神经异常,X线摄影不能确诊 | ●MRI 肘关节平扫<br>●肘关节超声(如果专家建议可行) | —— | ●MR 或 CT 肘关节造影<br>●CT 肘关节平扫<br>●$^{99m}$Tc-肘关节骨扫描 |
| 10.肘关节强直,X线摄影疑似异位骨化或骨质增生。下一步检查 | ●CT 肘关节平扫 | ●MRI 肘关节平扫 | ●CT 或 MR 肘关节造影<br>●肘关节超声<br>●$^{99m}$Tc-肘关节骨扫描 |
| 11.每幅 X 线图像都疑似骨肿瘤。下一步检查 | ●MRI 肘关节平扫+增强 | ●CT 肘关节平扫+增强 | ●CT 或 MR 肘关节造影<br>●肘关节超声<br>●$^{99m}$Tc-肘关节骨扫描 |

此表为缩减版,在完整文件中包含额外的"通常不适合"检查。读者可登录 ACR 网站浏览最新、最完整的 ACR 适宜性标准。

Reprinted with permission from the American College of Radiology.

对比剂的使用取决于临床情况。

# ■ 第 4 节　肘关节常规 X 线摄影评估

- 常规肘关节 X 线摄影主要是为了识别或排除解剖结构异常或疾病进展。
- 常规肘关节 X 线摄影检查有以下 3 个摄影体位:

▸ 前后位(AP)。

▸ 侧位。

▸ 斜位:外旋。

- X 线摄影的基本评估可以简化为 ABCS(详见表 1.1)。
- 由于肘关节有 6 个二次骨化中心,肘关节的 X 线摄影表现在童年时期变化很大。肘关节骨化按时间顺序可以记忆为 CRITOE(表 3.2)。注意男孩的

| 表 3.2 | 肘关节骨化按时间顺序 | | | |
|--------|---------------------|---|---|---|
| 骨化顺序 | 骨 | | 女孩年龄（岁） | 男孩年龄（岁） |
| 第 1 | 肱骨小头（C） | | 1 | 3 |
| 第 2 | 桡骨头（R） | | 5 | 7 |
| 第 3 | 内上髁（内侧）（I） | | 5 | 7 |
| 第 4 | 滑车（T） | | 9 | 11 |
| 第 5 | 鹰嘴（O） | | 9 | 11 |
| 第 6 | 外上髁（外侧）（E） | | 10 | 12 |

注意：在青春期，桡骨结节骨化中心可能出现，另外肱骨小头和滑车将合并，并形成一个完整的肱骨骨骺末端。

骨化比女孩晚 2 年。

- 在 X 线摄影侧位片上（图 3.2），儿童肱骨小头的正常位置由两条线确定，这两条线相交于肱骨小头的正中：(a)一条线沿桡骨长轴延伸，(b)一条线

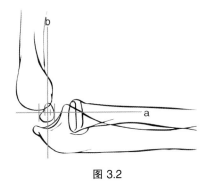

图 3.2

沿肱骨前缘延伸。

- 注意，在肘关节侧位 X 线照片上两种软组织的潜在征象提示肘关节潜在病变。脂肪垫征阳性和异常旋后肌线高度提示肘关节骨折，但也会见于产生关节积液的病变，积液使正常组织移位，例如感染。
- 肘关节常规 X 线摄影总结见表 3.3。

| 表 3.3 | 肘关节常规 X 线摄影 |
|--------|----------------------|
| | 前后位（AP） |

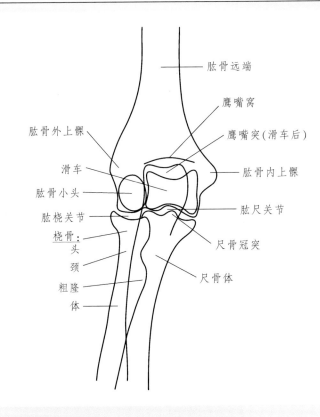

肱骨远端
鹰嘴窝
鹰嘴突（滑车后）
肱骨外上髁
肱骨内上髁
滑车
肱桡关节
肱骨小头
肘尺关节
桡骨：
头
尺骨冠突
颈
尺骨体
粗隆
体

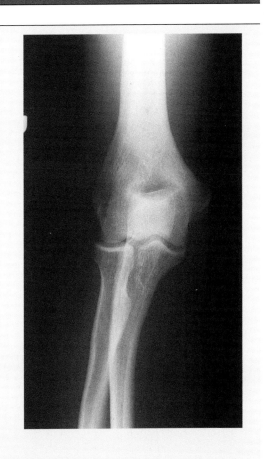

- 患者手臂在解剖位置上充分伸展。
- "提携角"指的是由前臂长轴和肱骨长轴交叉组成的正常外翻角，通常为 5°~15°。角度变大或变小提示可能有骨折或创伤后畸形。
- 肱桡关节和肱尺关节的关节间隙显示清晰。
- 鹰嘴重叠在滑车后方。

（待续）

表3.3(续)

**侧位**

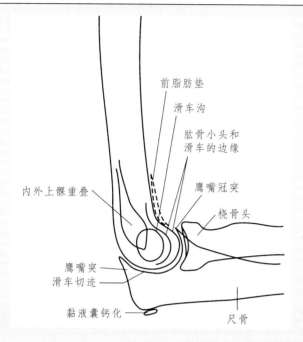

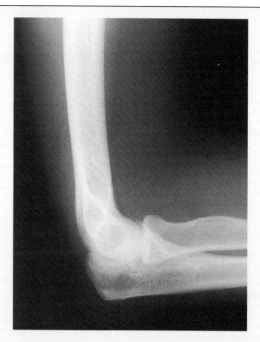

- 冠突和桡骨窝的脂肪垫通常显示为薄薄的透明三角重叠于肱骨体前方。当有积液时,由于囊内的压力,脂肪垫将进一步向前移动。
- 肱骨远端重叠结构的清晰图像:肱骨小头和滑车边缘的同轴圆圈;内外上髁的大泪滴影像。

**斜位:外旋**

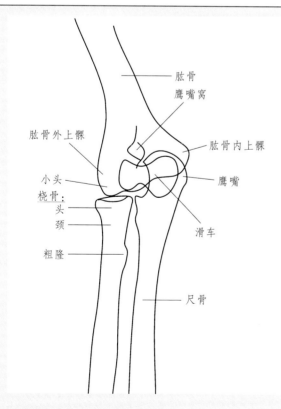

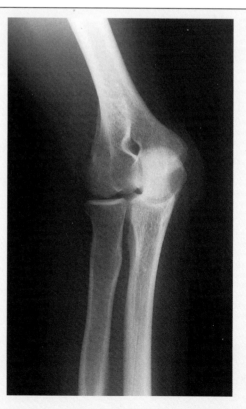

- 前臂充分旋后的位置使得桡骨头、颈和粗隆得以显示,而在前后位则有重叠。

# ■ 第 5 节　肘关节 MRI 基本方案

- 肘关节 MRI 适应证包括：
  - 副韧带、桡骨或环状韧带撕裂。
  - 上髁炎。
  - 肱二头肌或三头肌肌腱远端撕裂。
  - 骨软骨病变：骨软骨骨折和剥脱性骨软骨炎。
  - 关节内游离体。
  - 鹰嘴和肱二头肌桡骨滑囊炎：感染、创伤和晶体形成。
  - 骨髓异常：水肿和应力性骨折。
  - 肘管内尺神经压迫。
  - 症状性皱襞（滑膜皱襞）。
  - 骨、关节或软组织的肿瘤或感染。
  - 前臂近端骨间膜和神经肌肉结构的异常。
- 肘关节 MRI 方案包括解剖序列和液体敏感序列。
  - 解剖序列与液体敏感序列组合见表 3.4。阅读这些图像的方法之一是逐层"匹配"这些配对序列，识别解剖结构，然后寻找异常高（亮）信号。

| 表 3.4 | 解剖序列与液体敏感序列 | |
|---|---|---|
| 正交平面 | 解剖序列 | 液体敏感序列 |
| 轴位 | PD | T2W FS |
| 矢状位 | T1W | T2W FS |
| 冠状位 | PD | T2W IR |

- 其他评估包括 MR 关节造影，在 MRI 检查前向肘关节内注射对比剂。MR 关节造影最常用于评估骨软骨病变的稳定性，或用于确定副韧带是否撕裂。
- 采用 ABCDS 评估影像。
  - 对线/解剖（Alignment/Anatomy）——评估软组织与骨连接处是否断裂。
  - 骨信号（Bone signal）——评估骨髓水肿、应力性骨折、骨软骨损伤，或明确 X 线图像上不确定的骨折。
  - 软骨（Cartilage）——评估关节软骨异常。肱骨小头是骨软骨病变常发生的部位。
  - 水肿（eDema）——这是"受伤的印记"。炎症引起的水肿在解剖序列上呈中等信号，在液体敏

感序列上呈高信号。
- 软组织（Soft tissues）——简要总结的是应当熟悉的常见情况，按照解剖部位分为：
  - 前间隔
    - 肱二头肌远端肌腱断裂是肘关节最常见的断裂（超过 90% 的肱二头肌肌腱断裂发生在长头）。完全断裂被定义为两个收缩肌腱末端之前有间隙。部分断裂被定义为肌腱周长的变化和 T2 加权图像上肌腱的异常高信号。
    - 肱二头肌桡骨囊位于肌腱和桡骨粗隆止点之间，以减少摩擦。炎症时评估这些泪滴状黏液囊。
  - 后间隔
    - 肱三头肌肌腱断裂比较少见。正常肱三头肌肌腱在矢状层面上可显示为波浪状，这是由于肘关节外展时缺乏张力。肱三头肌肌腱弹响是指肱三头肌内侧头在内上髁异常滑动，这可能导致尺神经异位。肘关节屈曲和伸展位图像以及与轴位图像比较可以确诊。
    - 鹰嘴滑囊炎表现为鹰嘴突上局灶性高信号积液，可能与痛风、肱三头肌撕裂或骨的重复压力有关（"学生肘"）。
  - 内侧间隔
    - 内上髁炎常因起源于内上髁的旋前屈肌群的过度使用（与运动或职业有关），包括肌腱退化、肌腱撕裂、部分撕裂和肌肉拉伤。冠状位和轴位图像将显示肌腱厚度的变化、撕裂纤维的不连续性、炎症相关的高信号，甚至是上髁的撕脱（"小球队员肘"）。
    - 尺侧副韧带（内侧）撕裂常见于投掷运动员，常发生肌腱中部断裂，其次为撕脱。冠状位是确认纤维撕裂和识别韧带异常信号的最佳切面。正常韧带呈线性低信号。
  - 外侧间隔
    - 外上髁炎（"网球肘"）常因起源于外上髁的旋后伸肌群的过度使用；MRI 诊断如先前的内上髁炎所述。
    - 桡侧（外侧）副韧带撕裂比尺侧副韧带撕裂少见，但经常与外上髁炎或肘关节脱位有关。桡侧副韧带扭伤将会出现增厚或变

薄的韧带,中间及周围呈高信号。完全撕裂将显示不连续的纤维。附着处的撕脱将显示水肿、出血,直至病变处。

- 肘关节 MRI 或 CT 的正交平面解读见表 3.5。
- 肘关节 MRI 基本方案见表 3.6。
- 肘关节 MR 关节造影见表 3.7。

| 表 3.5 | 肘关节 MRI 或 CT 的正交平面解读 |
|---|---|

| 轴位 | 轴位扫描野从肱骨远端干骺端延伸到桡骨近端干骺端。参考线为要显示的层面 |
|---|---|

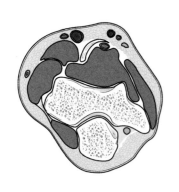 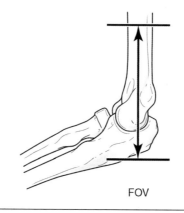 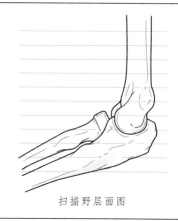

FOV          扫描野层面图

| 矢状位 | 矢状位的扫描野从内上髁延伸到外上髁。参考线为要显示的层面 |
|---|---|

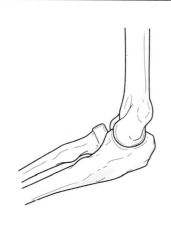 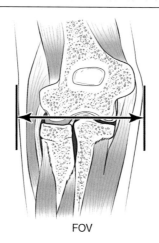 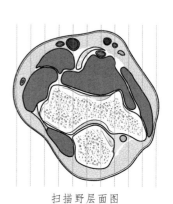

FOV          扫描野层面图

| 冠状位 | 冠状位的扫描野从肘关节最前端延伸到肘后。参考线为要显示的层面 |
|---|---|

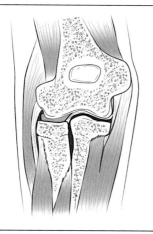 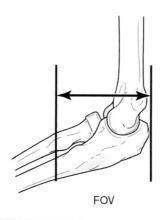 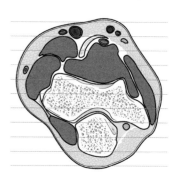

FOV          扫描野层面图

| 表 3.6 | 肘关节 MRI 基本方案 | |
|---|---|---|

**确定解剖序列**　　　　　　　　　　　　　　　**诊断异常液体序列**

| PD | 轴位 | T2 FS |
|---|---|---|

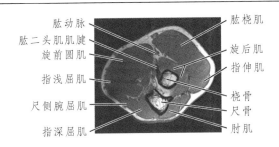
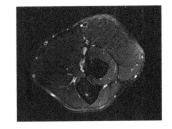
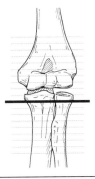

左图标注：
肱动脉
肱二头肌肌腱
旋前圆肌
指浅屈肌
尺侧腕屈肌
指深屈肌

右图标注：
肱桡肌
旋后肌
指伸肌
桡骨
尺骨
肘肌

**需识别的结构**

- 肱二头肌和肌腱(轴位图像上可见)附着桡骨粗隆
- 肱三头肌腱
- 桡骨头环状韧带
- 肘窝内肱动脉和桡神经
- 肘管内的尺神经,深入到肱三头肌

**确定解剖序列**　　　　　　　　　　　　　　　**诊断异常液体序列**

| T1 | 矢状位 | T2 FS |
|---|---|---|

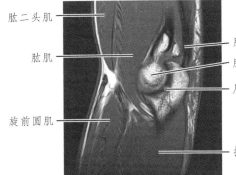
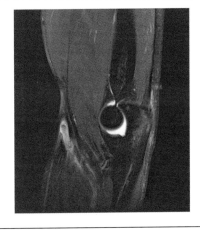
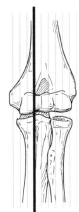

左图标注：
肱二头肌
肱肌
旋前圆肌

右图标注：
肱三头肌肌腱
肱骨滑车
尺骨滑车切迹
指深屈肌

**需识别的结构**

- 肱二头肌和肱三头肌肌腱(可见纵向肌腹)
- 前后肌群
- 桡骨头隐匿性骨折评估
- 肱桡关节和肱尺关节

(待续)

**表 3.6(续)**

| 确定解剖序列 | | 诊断异常液体序列 | |
| --- | --- | --- | --- |
| PD | | 冠状位 | T2 FS |

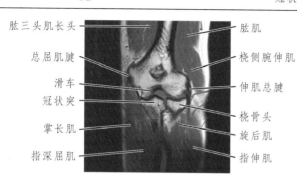
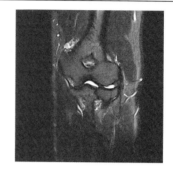
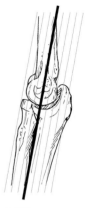

肱三头肌长头　　　　　　肱肌
总屈肌腱　　　　　　　桡侧腕伸肌
滑车　　　　　　　　伸肌总腱
冠状突　　　　　　　桡骨头
掌长肌　　　　　　　旋后肌
指深屈肌　　　　　　指伸肌

**需识别的结构**

- 内外侧副韧带
- 内外上髁
- 屈肌总腱、伸肌总腱
- 肱二头肌桡骨囊(肱二头肌肌腱和桡骨粗隆之间)
- 近侧桡尺关节

---

**表 3.7　　肘关节 MR 关节造影**

**X 线透视穿刺引导**

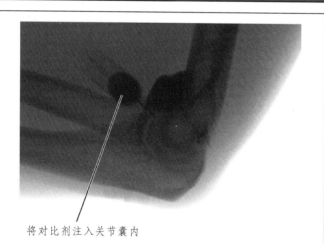

将对比剂注入关节囊内

**肘关节 MR 关节造影**

- MR 和关节造影的组合。
- 目的是用对比剂扩张关节囊,以识别关节内更多特定病理征象。

(待续)

表 3.7(续)

轴位

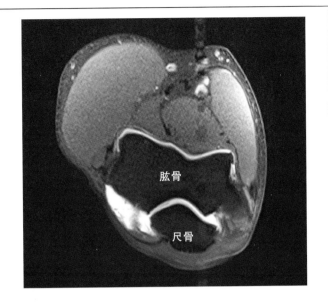

肱骨

尺骨

矢状位

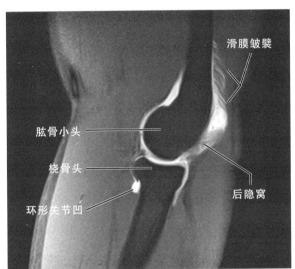

滑膜皱襞

肱骨小头

桡骨头

环形关节凹

后隐窝

冠状位

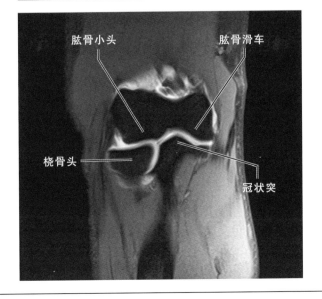

肱骨小头

肱骨滑车

桡骨头

冠状突

**步骤**

- 患者俯卧,手臂置于头顶上方,肘关节弯曲,在 X 线透视图像上就像侧位 X 线片一样。
- 定位肱桡关节间隙,注射局麻药。
- 将稀释的钆对比剂注入桡骨头和肱骨小头的关节间隙,透视下可见对比剂扩散到整个关节。
- 然后患者被带到磁共振扫描仪,对所有 3 个平面进行扫描。
- 使用 T1 加权脂肪抑制序列,与关节内结构的低信号相比,钆呈异常高信号。

**评估**

- 对比剂通常显示了关节囊的轮廓并填充了关节囊凹。
- 关节软骨缺陷将被对比剂显示。
- 骨软骨病变的稳定性可以依据周围对比剂的轮廓确定。如果对比剂能在病变和骨的主要部分之间流动,病变边缘呈高信号,那么这个病变是不稳定的。
- 内外侧副韧带的部分撕裂比完全撕裂更难诊断;对比剂有助于确定更多撕裂的特征,包括关节表面的撕裂。

# ■ 第6节 肘关节CT基本方案

- 当需要获取骨和关节的结构或空间信息时,CT是首选成像模式。
- 可重组复杂骨折的三维模型,以帮助外科制订手术计划(图3.3)。

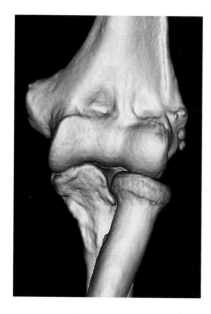

图3.3 肘关节三维重组。

- 肘关节CT可用于评估以下基本指征:
  ▸ 严重创伤。
  ▸ 骨折端对线及移位。
  ▸ 肘关节内游离体。
  ▸ 当MRI禁用或不可行时,评估骨软骨病变。
  ▸ 任何需要MRI进行评估,但MRI不可行或禁用。

- CT成像原理与传统X线摄影原理相似:人体组织衰减X线,在图像上呈现为不同灰度。在X线图像和CT图像上有4种基本的灰度。
  1. 空气=黑。
  2. 脂肪=灰-黑。
  3. 水(软组织)=灰。
  4. 骨=灰-白。
  ▸ 除此之外,对比剂呈现最亮的白色影。

- 观察:在每个平面,根据ABCS原则确认异常。
  ▸ 对线(Alignment)——解剖结构是否完整,肱骨、桡骨、尺骨之间的关节关系是否正常?
  ▸ 骨密度(Bone density)——骨皮质边缘及骨干是否清晰?骨小梁纹理是否规整?是否存在骨囊肿、皮质增厚、硬化或破坏?
  ▸ 软骨(Cartilage)——评估肱桡关节间隙及肱尺关节间隙。软骨或软骨下骨是否存在病变?记住骨软骨病变在肱骨小头及桡骨头最常见。在关节间隙内是否存在游离体或游离骨片?
  ▸ 软组织(Soft tissues)——鹰嘴腱下滑膜囊或皮下滑膜囊是否存在渗出?肱二头肌桡骨囊或桡尺骨滑膜囊是否存在渗出?肌肉部分是否存在肿块或萎缩?

- 肘关节CT扫描基本方案见表3.8。

| 表 3.8 | 肘关节 CT 扫描基本方案 |
| --- | --- |

| 断面 | 观察内容 |
| --- | --- |
| **轴位**<br>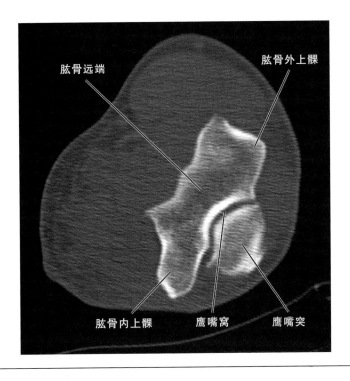<br>肱骨远端　　肱骨外上髁<br>肱骨内上髁　鹰嘴窝　鹰嘴突 | ● 在伸肌总腱或屈肌总腱的起始部是否存在骨改变？肱骨髁上不规则归因于慢性炎症或相关肌腱断裂。<br><br>● 肱骨小头的关节面是否完整？骨软骨病变常发生于此处。<br><br>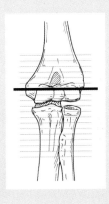 |
| **矢状位**<br>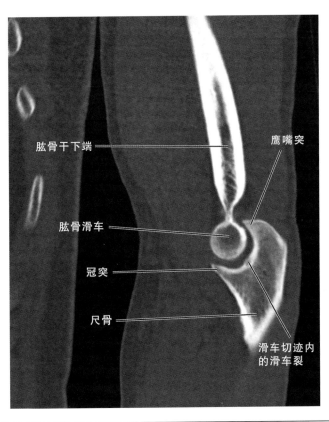<br>肱骨干下端　　鹰嘴突<br>肱骨滑车<br>冠突<br>尺骨<br>滑车切迹内的滑车裂 | ● 肱尺关节及肱桡关节间隙应光滑且关节面适合。<br><br>● 通常滑车裂位于滑车切迹正内侧，为一浅沟，常被误认为骨折。此假性缺损在正中矢状位上不可见。<br><br>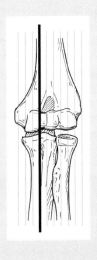 |

（待续）

表 3.8(续)

| 断面 | 观察内容 |
|---|---|

冠状位

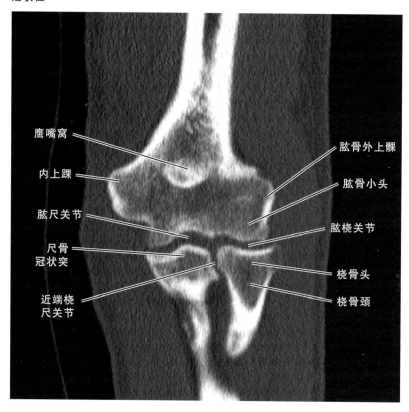

鹰嘴窝
内上髁
肱尺关节
尺骨
冠状突
近端桡
尺关节

肱骨外上髁
肱骨小头
肱桡关节
桡骨头
桡骨颈

- 内外侧韧带分别附着于内外上髁，因牵引力导致撕裂和不规则。侧韧带位于总腱的深部，附着于髁上。
- 成像误区包括肱骨小头上的假性缺损。肱骨小头后外侧面的浅沟可能在冠状像上误认为是骨折。

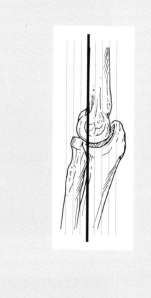

# ■ 第 7 节　肘关节肌骨超声诊断基本方案

- MSUS 被认为是一线检查，并结合传统放射学完成。
- MSUS 的临床适应证有肘关节的疼痛、肿胀、连接不稳或有肿块。肘关节创伤的超声判读必须结合损伤的机制以及放射学检查结果。
- 肘关节 MSUS 的适应证为：
  - 分辨肱二头肌、肱三头肌及肌腱的撕裂、变性和(或)钙化。
  - 分辨侧韧带撕裂，利用动态外旋或内旋应力区别部分和完全撕裂。
  - 评价鹰嘴囊和肱二头肌桡骨囊增厚或积液。
  - 评价关节软骨的骨软骨异常，尤其是肱骨小头。

- 评估关节内游离体，在鹰嘴隐窝、冠状隐窝与环形隐窝中多见。
- 区分滑膜炎渗出液的复杂成分。
- 评估尺神经、正中神经与桡神经的神经卡压。
- 动态评估肘关节弯曲时(肱三头肌弹响)尺神经和肱三头肌内侧头移位。
- 肘关节 MSUS 检查有 4 个象限，见表 3.9。

| 表 3.9 | 依据象限进行结构评价 | | |
|---|---|---|---|
| 前 | 内侧 | 外侧 | 后 |
| 肱肌 | 尺侧副韧带 | 桡侧副韧带 | 肱三头肌 |
| 肱二头肌 | 屈肌总腱 | 伸肌总腱 | 后隐窝 |
| 正中神经 | 尺神经 | 桡神经 | 鹰嘴窝 |
| 前隐窝 | | 桡骨头 | 鹰嘴囊 |

- 部分肘关节肌骨超声检查见表 3.10。

| 表 3.10 | 肘关节肌骨超声检查 |
| --- | --- |

**肘前部,纵向**

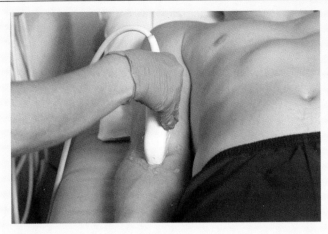 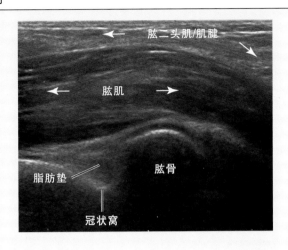

**患者**:仰卧位,肘关节伸展,掌心向上。

**定位**:肘前部。

**探头**:置于肘窝上,与长径一致。

**观察**:肱二头肌远端与肌腱,以及可见肱肌跨过肘关节的纵长。

**肘内侧,纵向**

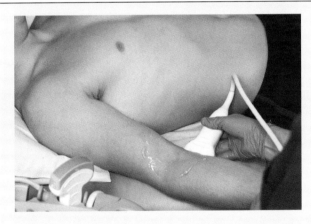 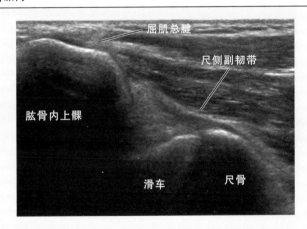

**患者**:仰卧位,肘关节伸展,掌心向上,手臂外展使探头能够接触肘关节内侧。

**定位**:肘内侧。

**探头**:置于肘关节内侧,与长径一致。

**观察**:尺侧副韧带走行于屈肌总腱深部。两种结构都附着于肱骨内上髁。

（待续）

表3.10(续)

**肘外侧，纵向**

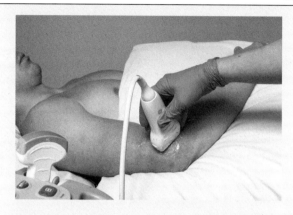
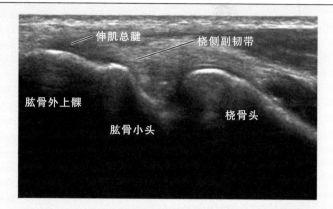

**患者**：仰卧位，肘关节屈曲，手臂内旋使探头接触肘关节外侧。

**定位**：肘关节外侧。

**探头**：置于肘关节外侧。

**观察**：外侧副韧带走行于伸肌总腱深部。两种结构都附着于肱骨外上髁。

**肘后，纵向**

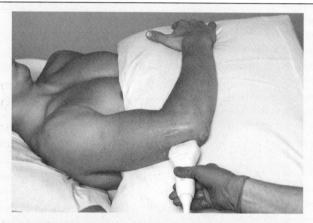
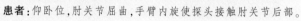
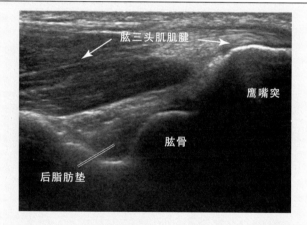

**患者**：仰卧位，肘关节屈曲，手臂内旋使探头接触肘关节后部。

**定位**：肘后。

**探头**：置于肱三头肌，与长径一致。

**观察**：可见肱三头肌肌腱附着于鹰嘴突。

# ■ 第 8 节　它看起来像什么? 病变图解(表 3.11)

| 表 3.11 | 病变图解 | |
|---|---|---|
| 病变图像 | 临床信息 | 治疗 |

**骨折–脱位(Monteggia)**

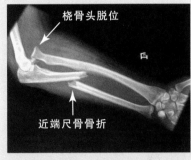

Monteggia 骨折:尺骨近端 1/3 处骨折合并桡骨头脱位。

**描述:**Monteggia 骨折是指尺骨近端 1/3 处骨折合并桡骨头脱位。

**损伤机制:**摔倒时手臂外展且前臂位于旋前位。

**成像:**X 线摄影足以诊断。当仅对前臂和腕关节成像时,桡骨头脱位可能被忽略。前臂骨折必须结合腕关节和肘关节进行损伤评估。

**保守治疗:**复位并石膏固定因固有的稳定性骨折在大多数儿童中起效良好。同时,儿童在长期制动中失去运动并无大碍,具有很大的潜力矫正轻度残余角变形。

**手术治疗:**大多数成年人需要手术固定,以修复旋前旋后的移动,并预防尺桡关节远端的创伤后关节炎。用半空心侧板及螺丝固定尺骨干。

---

**肘关节脱位**

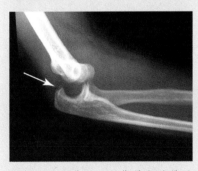

侧位 X 线图像显示尺桡骨与肱骨干后脱位(箭头所示)。

**描述:**90% 的肘关节脱位是前臂骨向后方或后外侧脱位。

**损伤机制:**跌倒时,手臂向外伸展且肘关节伸直。

**成像:**前后位及侧位片具有诊断意义。前臂及腕部可能发生相关损伤时,需要对这些部位也要进行 X 线摄影。

**保守治疗:**对于大多数脱位来说,闭合复位术在镇静镇痛下进行,之后在肘关节屈曲 90° 状态下实行后臂长夹板。

**手术治疗:**手术只有在极少数合并骨折及关节不稳定的复杂脱位病例中进行。手术可以修复冠状突和(或)桡骨头的骨折,并且可以在必要时修复副韧带。

(待续)

表 3.11(续)

| 病变图像 | 临床信息 | 治疗 |
| --- | --- | --- |

上髁炎

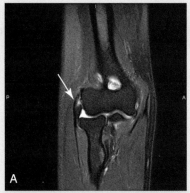

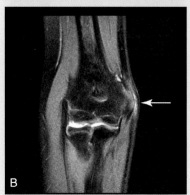

T2 加权冠状位 MRI 显示上髁炎。(A)外上髁炎在包括外侧副韧带的伸肌总腱的起点呈高信号强度(箭头所示)。(B)内上髁炎以内上髁的骨髓水肿、屈肌总腱起始点高信号,以及软组织皮下水肿为特点(箭头所示)。

**描述:**肌腱炎急性期的一种过度使用性损伤。慢性期发展为因重复的拉力使肌腱无法愈合的肌腱病。

**损伤机制:**内上髁炎是因屈肌重复性的动作对屈肌总腱施加的拉力。外上髁炎是因伸肌重复性的动作对伸肌总腱施加的拉力。

**成像:**X 线图像用于排除相关疾病。MRI 或 MSUS 可以提示特殊的组织炎症与肌腱退化。

**保守治疗:**文献中涉及许多治疗方法,包括解决肌肉灵活性失衡及感觉模式问题的物理疗法、用于控制炎症的非类固醇药物、Cyriax 手法和固定疗法。

**手术治疗:**对于顽固性肌腱病,传统的开放性手术,关节镜下手术以及经皮手术等许多手术治疗都有记载。其中包括组织清创术、肌腱松解、上髁剥脱术和射频微切割术。无论是非手术还是手术治疗,没有哪种单一的干预措施最为有效。

(待续)

**表 3.11(续)**

| 病变图解 | 临床信息 | 治疗 |
| --- | --- | --- |

### 肱骨小头剥脱性骨软骨炎(OCD)

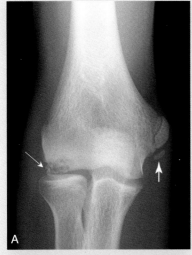

A

B

肱骨小头 OCD。(A)前后位 X 线图像显示缺损为伴不规则骨化的可透 X 线病变(大箭头所示)。关节内游离体移到关节中部(小箭头所示)。注意这位青少年患者在内上髁的开放性生长板。(B)T2 加权矢状位 MRI 上 OCD 显示为局部区域高信号强度(箭头所示)。

**描述:** 关节表面损伤；软骨及软骨下骨从关节表面分离出一片组织。在青少年运动员身上发生时伴有开放性生长板。

**体征与症状:** 钝痛,关节肿胀,也许还有关节紧锁。

**损伤机制:** 关节的内侧受到重复性外展压迫力,如投掷类运动或体操中上肢承重训练。

**成像:** MRI 可以确定病变为富血管性且稳定的。超声检查可以在早期诊断中探测到肱骨小头局部变平。

**保守治疗:** 剥脱性骨软骨炎可以自愈,尤其是对于年轻患者,休息后停止剧烈活动即可有效恢复。

**手术治疗:** 依据病变的大小、位置,以及患者的年龄和症状的程度决定是否手术干预。采用关节镜手术去除关节内游离体,或从关节上清除损伤的软骨和骨组织。

(待续)

| 表 3.11(续) | | |
|---|---|---|
| **病变图解** | **临床信息** | **治疗** |
| **尺侧副韧带撕裂**<br>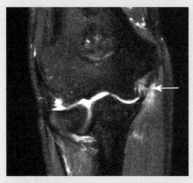<br>T2 加权冠状位 MRI 显示韧带中部撕裂(箭头所示)。 | **描述:** 在投掷运动员中常见尺侧副韧带部分或完全撕裂。<br>**损伤机制:** 在头顶上方投掷的动作导致重复的外展力,会超过尺侧副韧带的抗张强度,因而导致慢性轻微撕裂或急性断裂。也可以发生在急性病变中,比如肘关节脱位。<br>**成像:** MR、MR 关节成像或超声检查可以诊断这种损伤。 | **保守治疗:** 通常需要 3~6 个月的保守治疗,需要休息、非甾体抗炎药(NSAID)以及针对活动度(ROM)和损伤模式的物理治疗来恢复。<br>**手术治疗:** 韧带没有被直接修复,而是用掌长肌的自体移植来重建。移植物从肱骨内上髁的骨管中拉出,尺侧高耸结节呈 8 字形。手术中可同时施行尺神经移位术。 |
| **尺神经半脱位及肱三头肌断裂**<br>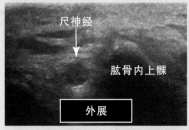<br>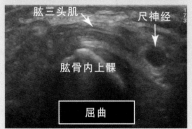<br>(A) 轴位上见尺神经位于正常位置,位于肱骨内上髁后方。(B)尺神经与肱三头肌内侧头经肱骨内上髁向前半脱位。 | **描述:** 这是一个动态问题,肱三头肌内侧伴有尺神经,在肘关节屈曲时经肱骨内上髁半脱位,而在肘关节伸展时回到正常位置。<br>**损伤机制:** 识别各种影响因素,包括先天性、发育性、创伤后肌肉畸形和(或)骨质异常。<br>**成像:** 超声动态检查可较好显示。同样,MRI 也可以根据要求成像,采用肘关节屈曲位和肘关节伸展位,以便静止观察到半脱位。 | **保守治疗:** 有必要保证一段时间的休息来消除急性炎症。但断裂所致持续性疼痛伴复发神经半脱位,可能会导致牵拉性及摩擦性神经炎,可能会影响手的功能,此时需要考虑手术。<br>**手术治疗:** 将尺神经向前移,建立筋膜悬韧带,以防止神经向后半脱位至肱骨内上髁。对肌肉异常(例如,肱三头肌副腱)如指征所述,进行切除、改造、松解。 |

(方雪琳　蒋卉　王骏　陈峰　蔡树华　吴庭苗　刘小艳 译)

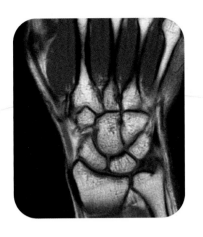

# 第 4 章

# 手和腕关节成像

## ■ 第1节 简介

### □ 创伤性损伤

- **摔倒**:腕关节最常见的损伤机制就是手伸展位摔倒。
  - 对于儿童,桡骨远端是全身最常发生骨折的部位。
  - 对于成人,桡骨远端是腕关节中最常发生骨折的部位,其次为手舟骨和月骨。
- **工作相关**:在成人中,与工作有关的手部骨折,>50%发生在远节指骨暴露的位置。

### □ 运动损伤

- 三角纤维软骨复合体(TFCC)的撕裂常见于腕关节置于伸展位和(或)尺侧偏移时反复受力的运动中,例如,体操、撑竿跳、拳击、曲棍球和击球运动。撕裂也可见于摔倒,远端桡骨骨折或暴力及电钻伤害(稍捆绑,手腕被强制旋转)。

### □ 压迫性神经病变

- **腕管综合征**:常见于正中神经压迫,归咎于腕管内压力增强。
  - 腕尺管综合征是在腕尺管内尺神经受压,常由

生长所致(如腱鞘囊肿、瘢痕组织)。

- 瓦伦贝格综合征,罕见,是前臂远端的感觉性桡神经压迫,为手术后损伤或外部压迫(腕表、手铐)所致。瓦伦贝格综合征的发生与德凯尔万综合征的炎症有关。

### □ 软组织病

- **桡骨茎突狭窄性腱鞘炎**:是拇长展肌及拇短伸肌肌腱滑膜鞘炎症,导致拇指基底部疼痛。

### □ 成像选择

- **X线成像**:是对所有手和手腕疾病的最初检查。X线图像可以充分地显示出大多数骨折及移位,以及各类关节炎的无创伤性损伤。
- **CT**:对复杂骨折显示最佳,尤其是拇指骨折-移位、远端桡骨骨折、钩骨骨折,以及骨坏死导致的腕塌陷。
- **MRI**:可用于评估 X 线图像上的隐匿性骨折,尤其是手舟骨和月骨,月骨骨坏死分期,以及识别TFCC 撕裂和腕关节韧带撕裂。
- **MSUS**:被用于许多腕关节软组织疾病的评估,包括腕关节腱鞘囊肿、腱鞘炎和肌腱撕裂;也可用于 TFCC 撕裂的探查;也可用于腕管综合征的诊断,以及引导腕关节介入治疗。

❑ **现有指南**

● **ACR适宜性标准**:目前已发表了 12 种不同表现的

急性手和腕关节创伤与 10 种不同表现的慢性腕
关节疼痛。

● **诊断性成像途径**:建立了为评价疑似手舟骨骨折
的临床决策树。

# ■ 第2节 解剖学回顾(图 4.1)

**轴位**

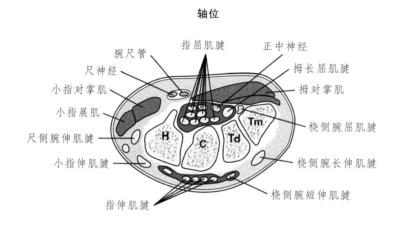

指屈肌腱
腕尺管
尺神经
小指对掌肌
小指展肌
尺侧腕伸肌腱
小指伸肌腱
指伸肌腱
正中神经
拇长屈肌腱
拇对掌肌
桡侧腕屈肌腱
桡侧腕长伸肌腱
桡侧腕短伸肌腱
H   C   Td   Tm

**桡侧面**                                                 **背面**

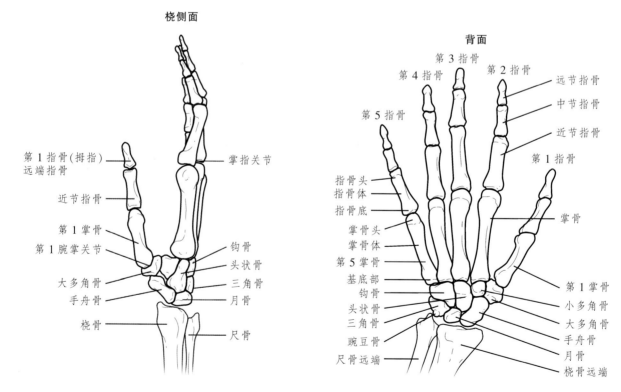

第1指骨(拇指)远端指骨
近节指骨
第1掌骨
第1腕掌关节
大多角骨
手舟骨
桡骨
掌指关节
钩骨
头状骨
三角骨
月骨
尺骨

第3指骨
第4指骨
第2指骨
第5指骨
远节指骨
中节指骨
近节指骨
第1指骨
指骨头
指骨体
指骨底
掌骨头
掌骨体
第5掌骨
基底部
钩骨
头状骨
三角骨
豌豆骨
尺骨远端
掌骨
第1掌骨
小多角骨
大多角骨
手舟骨
月骨
桡骨远端

图 4.1

# ■ 第 3 节　可获得的成像指南：ACR 适宜性标准

● **适宜性标准**：是由专家共识发展而来的循证指南，旨在帮助临床医师针对特定的临床疾病选择合适的成像模式。ACR 发表了针对急性手和腕关节创伤及慢性腕关节疼痛的标准。

▶ ACR 急性手和腕关节创伤适宜性标准见表 4.1。

▶ ACR 慢性腕关节疼痛适宜性标准见表 4.2。

▶ 诊断性成像途径是由西澳大利亚卫生部制订的循证指南，旨在帮助临床医师制订使用不同临床方案。以决策树流程图的形式列出，其内容与上述 ACR 标准一致。已给出一条成像途径。

▶ 疑似手舟骨骨折的诊断性成像途径见表 4.3。

| 表 4.1 | ACR 急性手和腕关节创伤适宜性标准 | | |
|---|---|---|---|
| 急性手和腕关节创伤的临床类型 | 通常适合 | 可能适合 | 通常不适合（详见网站） |
| 1.腕关节创伤，首次检查 | ● 腕关节 X 线摄影，至少包含 PA 位、侧位以及半旋前斜位像 | —— | ● 腕关节 MRI 平扫<br>● 腕关节 $^{99m}$Tc 骨扫描<br>● 腕关节 CT 平扫 |
| 2.疑似桡骨远端急性骨折。X 线摄影正常，待进一步检查 | ● 10~14 天内重复进行 X 线摄影，或者，<br>● 腕关节 MRI 平扫（如果需要及时确诊或排除骨折） | ● 腕关节 CT 平扫（仅在重复 X 线摄影为阴性时） | ● 腕关节 $^{99m}$Tc 骨扫描<br>● 腕关节超声检查 |
| 3.X 线图像中显示桡骨远端关节内粉碎性骨折。计划手术 | ● 腕关节 CT 平扫 | —— | ● 腕关节 MRI 平扫<br>● 腕关节 $^{99m}$Tc 骨扫描 |
| 4.疑似急性手舟骨骨折，首次检查 | ● 腕关节 X 线摄影 | —— | ● 腕关节 CT 平扫<br>● 腕关节 MRI 平扫<br>● 腕关节 $^{99m}$Tc 骨扫描 |
| 5.疑似急性手舟骨骨折。X 线图像上显示正常，待进一步检查 | ● 10~14 天内重复进行腕关节 X 线摄影，或者，<br>● 腕关节 MRI 平扫 | ● 腕关节 CT 平扫 | ● 腕关节 $^{99m}$Tc 骨扫描<br>● 腕关节超声检查 |
| 6.疑似隐匿性手舟骨骨折。10~14 天内重复 X 线摄影显示正常。持续怀疑有手舟骨骨折。待进一步检查 | ● 腕关节 MRI 平扫<br>● 腕关节 CT 平扫（当 MRI 不能进行时） | ● 当不能进行 MRI 及 CT 检查时，可选择腕关节 $^{99m}$Tc 骨扫描 | ● 腕关节超声检查 |
| 7.疑似远端桡尺关节半脱位 | ● 腕关节 X 线摄影，以及<br>● 腕关节双侧 CT 平扫（CT 旋前和旋后） | —— | ● 腕关节 MRI 平扫<br>● 腕关节超声检查<br>● 腕关节 $^{99m}$Tc 骨扫描 |
| 8.疑似钩骨钩骨折。初步 X 线图像正常或疑似 | ● 腕关节 X 线摄影（包括半旋后位及腕管位）<br>● 腕关节 CT 平扫（如果附加体位阴性或疑似） | —— | ● 腕关节 $^{99m}$Tc 骨扫描<br>● 腕关节 MRI 平扫<br>● 腕关节超声检查 |
| 9.疑似掌骨骨折或移位 | ● 手 X 线摄影<br>● 手 CT 平扫（如果临床强烈怀疑，而 X 线图像阴性或疑似） | —— | ● 手 MRI 平扫<br>● 手 $^{99m}$Tc 骨扫描<br>● 手部超声检查 |

（待续）

表4.1(续)

| 急性手和腕关节创伤的临床类型 | 通常适合 | 可能适合 | 通常不适合(详见网站) |
|---|---|---|---|
| 10.疑似指骨骨折或移位 | ● 手或手指 X 线摄影(至少包括 PA 位、侧位、外旋斜位像) | —— | ● 手或手指 CT 平扫<br>● 手或手指 MRI 平扫 |
| 11.疑似拇指骨折或移位 | ● 拇指 X 线摄影(至少包括 AP 位或 PA 位、侧位及斜位像) | ● 拇指 CT 平扫(对手术计划可能有用)<br>● 拇指 MRI 平扫 | ● 拇指超声检查<br>● 拇指 ⁹⁹ᵐTc 骨扫描 |
| 12.疑似损伤(拇指 MCP 掌指尺侧副韧带损伤) | ● 拇指 X 线摄影(至少为 PA 位+侧位)<br>● 拇指 MRI 平扫(如果 X 线图像未见骨折)<br>● 拇指超声(如专家建议,可替代 MRI)<br>● 在外翻力下拇指 X 线摄影,并与对侧比较(有争议) | —— | ● 拇指关节 MR 造影<br>● 拇指 X 线关节造影<br>● 拇指 CT 平扫<br>● 手 ⁹⁹ᵐTc 骨扫描 |

此表为缩减版,在完整文件中包含额外的"通常不适合"的检查。读者可登录 ACR 网站浏览最新、最完整的 ACR 适宜性标准。
Reprinted with permission from the American College of Radiology.
对比剂的使用取决于临床情况。

表4.2    ACR 慢性腕关节疼痛适宜性标准

| 慢性腕关节疼痛的临床类型 | 通常适合 | 可能适合 | 通常不适合(详见网站) |
|---|---|---|---|
| 1.慢性腕关节疼痛,不论先前是否有损伤。最佳首选检查 | ● 腕关节 X 线摄影 | —— | ● 腕关节 MRI 平扫<br>● 腕关节 CT 平扫<br>● 腕关节超声检查 |
| 2.常规 X 线图像正常或无特殊表现。有持续症状。待进一步检查 | ● 腕关节 MRI 平扫(大多数情况下无须进一步成像。当需要更多信息时,选择此项检查) | ● 腕关节 MR 关节造影 | ● 腕关节 MRI 平扫+增强<br>● 腕关节 CT 平扫+增强<br>● 腕关节 CT 关节造影 |
| 3.常规 X 线图像正常或无特殊表现。疑似炎性关节炎。待进一步检查 | ● 腕关节 MRI 平扫+增强(对于诊断通常不需要进一步成像,但通常用于疾病的分期及引导治疗)<br>● 腕关节 MRI 平扫 | ● 腕关节超声检查(如专家建议 | ● 腕关节 CT 平扫或增强<br>● 腕关节 MR 关节造影<br>● 腕关节 CT 关节造影<br>● 腕关节 ⁹⁹ᵐTc 骨扫描 |
| 4.X 线图像正常或无关节炎显示。排除感染。待进一步检查 | ● 腕关节穿刺(必要时采用影像引导) | —— | ● 腕关节 CT 平扫或增强<br>● 腕关节 MRI 平扫或增强<br>● 腕关节超声检查 |
| 5.尺侧疼痛;X 线图像正常或无特殊显示。待进一步检查 | ● 腕关节 MRI 平扫<br>● 腕关节 MR 关节造影 | ● 腕关节 CT 关节造影<br>● 腕关节 MRI 平扫及增强 | ● 腕关节 X 线关节造影<br>● 腕关节 CT 平扫或增强<br>● 腕关节超声检查 |

(待续)

**表 4.2(续)**

| 慢性腕关节疼痛的临床类型 | 通常适合 | 可能适合 | 通常不适合(详见网站) |
|---|---|---|---|
| 6.桡侧疼痛;X 线图像正常或无特殊显示。待进一步检查 | ●腕关节 MRI 平扫 | ●腕关节 MR 关节造影(如首先考虑为舟月骨间韧带撕裂,则腕关节 MR 关节造影比腕关节 MRI 平扫更敏感) <br>●腕关节 CT 关节造影 <br>●腕关节 MRI 平扫+增强 | ●腕关节 X 线关节造影 <br>●腕关节 CT 平扫+增强 <br>●腕关节 $^{99m}$Tc 骨扫描 |
| 7.X 线图像正常或无特殊显示。疑似金博克病(月骨缺血性坏死)。待进一步检查 | ●腕关节 MRI 平扫 | ●腕关节 CT 平扫 | ●腕关节 MRI 平扫+增强 <br>●腕关节 CT 平扫+增强 <br>●腕关节 $^{99m}$Tc 骨扫描 |
| 8.X 线图像显示金博克病。待进一步检查 | —— | ●腕关节 CT 平扫(如果仅需要评估塌陷程度与相关骨折) <br>●腕关节 MRI 平扫 | ●腕关节 MRI 平扫+增强 <br>●腕关节 CT 增强或平扫+增强 <br>●腕关节 $^{99m}$Tc 骨扫描 |
| 9.触及肿块或疑似隐匿性腱鞘囊肿;X 线图像正常或无特殊显示。待进一步检查 | ●腕关节 MRI 平扫 <br>●腕关节 MRI 平扫+增强 <br>●腕关节超声检查(MRI 与超声是可以相互替代的首选检查) | —— | ●腕关节 MR 关节造影 <br>●腕关节 CT 关节造影 <br>●腕关节 CT 平扫或增强 |
| 10.疼痛持续时间超过 3 周。疑似隐匿性骨折或疲劳性骨折。X 线图像无法诊断。待进一步检查 | ●腕关节 MRI 平扫 <br>●腕关节 CT 平扫(如疑似钩骨骨折,则选择 CT 检查) | —— | ●腕关节 MRI 平扫+增强 <br>●腕关节 CT 增强或平扫+增强 <br>●腕关节 $^{99m}$Tc 骨扫描 |
| 11.X 线图像显示陈旧性手舟骨骨折。对骨不愈合、畸形愈合、骨坏死和(或)创伤后骨关节炎进行评估。待进一步检查 | ●腕关节 MRI 平扫 <br>●腕关节 CT 平扫(MRI 与 CT 检查可互相替代。仅需做其中一项) | ●腕关节 MRI 平扫+增强 | ●腕关节 MR 关节造影 <br>●腕关节 CT 关节造影 <br>●腕关节 CT 增强 <br>●腕关节 $^{99m}$Tc 骨扫描 |
| 12.疑似腕管综合征 | ●腕关节 X 线摄影 | —— | ●腕关节超声检查 <br>●腕关节 MRI 平扫或平扫+增强 <br>●腕关节 CT 平扫或平扫+增强 |

此表为缩减版,在完整文件中包含额外的"通常不适合"的检查。读者可登录 ACR 网站浏览最新、最完整的 ACR 适宜性标准。

Reprinted with permission from the American College of Radiology.

对比剂的使用取决于临床情况。

**表4.3**　　疑似手舟骨骨折的诊断性成像途径

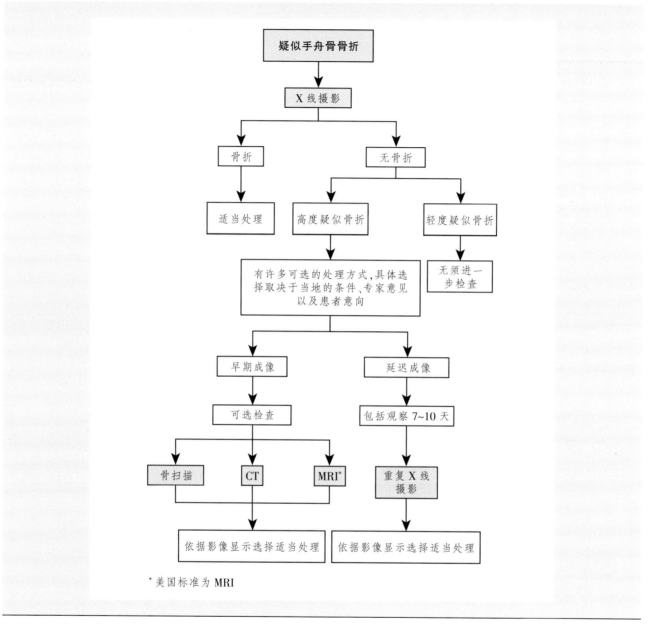

* 美国标准为MRI

欲了解最近的更新内容,请登录:www.imagingpathways.health.wa.gov.au

# 第 4 节　手和腕关节常规 X 线摄影评估

- 手或腕关节常规 X 线摄影的首要目的是识别或排除解剖学异常和疾病进展。X 线摄影一般是诊断过程的第 1 步。
- 需要分别对手和腕关节进行 X 线摄影检查，其不同在于 X 线束中心，以及为了得到较近的解剖成像所采用的校准方法（图 4.2）。
- 在两项检查中，患者初始体位为掌心向下置于台面。这样 X 线束就从后向前照射，被命名为后前位像（与前后位对应，其显示所有其他关节的解剖位置）。
- 手和腕关节的常规 X 线摄影检查由下列摄影组成：
  - ▸ 后前位（PA）。
  - ▸ 侧位。
  - ▸ 斜位。
- 为了评估各个腕骨，有许多可选择的摄影方式。下面列举 2 个体位：
  - ▸ 腕关节 PA 位，手尺偏位——这种体位将扩大拇指侧腕骨的关节间隙，可以对手舟骨做出更多评估。
  - ▸ 腕管位——能对钩骨钩进行评估。
- X 线摄影的基本评估方法参照 ABCS（详见表 1.1）。
- 手的常规 X 线摄影总结见表 4.4。
- 腕关节常规 X 线摄影总结见表 4.5。

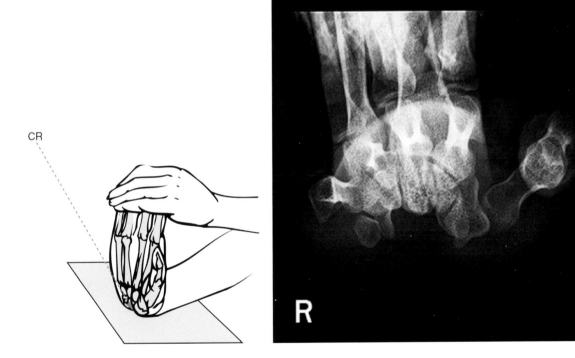

图 4.2　腕管位成像时患者体位以及最终图像。

| 表4.4 | 手部常规 X 线摄影 |
|---|---|

后前位(PA)

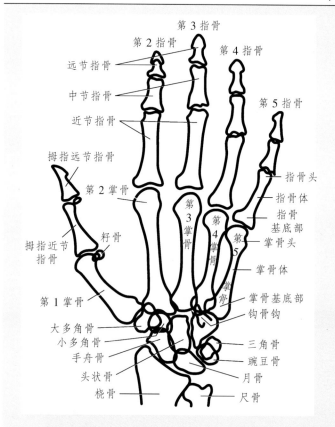

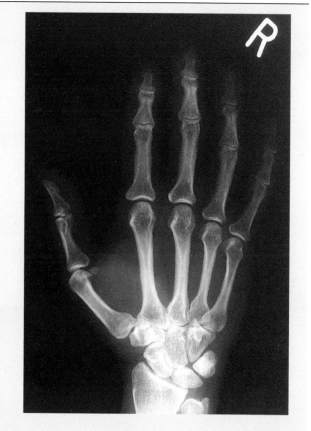

- 可见手、腕及前臂远端。
- PA 位导致拇指呈斜位影像。
- 正常情况下,第 2 掌骨的长轴与桡骨长轴对线。
- 籽骨常见于拇指和第 5 指骨的掌指关节,以及拇指指间关节。

(待续)

表 4.4(续)

侧位

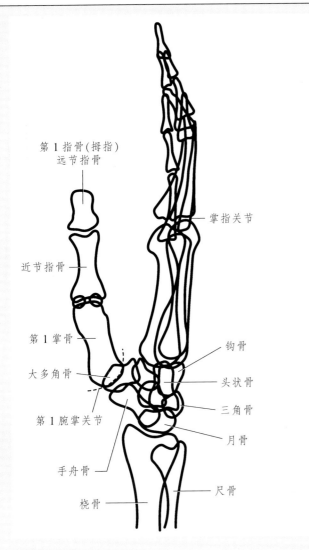

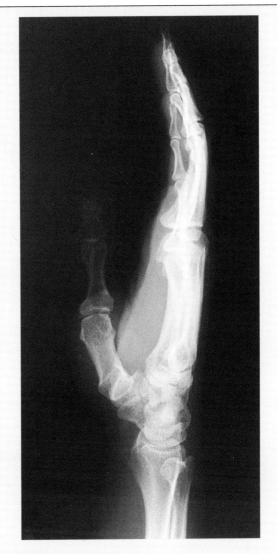

- 所有掌骨及指骨都彼此重叠；但此图像可以显示所有骨折或脱位造成的移位。
- 此处所示拇指为真正的后前位(PA 位)；因其远离影像探测器,拇指影像放大。
- 正常情况下,桡骨的长轴与第 3 掌骨一致。

(待续)

**表 4.4(续)**

### 斜位

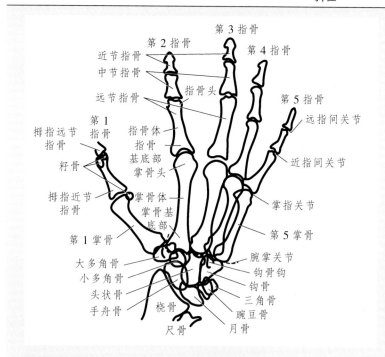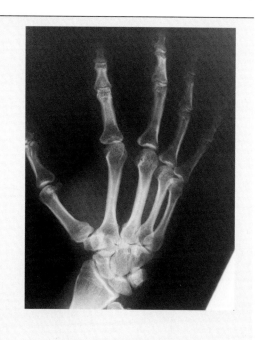

- 手的位置从 PA 位旋转 45°。
- 掌骨与指骨显示清晰,无重叠。旋转后的体位可对皮质边缘的另一面进行评估。

| 表 4.5 | 腕关节常规 X 线摄影 |
| --- | --- |

**后前位**

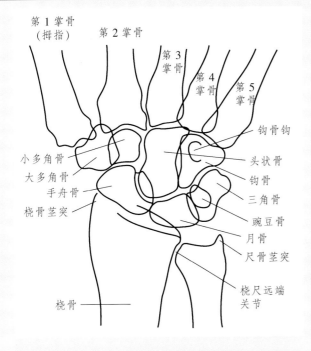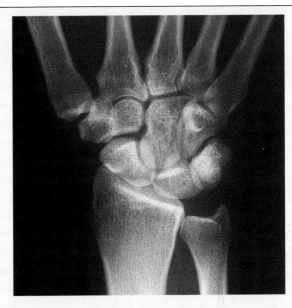

- 腕骨 3 条弧线。

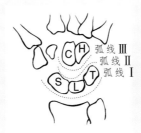

- 弧线 I 是手舟骨–月骨–三角骨的近端表面。
- 弧线 II 是手舟骨–月骨–三角骨的远端表面。
- 弧线 III 是头状骨–钩骨的近端表面。

（待续）

表 4.5(续)

侧位

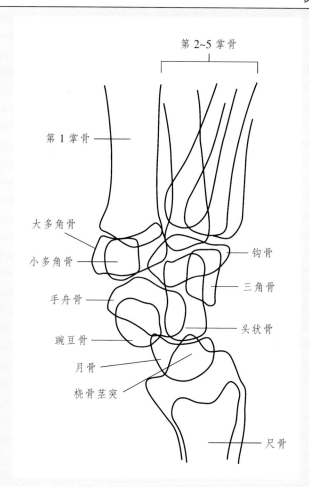

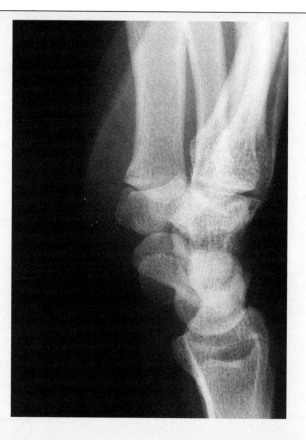

桡骨、头状骨和月骨的长轴应排列成线或平行(a,b)。月骨的掌侧倾斜(c)或背侧倾斜(d)提示其节段性不稳定。

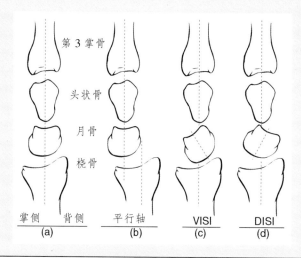

(待续)

表4.5(续)

斜位

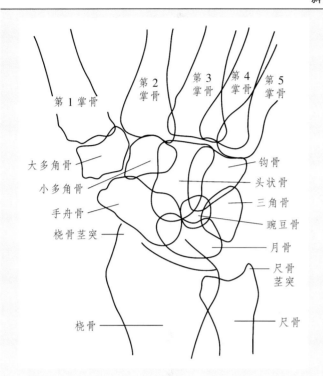

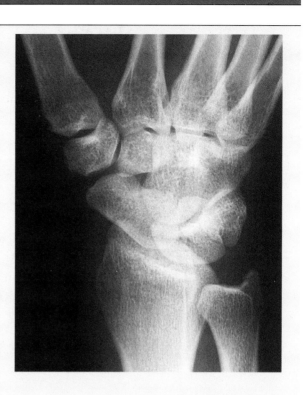

● 手舟骨和大多角骨周围的关节结构可清晰显示。骨关节退行性变常发生在这些关节部位,损害了大拇指的功能。

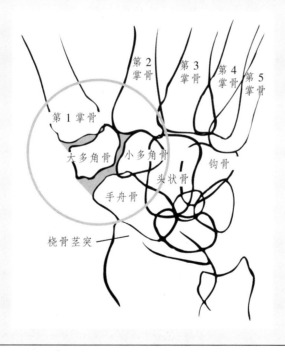

# ■ 第5节　腕关节MRI基本方案

- 腕关节MRI适应证:
  - 三角纤维软骨复合体(TFCC)撕裂或退化。
  - 舟月骨和月三角骨骨间韧带撕裂。
  - 腕关节(非固有的)背侧和掌侧韧带异常。
  - 尺腕综合征
  - 远端桡骨、手舟骨骨折和其他具有正常或疑似异常的腕骨X线图像。
  - 软组织损伤伴随远端桡骨骨折。
  - 手舟骨骨折的并发症:移位、不愈合、畸形愈合和骨骼坏死。
  - 腕骨骨坏死。
  - 腱鞘囊肿。
  - 影响外周神经功能的病变:原发性、继发性和复发性腕骨综合征;腕尺管综合征;卡压;血肿;神经鞘瘤。
  - 屈肌和伸肌肌腱功能障碍:部分或完全撕裂伤、肌腱炎、肌腱疾病和腱鞘炎。
  - 骨软骨和关节软骨异常。
- 腕关节MRI方案包括:解剖序列、流体敏感序列。值得注意的是,此方案增加了额外的冠状位序列,删减了矢状位序列。此方案基于过去评价腕关节病理特性的许多有效经验。
  - 表4.6展示了解剖序列和液体敏感序列。阅读MRI图像的方法为:将这两个序列图像匹配阅读,辨认其解剖学结构并寻找异常的高(明亮)信号。

| 表4.6 | 解剖序列和液体敏感序列 | |
| --- | --- | --- |
| 正交平面 | 解剖序列 | 液体敏感序列 |
| 轴位 | 质子密度(PD) | T2脂肪抑制 |
| 矢状位 | T1 | —— |
| 冠状位 | T1 | T2加权/反转恢复(T2 IR) |
| 冠状位 | —— | 梯度回波脂肪抑制 |

- MR关节造影主要用于TFCC、舟月骨和月三角骨韧带撕裂的评估。线圈设计的改进和磁场强度的提高显著改善了这些小关节结构分辨率,预期可以降低未来腕关节造影的需求。
- 采用ABCDS评价图像:
  - 对线/解剖(Alignmert/Anatomy)——MRI为放射学隐匿性骨折提供了第二种方法。手舟骨是腕骨频率最高的骨折。
  - 骨信号(Bone signal)——评估骨髓水肿、应力性骨折或骨软骨损伤。骨坏死最常见的两个部位是手舟骨和月骨的近端。T1WI和T2WI低信号提示存在骨坏死。
  - 软骨(Cartilage)——冠状位可完美呈现TFCC结构。远端尺骨和月骨的慢性邻接,使得尺骨、月骨发生嵌插,并导致骨骼及TFCC间软骨退行性变。
  - 水肿(eDema)——提示有损伤。水肿是所有组织(包括骨组织和软组织)损伤时炎性反应过程的最终结局。水肿在解剖序列上为中等信号,在液体敏感序列上为高信号。
  - 软组织(Soft tissues)——腕关节的软组织较小、复杂且多。

一些评估要点总结如下:

- 韧带
  - 外侧韧带连接桡骨、尺骨和腕骨,以及腕骨和掌骨。内侧韧带将各个腕骨相互连接。韧带从边缘到中线、从近端到远端斜向走行。腕关节主要的稳定装置是掌侧韧带;而背侧韧带在稳定性上稍差。
  - 在所有MRI序列中,韧带为低信号;可表现为纹理状。骨间韧带短而厚。
- 肌腱
  - 屈肌腱从腕关节上交叉止于掌侧。
  - 伸肌腱从腕关节上交叉止于背侧。
  - 在主磁场55°方向,肌腱可产生一个魔角效应(磁角效应),表现为中等信号,而不是预想中的T1WI或质子加权图像的低信号。
  - 肌腱鞘是一种特殊的管状囊,具有潜在的空间,可容纳小血管和少量液体。炎症时,此空间将填充周围的液体,并在T2WI图像上显示为高信号。
- 神经结构
  - 正中神经、尺神经、桡神经可在轴位图像中清晰显示。在所有序列中,神经信号主要为中等密度信号,与肌肉信号强度相等。

- 肌肉
  - 腕关节起始肌肉包括鱼际肌群（可使拇指屈曲和外展）和小鱼际肌群(可使第 5 指骨弯曲和外展)。

- ▸ 在所有序列中,肌肉主要为中等信号。
- 表 4.7 为腕关节 MRI 或 CT 正交平面图解。
- 表 4.8 为腕关节 MRI 基本方案。

| 表 4.7 | 腕关节 MRI 或 CT 检查正交平面图像 |
| --- | --- |
| 轴位 | 轴位图像范围从桡骨和尺骨远端干骺侧到近端掌骨。扫描层面与桡骨长轴垂直。参考线为显示的断层 |

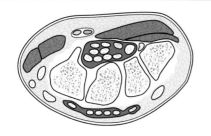 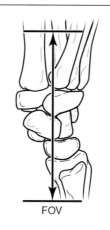 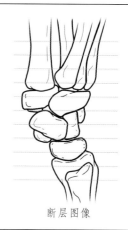

FOV　　　断层图像

| 矢状位 | 矢状位图像范围从腕关节最桡侧到最尺侧。扫描平面与桡骨长轴平行。参考线为显示的断层 |
| --- | --- |

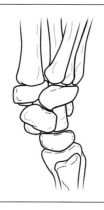 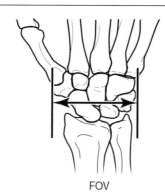 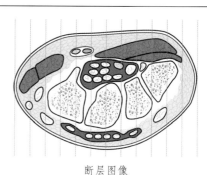

断层图像

FOV

| 冠状位 | 冠状位图像范围从腕关节最掌侧到最背侧。扫描平面与桡骨茎突和尺骨茎突连线平行。参考线为显示的断层 |
| --- | --- |

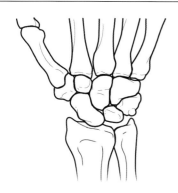 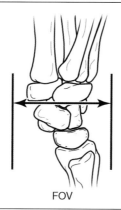 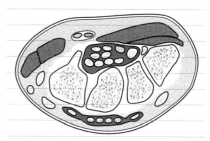

断层图像

FOV

| 表 4.8 | 腕关节 MRI 方案 |
|---|---|

| PD | 轴位 | T2 脂肪抑制 |
|---|---|---|
| 定义解剖序列 | 检测异常液体序列 | |

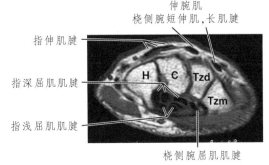
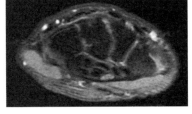
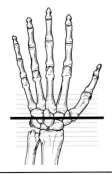

**需识别的结构**

- 神经血管:正中神经、尺神经、桡神经
- 远端桡尺关节
- 轴位的肌腱
- 豌豆骨–三角骨关节
- 腕管,包括屈肌支持带

| 矢状位 |
|---|
| T1 |

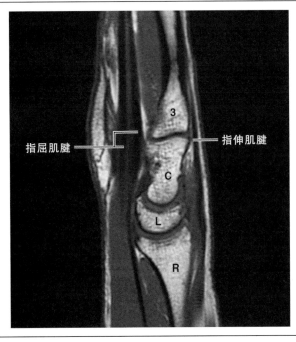
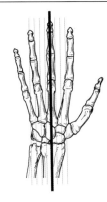

**需识别的结构**

- 骨性排列
- 轴位韧带
- 长轴的肌腱
- 豌豆骨–三角骨关节
- 矢状位 T1 可评估肌腱、骨髓以及在骨结构间的关系

(待续)

表 4.8(续)

| T1 | 冠状位 | T2 IR |
|---|---|---|
| 定义解剖序列 | | 检测异常液体序列 |

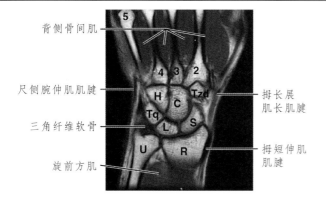

背侧骨间肌

尺侧腕伸肌肌腱

三角纤维软骨

旋前方肌

拇长展肌长肌腱

拇短伸肌肌腱

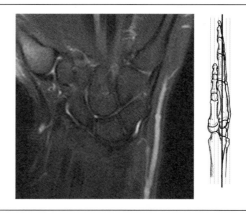

**需识别的结构**

- 外在和内在韧带
- 三角纤维软骨复合体
- 骨性结构和腕关节韧带
- 舟月关节
- 翻转恢复序列对隐匿性手舟骨骨折的病理性液体十分敏感

**冠状位梯度脂肪抑制**

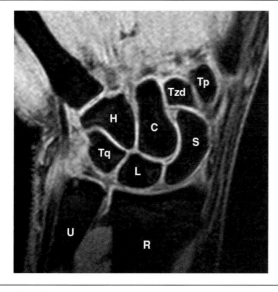

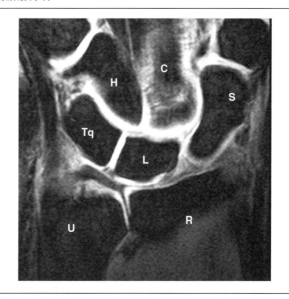

**需识别的结构**

- 附加序列
- 梯度脂肪抑制序列能在薄层中很好地呈现腕关节的小结构和软骨
- 采用微表面线圈,可在更薄的梯度层面中评估舟月韧带和三角纤维软骨复合体

# ■ 第 6 节　腕关节 CT 基本方案

- 当需要骨骼或关节的结构或空间信息时,CT 在大多数骨骼条件下作为可供选择的成像模式。
- 腕关节 CT 的首要适应证为以下情况的评估:
  - 严重创伤。
  - 远端桡骨骨折或腕骨骨折移位的评估。
  - 如果 MRI 不可行或禁忌时,用于评估骨软骨病变。
  - 如果 MRI 禁忌时, 可用于评估任何需要 MRI 评估的情况。包括在 MR 关节造影禁忌时,对该关节采用 CT 造影。
- CT 成像原理与 X 线摄影技术相似:人体组织可衰减 X 线,在图像上显示为灰度。以下为 X 线摄影和 CT 的 4 种基本灰度:
  - 1.空气=黑。
  - 2.脂肪=灰–黑。
  - 3.水(或软组织)=灰。
  - 4.骨骼=灰–白。
- 观察:在每个平面中,以 ABCS 原则依次检查病变。
  - 对线(Alignment)——桡骨、尺骨和腕骨各解剖界面的关节关系是否适当? 偏移表示骨折、脱位或骨骼破坏。在轴位上,应注意远端桡尺关节、近端和远端腕骨的排列、腕管和尺管的结构。在矢状位上,应注意桡骨到腕骨的韧带、腕骨间角度应如手和腕关节的常规 X 线图像的侧位像所示。在冠状位上,评估桡骨关节表面尺骨变异和倾斜情况,近端和远端腕骨排列的 3 条弧线情况。
  - 骨密度(Bone density)——边缘和轴面的皮质骨是否清晰? 组织图像中是否有骨小梁? 是否有骨囊肿、侵袭、皮质肥大、硬化和破坏? 评估所有可能为疾病或感染的骨性破坏。腕关节骨坏死最常见的两个部位是手舟骨和月骨的近端。
  - 软骨(Cartilage)——是否有桡腕关节或腕骨间关节的撞击或嵌塞导致的软骨退化? 这可归咎于急性创伤或可导致大多数关节异位的骨折愈合的迟发反应,如桡骨尺偏角的丧失、桡骨掌倾角的丧失,或桡骨短缩伴尺骨伸长。可表现为许多不同症状:包括桡骨手舟骨骨关节炎、尺腕压迫综合征或钩骨月骨冲击。
  - 软组织(Soft tissues)——是否存在任何囊肿或肿块? 腕关节或手最常见的软组织肿块为腱鞘囊肿, 它是含有致密黏液性物质的纤维壁肿块。腱鞘囊肿起源于滑膜组织,可在关节囊、腱鞘或韧带中发现。
- 表 4.9 为腕关节 CT 成像方案。

| 表 4.9 | 腕关节 CT 成像方案 |
| --- | --- |

| 断面 | 观察内容 |
| --- | --- |
| 轴位 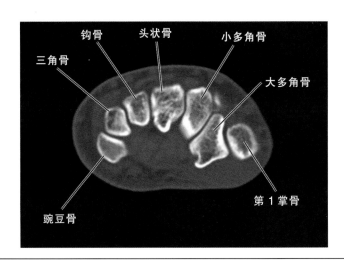 | <ul><li>腕管中是否存在压迫正中神经的结构。</li><li>尺管中是否存在压迫尺神经的结构。</li></ul> 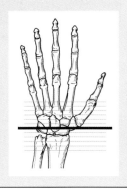 |

图内标注：钩骨、头状骨、小多角骨、三角骨、大多角骨、豌豆骨、第 1 掌骨

(待续)

表 4.9(续)

| 断面 | 观察内容 |
|---|---|

**矢状位**

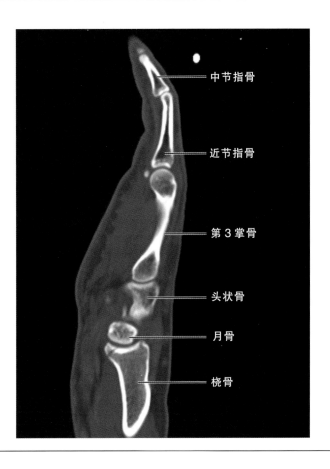

中节指骨

近节指骨

第 3 掌骨

头状骨

月骨

桡骨

- 注意桡骨长轴与月骨、头状骨、第 3 掌骨的关系,正常呈直线。
- 注意正常掌骨颈到干存在 15° 倾斜角。
- 注意月骨的位置。如果月骨向掌侧旋转超过 15°,可能为掌侧嵌入部分不稳(VISI);如果向背侧旋转超过 10°,可能为背侧嵌入部分不稳(DISI)。在这些评估中,腕关节应处于中立位置。
- 注意在背侧和掌侧方向的任何骨折移位。

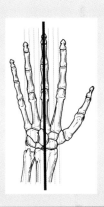

**冠状位**

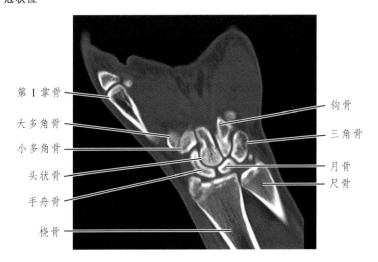

第 1 掌骨

大多角骨

小多角骨

头状骨

手舟骨

桡骨

钩骨

三角骨

月骨

尺骨

- 注意尺骨到桡骨和关节面到月骨长度的关系。尺骨移位阳性(尺骨延伸至桡骨远端)与三角纤维软骨撕裂和尺月骨嵌入综合征有关。尺骨移位阴性(尺骨终止于桡骨末端)与月骨骨坏死有关。
- 在前后位 X 线图像上,通过可见的 3 条弧线评估腕骨间关系。
- 注意图像中桡骨茎突骨折。

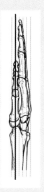

## ■ 第 7 节　腕关节肌骨超声诊断基本方案

- MSUS 被认为是一线的检查手段，常与传统的 X 线摄影联合使用。

- 可进行 MSUS 检查的临床症状有:疼痛、肿胀、关节失稳、肿块。腕关节创伤的超声判读必须结合损伤的机制和 X 线检查结果。

- 腕关节 MSUS 检查的主要适应证如下:

  ▸ 肌腱异常，如腱鞘炎、肌腱变性和肌腱撕裂(如 De Quervain 腱鞘炎、滑车损伤和扳机手)。

  ▸ 腕管的正中神经、尺管的尺神经或前臂远端桡神经(Wartenberg 综合征)的压迫性神经损伤。

  ▸ 侧韧带撕裂(如猎人拇指、滑雪者拇指)，通过采用外翻或内翻的动态压力辨认部分或完全撕裂。

- 区分软组织肿块:腱鞘囊肿或实性肿块。

- 确认三角纤维软骨复合体撕裂或退行性变。

- 一个完整的腕关节 MSUS 检查分为掌侧和背侧两部分。将探头纵向或横向置放,定位和评估结构。具体内容见表 4.10。

| 表 4.10 | 依据部位进行结构评估 | |
|---|---|---|
| **掌侧 1(腕关节中心)** | **掌侧 2(拇指侧)** | **掌侧 3(尺侧)** |
| 正中神经 | 手舟骨 | 尺侧神经和动脉 |
| 屈肌腱 | 桡侧腕屈肌 | |
| 掌侧关节凹 | 掌侧腱鞘囊肿 | |
| **背侧 1(腕关节中心)** | **背侧 2(拇指侧)** | **背侧 3(尺侧)** |
| 伸肌腱 | 舟月韧带 | 三角纤维软骨复合体 |
| 背侧关节凹 | 背侧腱鞘囊肿 | |

- 表 4.11 为部分腕关节肌肉骨骼超声检查。

| 表 4.11 | 腕关节肌肉骨骼超声检查 |
|---|---|

**掌侧腕关节,横切位**

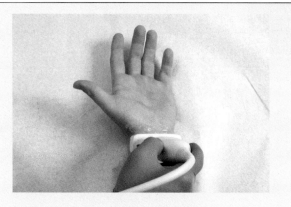

**患者:**坐位,手置于检查台上,掌心朝上。

**位置:**掌侧腕前部。

**探头:**将探头横向置于腕关节皱纹上,邻近腕管。

**观察:**在掌侧凹轴位可见正中神经和屈肌腱,轴位由手舟骨、月骨和豌豆骨组成。在尺管中,尺动脉和尺神经在豌豆骨的桡侧可见。

(待续)

**表 4.11(续)**

### 尺侧腕关节,纵切位

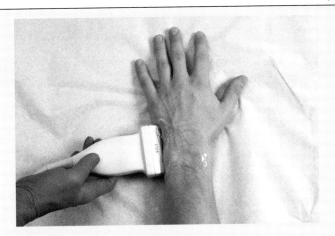
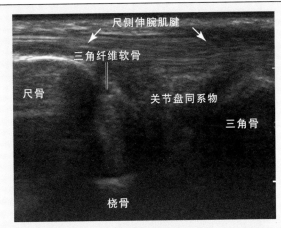

**患者**:坐位,手掌向下置于检查台上。

**位置**:腕关节尺侧。

**探头**:冠状位纵向放置,从背侧到尺骨茎突。

**观察**:在横切面图像上定位三角纤维软骨,并沿探头方向延伸。关节盘同系物是一个三角形的结构,它的基部与尺侧伸腕肌腱相邻,并触碰三角骨。

### 背侧腕关节,横切位

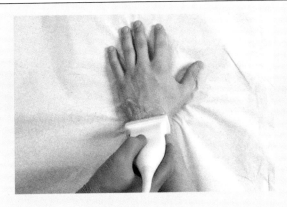
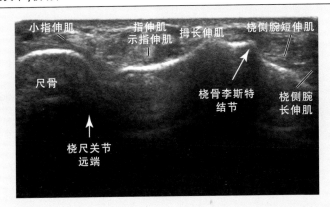

**患者**:坐位,手掌向下置于检查台上。

**位置**:腕关节背侧。

**探头**:于背侧腕关节触诊李斯特结节,作为背侧腕关节肌腱的定位点。将探头置于腕关节背侧。

**观察**:李斯特结节尺侧为拇长伸肌(EPL)。越靠近尺侧,诸多肌腱为指伸肌、示指伸肌、小指伸肌的肌腱。李斯特结节的桡侧为桡侧腕短伸肌(ECRB)和桡侧腕长伸肌腱(ECRL)。

# 第8节　它看起来像什么? 病变图解(表4.12)

| 表4.12 | 病变图解 | |
| --- | --- | --- |
| 病变图解 | 临床信息 | 治疗 |

**指骨骨折**

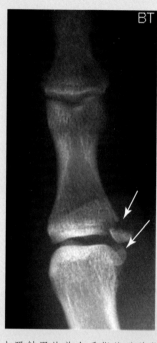

缩小照射野的单个手指的后前位 X 线图像。上方箭头所示为关节内骨折,这可能是由创伤所致副韧带撕脱。注意辨别此处骨折碎片的不规则边缘和下方箭头所示的邻近籽骨光滑的环形边缘的差异。

**描述**:中间和邻近指骨体骨折可分为稳定性、不稳定性和关节内骨折。骨骼在外侧副韧带连接处断裂。

**损伤机制**:50%以上的手部骨折与工作有关。当分散的应力克服了韧带的拉力以稳定关节时,就会发生撕脱性骨折。

**成像**:X线摄影是有效的诊断手段。注意,在此例中,为缩小照射野至单个手指摄影成像。

**保守治疗**:对大多数指骨骨折,制动和固定有效。对稳定性骨折常需要固定 3~4 周,非稳定性骨折需 4~6 周,撕脱性骨折需要 6~8 周。

**手术治疗**:不可完全复位为解剖学排列的不稳定性骨折,需根据骨折碎片的数目和大小采用经皮钢针固定、切开复位、金属丝内固定、张力带技术,碎片利用螺丝或夹板和螺丝组合治疗。

(待续)

| 表 4.12(续) | | |
| --- | --- | --- |
| 病变图解 | 临床信息 | 治疗 |

**掌骨骨折**

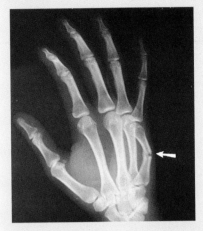

手的斜位片显示,第 5 掌骨中段骨折(箭头所示),骨折处伴有背侧成角。

**描述**:掌骨骨折按位置可分为头部、颈部、体部和基底部骨折。

**损伤机制**:轴向负荷、直接创伤、手指扭转力作用均可导致损伤。最常见的掌骨骨折通常是由握紧的拳头撞击硬物所致。

**成像**:X 线摄影即可诊断。

**保守治疗**:大多数掌骨骨折在镇静镇痛下进行闭合复位术,即腕关节伸直、掌指关节弯曲情况下对手腕应用前臂夹板。在第 4 和第 5 掌骨骨折时需采用尺骨沟夹板。

**手术治疗**:当出现旋转畸形,或超过可接受程度的成角畸形且角度不能减小时,通常采用经皮钢针固定。

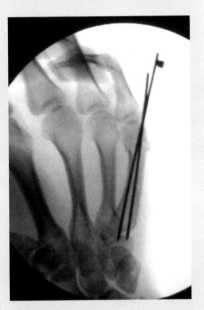

第 5 掌骨骨折后经皮钢针固定的 X 线透视图像。

表 4.12(续)

| 病变图解 | 临床信息 | 治疗 |
| --- | --- | --- |

### 第 1 掌骨骨折:猎人拇指和 Bennett 骨折

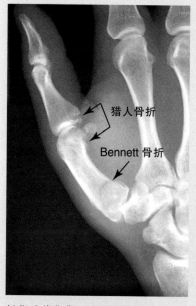

拇指后前位像。注意两处异常:第 1 掌骨基底部急性骨折脱位(Bennett 骨折),掌指关节尺侧副韧带连接处的陈旧性撕脱骨折(Gamekeeper 骨折)。

**描述:** 第 1 掌骨骨折与其他掌骨骨折有明显不同。第 1 掌骨骨折通常出现在基底部,可分为关节内和关节外骨折。Bennett 骨折是拇指基底部关节内撕脱性骨折。拇指掌指关节处损伤常为 Gamekeeper 骨折,通过外翻力撕脱尺侧副韧带,也可在附着处使骨骼撕脱。

**损伤机制:** 轴向负荷或者直接创伤。

**成像:** 拇指基底部的骨折和脱位通常很难通过标准的 X 线摄影完全显示。需要额外的斜位像、透视或 CT。

**保守治疗:** 对于无移位骨折,对拇指进行人字形石膏固定 4~6 周。其间进行 X 线摄影评估是否具有潜在性移位。

**手术治疗:** 对于不能复原的骨折,需经皮钢针固定或切开复位并进行内固定,以恢复连接并保持良好的功能。

### 手舟骨骨折

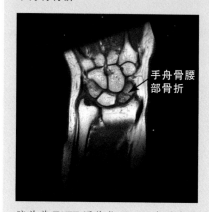

腕关节 T1WI 冠状位 MRI。在手舟骨腰部清楚显示一条低信号的骨折线。

**描述:** 手舟骨骨折占所有腕骨骨折的 60%。大部分骨折发生在手舟骨腰部。一个严重问题是,由于血液从远端开始供应,这些骨折近端容易发生缺血性坏死。

**损伤机制:** 摔伤时手处于伸展位为常见机制,手舟骨阻止腕关节过度背屈,并接受来自头状骨和拇指轴向的压迫力。

**成像:** 如果首张 X 线图像未能诊断,但高度怀疑骨折,需制动,并在 10~14 天后再次进行 X 线摄影。如果立刻需要明确诊断,则选用 MRI。如果无法进行 MRI,则采用 CT。

**保守治疗:** 稳定性骨折和未移位的骨折需采用长臂拇指石膏固定 6~8 周,之后基于愈合的影像学证据,用短臂拇指石膏固定 6~12 周。

**手术治疗:** 对于非稳定性骨折或移位性骨折,需经皮钢针固定或压迫性螺钉固定,或切开复位,并用钢针或螺丝进行内固定。对于稳定性骨折,但无法忍受长期石膏固定的患者(尤其是运动员),越来越多地采用手术治疗。一些外科医生建议对近端骨骨折初期采用固定,或手舟骨近端无血供处切除,并利用桡骨干血管骨进行手舟骨血管重建术。

(待续)

表 4.12(续)

| 病变图解 | 临床信息 | 治疗 |
|---|---|---|

**月骨缺血性坏死: Kienböck 病**

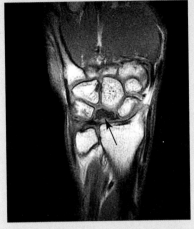

月骨缺血性坏死，又称为 Kienböck 病。在冠状位的 T1WI MRI 中可见整块月骨呈低信号，并伴随着正常骨结构塌陷。

**描述:** Kienböck 病通常影响 20~40 岁男性青年的腕关节。缺血性骨坏死常常导致月骨的碎片化和塌陷，伴邻近腕骨的半脱位。

**病因学:** Kienböck 病的病因尚未明确。它很可能是月骨重复性的微创，依其独特的血供和生物力学特性容易诱发。尺骨负变异和逐渐减少的桡骨尺偏角也与此病相关。

**成像:** MRI 对骨髓的变化最敏感，与疾病早期缺血性骨坏死一致。当 X 线摄影无法早期诊断疾病时，采用 MRI。

**保守治疗:** 充分的试验表明，制动和抗炎药物治疗可潜在地使血管再通并阻止疾病进展。

**手术治疗:** 手术治疗依据疾病的阶段和尺骨变异的类型而定。文献中介绍了许多外科技术具有良好的治疗效果，包括桡骨截骨缩短术(最常用)、月骨切除伴筋膜移植、腕骨间融合、血管再通和月骨髓芯减压术。

**三角纤维软骨复合体(TFCC)撕裂**

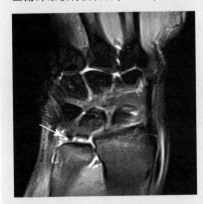

冠状位 T2WI 显示 TFCC 失去正常的三角形状，包括中间体的撕裂和 TFCC 桡骨边缘和桡骨远端边缘之间的液体流入的异常细线。

**描述:** TFCC 是远端桡尺关节主要的稳定结构。可为单纯撕裂，伴随其他损伤，或随着时间退化。

**损伤机制:** 撕裂可发生于急性创伤，如摔倒时手呈伸展位，或过度的尺侧重复性负载，如体操中的手负重。

**症状和体征:** 当紧握、尺骨偏斜、前臂内转时，尺侧疼痛更为严重。可通过临床检查和诱发试验显示。

**成像:** 采用腕关节专用线圈的 MRI 和 MR 关节造影是这类检查的选择。

**保守治疗:** 对于急性和退化性撕裂，最首要的治疗是制动 8~12 周，并采用非甾体抗炎药治疗。

**手术治疗:** 外科手段取决于远端桡尺关节(DRUJ)的不稳定性及其结构。包括关节镜清创术，在远端桡骨的背尺面钻孔缝合 TFCC，切除 TFCC 中间小于 2/3 的部分，采用 0.062 英寸(1.6mm)克氏针在中立旋转方位固定远端桡尺关节，尺骨缩短截骨术。

(李淑琪　蒋卉　王骏　陈峰　蔡树华　吴庭苗　刘小艳 译)

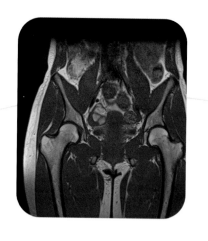

# 第 **5** 章

# 髋关节成像

## ■ 第1节 简介

### ❑ 病理学

- **新生儿**
  - ▸ 髋关节发育异常(DDH)包括髋关节不稳,从关节松弛到脱位。据估计,100 名新生儿中便有 1 例髋关节半脱位,1000 名新生儿中有 1 例脱位。胎儿在子宫内时,其髋关节内收时常抵住母亲的脊柱,故左髋关节更容易脱位。
- **儿童**:需记住的是髋关节问题通常表现为大腿或膝部疼痛。
  - ▸ 一过性滑膜炎是上呼吸道感染后通常发生在关节的炎性反应。
  - ▸ 儿童缺血性股骨头坏死 (Legg-Calvé-Perthes)是股骨头缺血性坏死的表现;男孩比女孩更容易患此病。
  - ▸ 儿童类风湿关节炎包括自限性疾病或慢性情况。发病高峰为 7~12 岁。女孩比男孩更容易患此病。
  - ▸ 化脓性关节炎、化脓性滑膜炎和骨髓炎表现为关节、黏液囊或骨骼的感染。
- **青少年**
  - ▸ 股骨头骨骺脱落为股骨头颈交界处生长板发育不足而导致的股骨头后内侧移位。常常发生在青春期男孩的发育高峰时期。
  - ▸ 髋关节弹响综合征是指肌腱从骨骼异常滑落时听见的弹响声。最主要的原因是髂胫束从大转子处移位。髂腰肌从髋臼前部移至髂耻隆突,股直肌肌腱滑落至股骨头处也会造成髋关节弹响综合征。
  - ▸ 髋关节撞击由股骨颈与髋臼的邻接所致。运动员重复性的运动和运动中的大量屈曲使疼痛更为剧烈。这种状况下常常导致髋臼唇撕裂。
- **成人**
  - ▸ 骨关节炎是人类关节疾病最常见的形式,也是造成老年人残疾的主要原因。在美国,每年大约开展 30 万例髋关节置换术。
  - ▸ 骨质疏松症:骨质疏松症最严重的后遗症为骨折。90% 髋关节骨折由摔倒所致。主要患者为老年女性,因为她们比男性的骨密度低,寿命更长。髋关节骨折第 1 年的死亡率显著升高。

### ❑ 成像选择

- **X线摄影**:可以清楚地显示髋关节和骨盆大多数骨折和脱位、非创伤性疾病(例如,不同类型的关节炎)。
- **CT**:为复杂的骨折特征提供了最佳显示,尤其是识别髋臼骨折或骨折碎片的定位。

- MRI：是评估髋臼唇和关节软骨损伤的最佳选择；评估股骨髋臼撞击症；亦用于股骨头缺血性坏死的评估和分期。
- MSUS：是用于检测新生儿 DDH 的首选。早期髋关节弹响综合征可通过检查时的剧烈活动识别。MSUS 可确定积液特征和引导穿刺过程。

### ❏ 可获得的指南

- ACR 适宜性标准：目前已发表 8 篇关于慢性髋

关节疼痛的报告、5 篇关于髋关节缺血性坏死的报告和 9 篇关于压力性骨折的报告。
- **诊断性成像途径**：引导临床诊断的成像途径已经建立，它们被用来评估非创伤性髋关节疼痛，疑似髋关节骨折，缺血性髋关节坏死和疑似压力性骨折。

## ■ 第 2 节　解剖学回顾 (图 5.1)

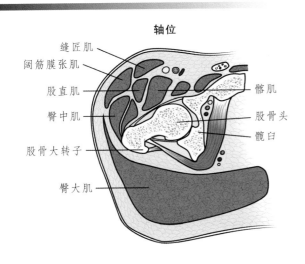

轴位

缝匠肌
阔筋膜张肌
股直肌
臀中肌
股骨大转子
臀大肌
髂肌
股骨头
髋臼

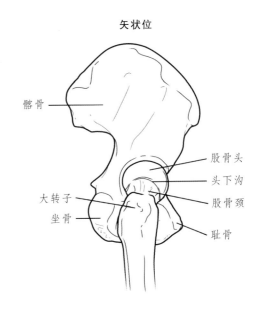

矢状位

髂骨
股骨头
头下沟
大转子
股骨颈
坐骨
耻骨

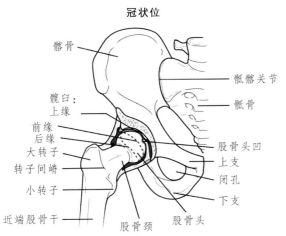

冠状位

髂骨
髋臼：
上缘
前缘
后缘
大转子
转子间嵴
小转子
近端股骨干
骶髂关节
骶骨
股骨头凹
上支
闭孔
下支
股骨颈
股骨头

图 5.1

# ■ 第 3 节　可获得的成像指南:ACR 适宜性标准,诊断性成像途径

- **适宜性标准**:是由专家共识发展而来的循证指南,以辅助临床医生在特定的临床条件下有序地选择成像模式。ACR 发表了慢性髋关节疼痛和髋关节缺血性坏死的成像标准。
  - ▶ 表 5.1 为慢性髋关节疼痛的 ACR 适宜性标准。
  - ▶ 表 5.2 为髋关节缺血性坏死的 ACR 适宜性标准。
  本章也包括应力性骨折评价的适宜性标准。应力性骨折包括两种类型:疲劳性骨折,正常骨骼上的异

常压力的结果;不完全性骨折,正常压力在异常(脱钙)骨骼上的结果。疲劳性骨折经常与运动有关,一般发生于小腿和足部。不完全性骨折经常与骨质疏松有关,一般发生在椎骨、骶骨、耻骨支和股骨颈。
  - ▶ 表 5.3 为应力性骨折(疲劳性骨折/不完全性骨折)的 ACR 适宜性标准,包括骶骨在内,但排除椎骨。

- **诊断性成像路径**:是由西澳大利亚卫生部门制订的循证指南,用于协助不同临床方案的决策。作为决策树流程图,内容与上述的 ACR 标准一致。以下有 4 个途径。
  - ▶ 表 5.4 为非创伤性髋关节疼痛的诊断性成像路径。
  - ▶ 表 5.5 为疑似髋关节骨折的诊断性成像路径。
  - ▶ 表 5.6 为髋关节缺血性坏死的诊断性成像路径。
  - ▶ 表 5.7 为疑似应力性骨折的诊断性成像路径。

| 表 5.1 | 慢性髋关节疼痛的 ACR 适宜性标准 | | |
|---|---|---|---|
| **慢性髋关节疼痛的临床类型** | **通常适合** | **可能适合** | **通常不适合(详见网站)** |
| 1.慢性髋关节疼痛初步评估,首次检查 | ● 骨盆 X 线摄影<br>● 髋关节 X 线摄影(患侧髋关节正位片和侧位片) | | ● 髋关节 MRI 平扫<br>● 髋关节超声检查<br>● 髋关节 CT 平扫<br>● 髋关节 $^{99m}$Tc 骨扫描 |
| 2.X 线摄影检查阴性,模棱两可或未能明确诊断,疑似骨或周围软组织异常,排除骨样骨瘤 | ● 髋关节 MRI 平扫 | ● 髋关节 MRI 平扫+增强（如果平扫后需要） | ● 髋关节 MR 关节造影术<br>● 髋关节超声检查<br>● 髋关节 CT 平扫<br>● 髋关节 X 线关节造影术,使用麻醉和(或)皮质类固醇<br>● 髋关节 $^{99m}$Tc 骨扫描 |
| 3.X 线摄影检查阴性,模棱两可或未能明确诊断, 疑似骨坏死。包括髋关节无症状但从已知诱发因素中怀疑骨坏死 | ● 髋关节 MRI 增强或平扫(在特定的临床条件下增强扫描可能会有帮助,如骨坏死导致不同类型的软骨下骨折) | ● 髋关节 $^{99m}$Tc 骨扫描 | ● 髋关节 CT 平扫<br>● 髋关节 CT 关节造影<br>● 髋关节 MR 关节造影<br>● 髋关节 X 线关节造影术,采用麻醉或和(或)皮质类固醇<br>● 髋关节 $^{99m}$Tc 骨扫描<br>● 髋关节 CT 或 MR 关节造影 |
| 4.X 线摄影检查阴性,模棱两可或未能明确诊断。疑似骨样骨瘤 | ● 髋关节 CT 平扫<br>● 髋关节 MRI 增强或平扫 | | |
| 5.X 线摄影检查阴性,模棱两可或未能明确诊断。疑似关节盂唇撕裂,与临床表现相符/不相符,或提示为髋关节撞击综合征 | ● 髋关节 MR 关节造影术<br>● 髋关节 CT 关节造影术(如果 MRI 不可行或为禁忌证) | ● 髋关节 MRI 平扫或平扫+增强 | ● 髋关节 CT 平扫<br>● 髋关节超声检查<br>● 髋关节 $^{99m}$Tc 骨扫描 |

(待续)

**表 5.1(续)**

| 慢性髋关节疼痛的临床类型 | 通常适合 | 可能适合 | 通常不适合(详见网站) |
|---|---|---|---|
| 6.X 线摄影检查阴性，模棱两可，未能明确诊断或轻微的骨关节炎。疑似牵涉痛但希望排除髋关节问题(疼痛起源) | ● 髋关节 X 线关节造影术，采用麻醉和(或)皮质类固醇 | ● 髋关节 MRI 平扫 | ● 髋关节 CT 平扫<br>● 髋关节 CT 或 MR 关节造影<br>● 髋关节 ⁹⁹ᵐTc 骨扫描 |
| 7.X 线摄影检查阳性，不确定性关节炎，排除感染 | —— | ● 髋关节 MRI 增强或平扫（如果为单关节型或症状不典型） | ● 髋关节 CT 平扫<br>● 髋关节 CT 或 MR 关节造影<br>● 髋关节 X 线关节造影术，采用麻醉和(或)皮质类固醇 |
| 8.X 线摄影检查阳性，疑似为色素沉着绒毛结节性滑膜炎或者骨软骨瘤病 | ● 髋关节 MRI 平扫 | ● 髋关节 CT 关节造影（如果 MRI 不可行或为禁忌证） | ● 髋关节 MRI 平扫+增强<br>● 髋关节 MR 关节造影<br>● 髋关节 CT 平扫<br>● 髋关节 ⁹⁹ᵐTc 骨扫描<br>● 髋关节超声检查 |

此表为缩减版，在完整文件中包含额外的"通常不适合"的检查。读者可登录 ACR 网站浏览最新、最完整的 ACR 适宜性标准。
Reprinted with permission from the American College of Radiology.
对比剂的使用取决于临床情况。

**表 5.2　髋关节缺血性坏死(骨坏死)的 ACR 适宜性标准**

| 髋关节缺血性坏死(骨坏死)的临床类型 | 通常适合 | 可能适合 | 通常不适合(详见网站) |
|---|---|---|---|
| 1.临床上疑似缺血性坏死的初步检查 | ● 骨盆 X 线摄影<br>● 髋关节 X 线摄影 | | ● 髋关节 CT 平扫<br>● 髋关节 ⁹⁹ᵐTc 增强骨扫描/SPECT<br>● 髋关节 MRI 增强或平扫 |
| 2.对疼痛处髋关节进行 X 线摄影发现股骨头缺血性坏死伴塌陷:此时不考虑手术 | —— | ● 髋关节 MRI 平扫（如果对侧髋关节存在隐匿性缺血性坏死，则此方法有效） | ● 髋关节 ⁹⁹ᵐTc 增强骨扫描/SPECT（如果无法进行 MRI 则此方法可能有效）<br>● 髋关节 CT 平扫 |
| 3.对疼痛处髋关节进行 X 线摄影发现股骨头缺血性坏死伴塌陷:考虑手术 | —— | ● 髋关节 MRI 平扫（如果对侧髋关节存在隐匿性缺血性坏死，则此方法有效，或者每侧髋关节计划手术将受到影响） | ● 髋关节 ⁹⁹ᵐTc 增强骨扫描/SPECT（如果无法进行 MRI 则此方法可能有效）<br>● 髋关节 CT 平扫(如果计划截骨术则此方法可能有效) |
| 4. X 线摄影显示股骨头斑点，疑似但不能确诊髋部疼痛处缺血性坏死。需进一步评估 | ● 髋关节 MRI 平扫 | ● 髋关节 ⁹⁹ᵐTc 增强骨扫描/SPECT（如果 MRI 不可行或禁忌）<br>● 髋关节 CT 平扫(如果 MRI 不可行或禁忌) | —— |

(待续)

| 表 5.2(续) | | | |
|---|---|---|---|
| 髋关节缺血性坏死(骨坏死)的临床类型 | 通常适合 | 可能适合 | 通常不适合(详见网站) |
| 5.临床疑似股骨头缺血性坏死但 X 线摄影正常。需进一步评估 | ● 髋关节 MRI 平扫 | ● 髋关节 $^{99m}$Tc 增强骨扫描/SPECT(如果MRI 不可行或禁忌)<br>● CT 髋关节平扫(如果MRI 不可行或禁忌) | —— |

此表为缩减版,在完整文件中包含额外的"通常不适合"的检查。读者可登录 ACR 网站浏览最新、最完整的 ACR 适宜性标准。

Reprinted with permission from the American College of Radiology.

对比剂的使用取决于临床情况。

| 表 5.3 | 应力性骨折(疲劳骨折/不完全性骨折)的 ACR 适宜性标准(包括骶骨在内,但排除椎骨) | | |
|---|---|---|---|
| 应力性骨折的临床类型(包括骶骨) | 通常适合 | 可能适合 | 通常不适合(详见网站) |
| 1.疑似应力性骨折,首选成像模式 | ● 兴趣区 X 线摄影。在考虑其他成像之前 X 线摄影为首选 | —— | ● 兴趣区 MRI 平扫<br>● 兴趣区 CT 平扫<br>● 全身 $^{99m}$Tc 骨扫描伴兴趣区 SPECT 扫描 |
| 2.疑似应力性骨折但需诊断的患者,非髋关节和骶骨。X 线摄影显示正常 | ● 兴趣区 X 线摄影,10~14 天复查<br>● 兴趣区 MRI 平扫(如果复诊的 X 线为阴性,或者患者焦虑不能等待) | —— | ● MRI 兴趣区平扫+增强<br>● 全身 $^{99m}$Tc 骨扫描伴兴趣区 SPECT 扫描<br>● 兴趣区 CT 平扫或增强 |
| 3.疑似应力性骨折,非髋关节和骶骨。X 线摄影正常。骨扫描阳性且非特异性 | ● 兴趣区 MRI 平扫<br>● 兴趣区 X 线摄影 10~14 天复查(为了确诊或并发症问题) | ● 兴趣区 CT 平扫(如果 MRI 禁忌) | ● 兴趣区 MRI 平扫+增强<br>● 兴趣区 CT 增强扫描或平扫+增强 |
| 4.疑似应力性骨折而其他方面正常的患者。X 线摄影结果正常 | —— | —— | ● 兴趣区 MRI 平扫(如果持续疼痛,再次检查诊断结果并考虑 MRI,寻找软组织损伤) |
| 5.长骨不完全性骨折与转移性的临床区别。X 线摄影正常,骨扫描浓聚但无特异性 | ● 兴趣区 MRI 平扫 | ● 兴趣区 MRI 平扫+增强<br>● 兴趣区 CT 平扫 | ● 兴趣区 CT 增强扫描或平扫+增强<br>● 兴趣区 X 线摄影 10~14 天复查 |
| 6.骶骨不完全性骨折与转移性的临床区别。X 线摄影正常,骨扫描浓聚但无特异性 | ● CT 骶骨平扫为首选;确诊骨折。 | ● 骶骨 MRI 平扫:选择性的;可能会显示疼痛的其他原因 | ● 骶骨 CT 增强扫描或平扫+增强扫描<br>● 骶骨 MRI 平扫+增强扫描<br>● 骶骨 X 线摄影,10~14 天复查 |
| 7.疑似骶骨/骨盆的不完全性骨折;年长患者。X 线摄影正常。骨扫描呈典型的线样浓聚为骨折 | —— | 两者之一确诊:<br>● 骨盆 MRI 平扫<br>● 骨盆 CT 平扫 | ● 骨盆 CT 增强扫描或平扫+增强扫描<br>● 骨盆 MRI 平扫+增强扫描<br>● 骨盆 X 线摄影,10~14 天复查 |

(待续)

| 表 5.3(续) | | | |
|---|---|---|---|
| 应力性骨折的临床类型(包括骶骨) | 通常适合 | 可能适合 | 通常不适合(详见网站) |
| 8.骨质疏松症或长期使用皮质类固醇治疗的患者,疑似不完全性骨折(任何部位)。X线摄影正常 | 应做以下 3 项之一:<br>● 兴趣区 X 线摄影,10~14 天复查<br>● 兴趣区 MRI 平扫(如果需要紧急诊断)<br>● 全身 $^{99m}$Tc 骨扫描伴兴趣区 SPECT 扫描(如果需要紧急诊断,这类患者骨扫描可能为假阴性) | —— | ● MRI 平扫+增强<br>● CT 平扫或增强 |
| 9.骨质疏松症或长期使用皮质类固醇治疗的患者,疑似不完全性骨折。在先前的 48h 内获得的 X 线摄影和骨扫描结果正常 | 兴趣区 MRI 平扫(如果诊断不紧急,可选择 X 线摄影复查;否则进行 MRI。在这类患者中,骨扫描可能为假阴性) | ● 兴趣区 X 线摄影,10~14 天重复检查。对骶骨病变不敏感<br>● 兴趣区 CT 平扫 | ● 兴趣区 MRI 平扫+增强扫描<br>● 兴趣区 CT 增强扫描或平扫+增强扫描 |

此表为缩减版,在完整文件中包含额外的"通常不适合"的检查。读者可登录 ACR 网站浏览最新、最完整的 ACR 适宜性标准。

Reprinted with permission from the American College of Radiology.

对比剂的使用取决于临床情况。

| 表 5.4 | 非创伤性髋关节疼痛诊断性成像路径 |
|---|---|

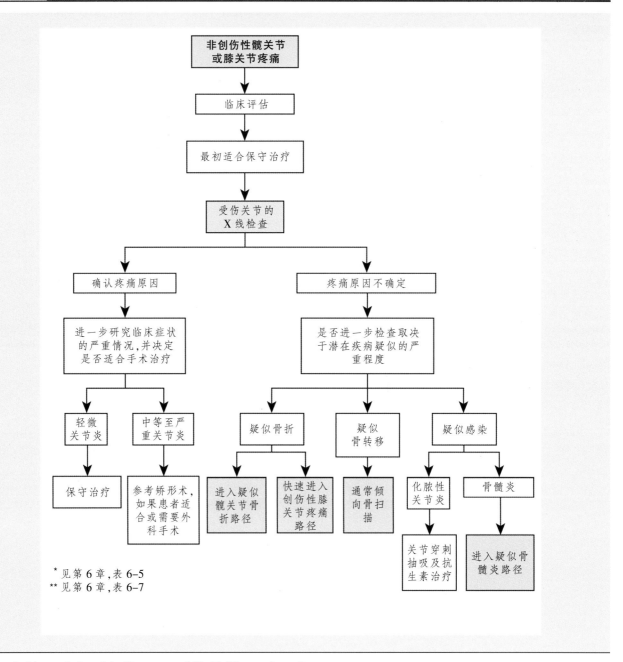

Reprinted with permission of the Department of Health Western Australia.

欲了解最近的更新内容,请登录:www.imagingpathways.health.wa.gov.au

| 表 5.5 | 疑似髋关节骨折诊断性成像路径 |
| --- | --- |

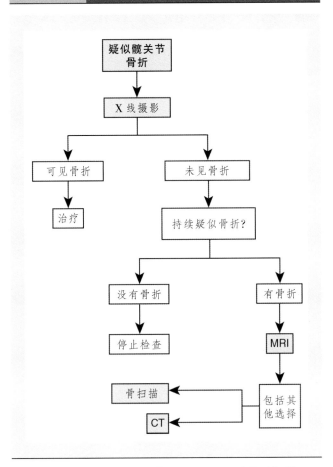

Reprinted with permission of the Department of Health Western Australia.

欲了解最近的更新内容，请登录:www.imagingpathways.health. wa.gov.au

| 表 5.6 | 疑似髋关节缺血性坏死的诊断性成像路径 |
| --- | --- |

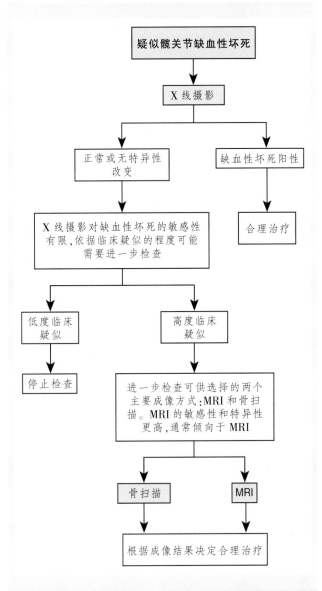

Reprinted with permission of the Department of Health Western Australia.

欲了解最近的更新内容，请登录:www.imagingpathways.health. wa.gov.au

| 表 5.7 | 疑似应力性骨折的诊断性成像路径 |
|---|---|

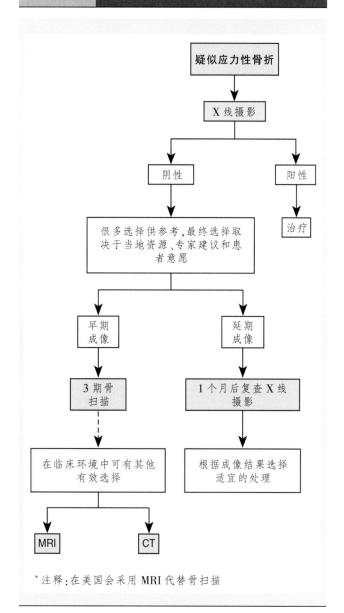

*注释:在美国会采用 MRI 代替骨扫描

Reprinted with permission of the Department of Health Western Australia.

欲了解最近的更新内容，请登录:www.imagingpathways.health. wa.gov.au

# ■ 第 4 节　髋关节常规 X 线摄影评估

- 骨盆和髋关节常规 X 线摄影的首要指征是确定或排除解剖异常或疾病分期。X 线摄影几乎在诊断研究中总是首选成像检查(图 5.2)。
- 对骨盆的基础 X 线摄影的评估是前后位(AP)摄影。骨盆前后位包括邻近双侧髋关节前后位评估,便于双侧比较,或为了寻找创伤,以及鉴别单侧髋关节 X 线摄影结果。
- 当髋关节或股骨近端是兴趣区时,需安排单侧髋关节 X 线摄影检查。X 线中心线以股骨颈为中心,以提供股骨近端、髋臼和关节间隙更少的变形和更好的 X 线摄影细节。
- 以下两个摄影体位为髋关节常规 X 线摄影检查:
  ▸ 前后位(AP)。
  ▸ 蛙式位。
- X 线图像的基础评估参照 ABCS(详见表 1.1)。
  ▸ 对线(Alignment)。
  ▸ 骨密度(Bone density)。
  ▸ 软骨(Cartilage)。
  ▸ 软组织(Soft tissues)。
- 骨盆和髋关节的创伤可分为低能量和高能量损伤。
  ▸ 低能量损伤(撕裂,单侧骨折)可能只需要常规 X 线摄影或可根据需要选择多角度 X 线摄影进行评估。大多数为骨盆的前后倾斜(Judet)位。
  ▸ 高能量损伤(骨盆环的中断和危及生命相关的内脏损伤)需要高速 CT 扫描,以获得胸-腹-骨盆(TAP)系列的评价。TAP 的主要优点可对创伤严重的患者的所有损伤部位进行一次成像,节省时间。
- 骨盆和髋关节的常规 X 线摄影小结见表 5.8。

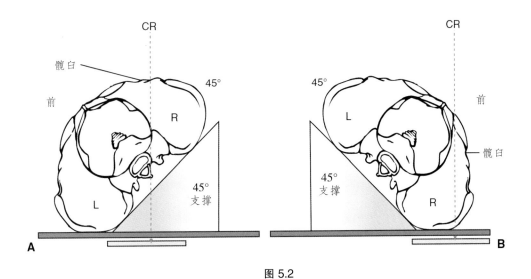

图 5.2

| 表 5.8 | 髋关节常规 X 线摄影 |
| --- | --- |
| | **骨盆前后位** |

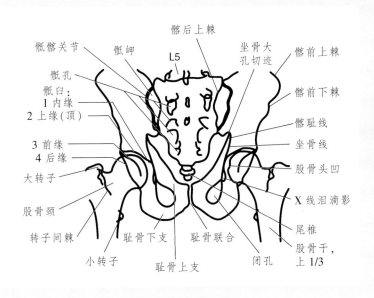

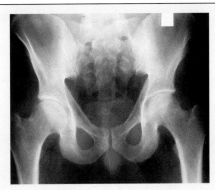

- 中线两侧髂翼和闭孔均等对称显示。不对称可能是患者位置不正或髋骨旋转。
- 骶髂关节的关节面重叠,显示为两条可透 X 线的线条。
- 髋关节通常由球窝结构连接而成。
- 髋臼由髋臼上缘、前缘、后缘,髂骨(或髂耻)线,坐骨线和 X 线泪滴影组成。

（待续）

表 5.8(续)

### 髋关节前后位

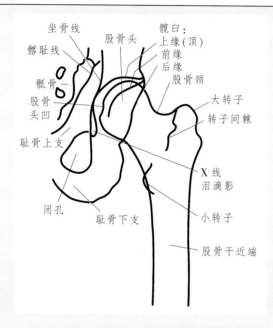
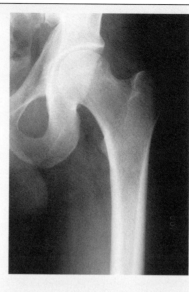
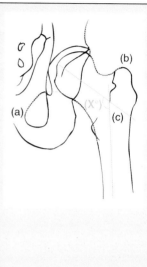

- 髋关节通常是球窝形状,除非存在病理性的骨质破坏。
- 股骨干的皮质边缘通常较厚,不透 X 线。
- 正常的空间关系为:(a)髋关节 Shenton 线:闭孔上方到股骨颈内侧形成的弧形;(b)髂股线:髂骨的外缘延展到股骨颈的曲线;(c)股骨颈的角度:平均 130°。

### 蛙式位

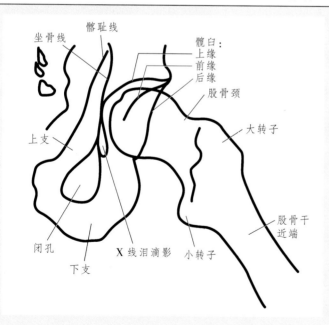

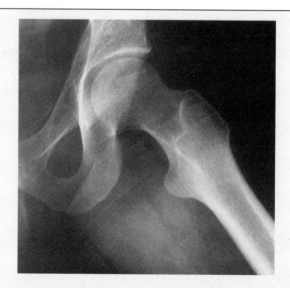

小转子可见轮廓;大转子重叠在股骨颈后。

髋关节处于弯曲、外旋及外展状态;前后位摄影使股骨旋转 90°。

## 第 5 节　髋关节 MRI 基本方案

- 骨盆或髋关节 MRI 适应证：
  - ▸ 股骨头坏死。
  - ▸ 骨髓异常。
  - ▸ X 线隐匿性骨折。
  - ▸ 儿童髋关节紊乱及其成年后遗症。
  - ▸ 股骨髋臼撞击综合征。
  - ▸ 髋臼盂唇撕裂。
  - ▸ 肌腱紊乱和滑囊炎。
  - ▸ 运动性耻骨痛。
  - ▸ 骨软骨异常。
  - ▸ 骶丛异常。
- MRI 方案是指 MRI 扫描过程中的序列组合。没有绝对标准的方案存在。序列组合取决于人体部位和疑似的病变。鉴于 MRI 省时的特性，每个正交平面使用高序列既不实用也没必要。相反，髋关节 MRI 方案包括正交平面和序列的混合，基于髋关节的解剖结构和潜在的病理状态。

- MRI 肌肉骨骼的基本原则是双重的。
  - ▸ 确定解剖结构。
  - ▸ 发现异常液体。异常液体或水肿都是病理征象。
- 髋关节 MRI 基本方案包括解剖确定序列 [例如 T1、梯度回波(GRE)、质子密度(PD)]和流体敏感序列[例如短时反转恢复(STIR)和 T2 脂肪饱和]，尽管它们之间是重叠的。
  - ▸ 表 5.9 为解剖序列和液体敏感序列的组合。读片的技巧是逐层匹配序列，识别解剖结构和寻找异常高(明亮)信号。

| 表 5.9 | | |
| --- | --- | --- |
| 正交平面 | 解剖序列 | 液体敏感序列 |
| 轴位 | T1 | T2 反转恢复 |
| 矢状位 | T1 | T2 脂肪饱和 |
| 冠状位 | T1 | T2 脂肪饱和 |

- 其他评估也包括关节造影序列，需要在 MRI 检查前向髋关节注射对比剂。最常用于识别盂唇撕裂。
- 表 5.10 为髋关节 MRI 或 CT 的正交平面解析。
- 表 5.11 为髋关节 MRI 基本方案。
- 表 5.12 为髋关节 MR 关节造影。

| 表 5.10 | 骨盆和髋关节 MRI 或 CT 检查的正交平面 |
|---|---|

**轴位**　　　　　　　　　　　　　轴位平面视野从髂嵴到小转子。参考线为显示的层面

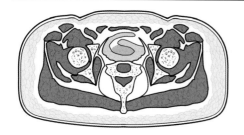
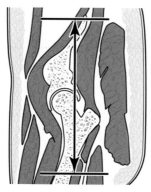
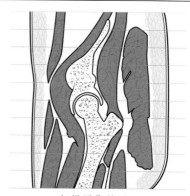

FOV　　　　　　　　　　　扫描图像层面

**矢状位**　　　　　　　　　　　　矢状位视野从大转子到对侧的大转子。参考线为显示的层面

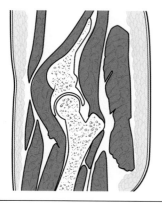
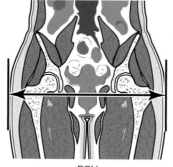
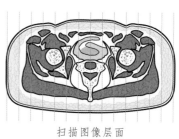

FOV　　　　　　　　　　　扫描图像层面

**冠状位**　　　　　　　　　　　　冠状位视野从耻骨联合到骶骨。参考线为显示的层面

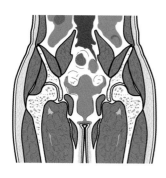
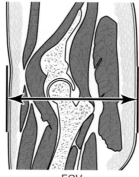
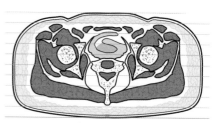

FOV　　　　　　　　　　　扫描图像层面

| 表 5.11 | 髋关节 MRI 方案 |  |
| --- | --- | --- |
| T1 | 轴位 | T2 反转恢复 |
| 确定解剖序列 | 检测异常液体序列 | |

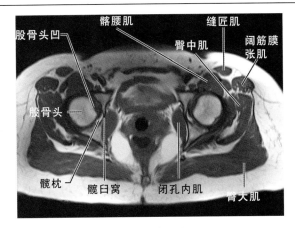

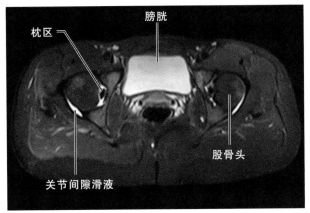

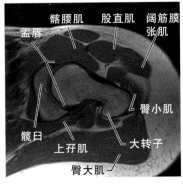

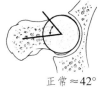 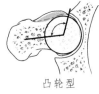 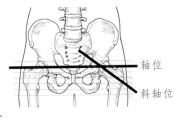

正常 ≈42°　凸轮型

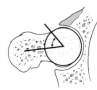

钳型　混合型

**需识别的结构**

- 髋臼
- 盂唇
- 髋枕
- 股骨头和股骨颈
- 大转子和小转子
- 骶骨
- 髂骨
- 骶髂关节
- 耻骨联合
- 在斜轴位层面上股骨头至股骨颈成 α 角。股骨髋臼撞击综合征的凸轮型、钳型、混合型均可评价

（待续）

表 5.11(续)

| T1 | 矢状位 | T2 脂肪饱和 |
|---|---|---|
| 确定解剖序列 | 检测异常液体序列 | |

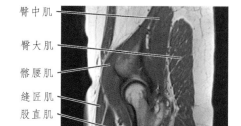
臀中肌
臀大肌
髂腰肌
缝匠肌
股直肌
腘绳肌
股中间肌

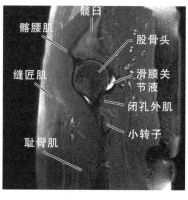
髋臼
髂腰肌
股骨头
缝匠肌
滑膜关节液
闭孔外肌
耻骨肌
小转子

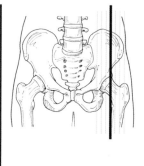

**需识别的结构**

- 球形股骨头
- 髋臼和软骨的上部
- 前方肌肉
  - 髂腰肌
  - 缝匠肌
- 股直肌
- 股内侧肌
- 后方肌肉
  - 臀肌
  - 腘绳肌

| T1 | 冠状位 | T2 脂肪抑制 |
|---|---|---|
| 确定解剖序列 | 检测异常液体序列 | |

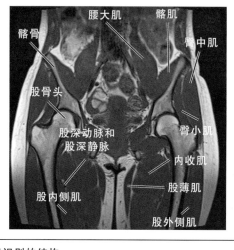
腰大肌
髂肌
髂骨
臀中肌
股骨头
股深动脉和
股深静脉
臀小肌
内收肌
股薄肌
股内侧肌
股外侧肌

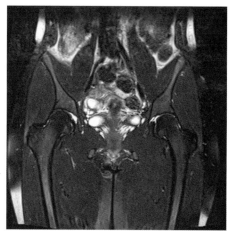

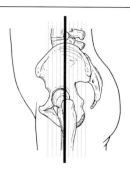

**需识别的结构**

- 骨
  - 髋关节
  - 近端股骨
  - 骶髂关节
  - 髂骨
- 肌肉
  - 臀肌
  - 展肌
  - 内收肌

| 表 5.12 | 髋关节 MRA |
| --- | --- |

轴位

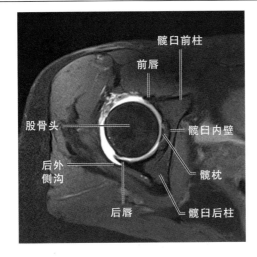

髋臼前柱
前唇
股骨头
髋臼内壁
后外侧沟
髋枕
后唇
髋臼后柱

矢状位

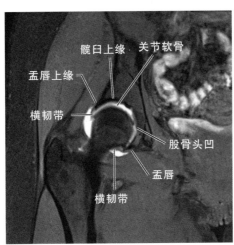

髋臼上缘　关节软骨
盂唇上缘
横韧带
股骨头凹
盂唇
横韧带

冠状位

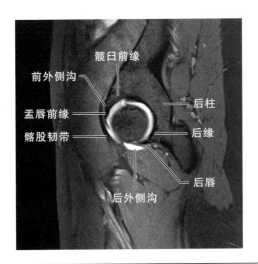

髋臼前缘
前外侧沟
后柱
盂唇前缘
后缘
髂股韧带
后唇
后外侧沟

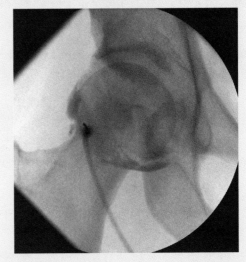

在 MRI 检查前采用透视引导注射稀释的钆对比剂。

● 髋关节 MR 造影最常用于识别髋臼盂唇撕裂。

● 评估

对比剂呈高信号。可见对比剂异常进入软骨或盂唇损伤。

# ■ 第6节 髋关节CT基本方案

- 当需要显示骨和关节的结构或空间信息时,CT可作为绝大多数骨骼条件下的成像模式。
- 髋关节CT的主要适应证:
  - 严重的创伤评估。
  - 骨折碎片对线及移位的评估。
  - 关节游离体的识别。
  - 在传统X线摄影中难以显示的髋臼或骶骨的骨折评估。
  - 儿童先天性髋关节脱位或成人关节置换的骨骼对线评估或骨骼几何结构的精确测量。
  - 任何MRI可显示但MRI禁忌情形的评估。如MR关节造影为禁忌时,采用关节内注射对比剂进行CT关节造影。
- CT与传统X线摄影的成像原理相似;人体组织使X线衰减并在图像上以灰阶显示。在X线摄影和CT图像上具有4种基本灰阶。
  - 1.空气=黑。
  - 2.脂肪=灰–黑。
  - 3.水(软组织)=灰。
  - 4.骨骼=灰–白。
  - 此外,对比剂具有典型的最明亮的白色灰阶。
- 观察:在每个层面中,用ABCS检查异常。
  - 对线(Alignment)——骨的位置偏移或关节明显骨折、脱位或骨质破坏。
  - 骨密度(Bone density)——与X线摄影类似,骨皮质最密实,正如股骨头和股骨颈的皮质边缘和髂骨、坐骨及耻骨部分。评估任何疾病或传染的侵袭。
  - 关节软骨/关节间隙(Cartilage/joint space)——球形股骨头周围覆盖着软骨(除了中央股骨头凹)并且很厚。髋臼有马蹄形的软骨,其中央和下方没有软骨。关节盂唇附着于髋臼边缘。这些结构只有在CT关节造影增强时才可见。识别进入关节间隙的任何游离体或游离的碎片。
  - 软组织(Soft tissues)——关节囊附着于髋臼边缘和下方、前转子间线和转子间嵴的后方。如果关节囊有积液且肿胀,则关节囊会在CT图像上显示。两个临床特征性滑囊之一是髂腰肌囊,位于关节的前方,15%~20%的成年人中与关节囊相连。任何导致关节积液的情况都会使其扩张,如髋关节置换、关节炎、创伤、过度使用、骨髓炎和肿瘤疾病。大转子滑囊位于大转子和臀中肌之间,其炎症常引起髋关节内侧和股骨内侧疼痛,以及膝部牵涉痛。
- 表5.13为髋关节CT成像方案。

| 表 5.13 | 髋关节 CT 方案 |
|---|---|

| 断面 | 观察内容 |
|---|---|

**轴位**

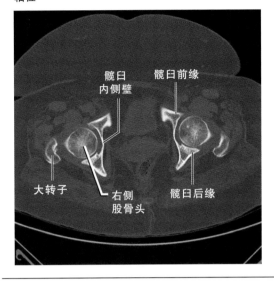

髋臼内侧壁　髋臼前缘

大转子　　右侧股骨头　髋臼后缘

- 髋臼窝内的股骨头。
- 髋臼内侧壁。
- 髋臼前后缘。
- 骶骨。
- 耻骨支。
- 大小转子。

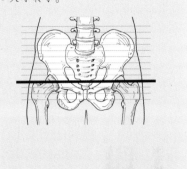

**矢状位**

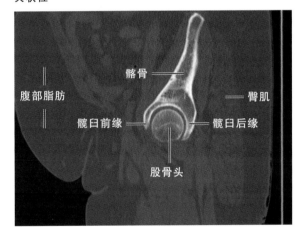

腹部脂肪　髂骨　臀肌

髋臼前缘　髋臼后缘

股骨头

- 髋臼杯前倾。
- 髋臼上缘。
- 髋关节前方的髂腰肌。
- 骶髂关节。
- 耻骨联合。

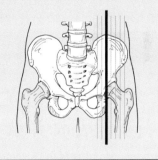

**冠状位**

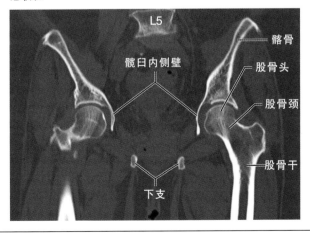

L5　髂骨

髋臼内侧壁　股骨头

股骨颈

下支　股骨干

- 髋关节两侧对比。
- 股骨头、颈、干。
- 大小转子。
- 骶骨、髂骨、骶髂关节。

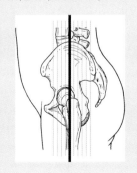

（待续）

表5.13(续)

| 断面 | 观察内容 |
|---|---|
| CT 关节造影<br>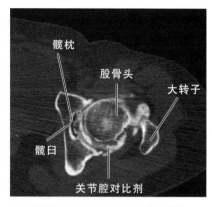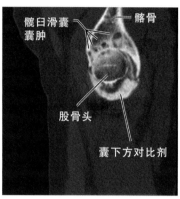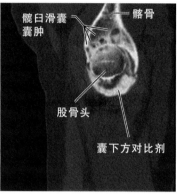<br>髋枕　股骨头　大转子　髋臼　关节腔对比剂<br>髋臼滑囊囊肿　髂骨　股骨头　囊下方对比剂<br>髂骨　髋臼上缘　髋枕　对比剂　大转子 | • 若 MRI 禁忌或不可行时,可选 CT 关节造影。可评估关节软骨和髋臼唇。<br>• 注意充满关节囊皱褶处的对比剂(透视图像上呈黑色,而 CT 图像上则呈白色)。<br><br>滑囊对比剂 |

# ■ 第7节　髋关节肌骨超声诊断基本方案

- MSUS 被认为是首选检查,与传统 X 线摄影联合使用。
- 髋关节使用 MSUS 检查依据的临床症状有疼痛、肿胀或存在包块。髋关节创伤的超声检查结果的判读必须与损伤机制和 X 线摄影检查结果相结合。
- 髋关节 MSUS 首要指征:
  - ▶ 检测软组织损伤。
  - ▶ 显示滑囊、滑膜、黏液囊。
  - ▶ 确定韧带、肌肉或肌腱撕裂。
  - ▶ 评估软组织肿块。
    - • 确认肿块囊性性质。
    - • 检测引起内部关节错位的关节内肿块。

- • 评估关节镜下无法显示的关节周围包块。
  - ▶ 识别关节内游离体。
  - ▶ 区分积液。
    - • 检查术后并发症:血肿、脓肿、皮下积液、肿瘤复发。
  - ▶ 关节、关节周围或囊性包块的引导细针穿刺。
  - ▶ 评估先天性或后天性异常。
- 重点
  - ▶ MSUS 为实时成像,依赖于操作者专业技能。
  - ▶ MSUS 检查时,操作者可使用体格检查技术检查静息位时不可显示的病变,例如,抵抗收缩、被动牵拉或触诊。
  - ▶ 扫描平面术语:MSUS 图像是与检查结构相对应的。超声波相对于解剖结构要么是纵向,要么是横向。调整探头,使其长轴相对于解剖结构要么是平行的,要么是垂直的。
- 成人髋关节肌肉骨骼超声检查见表5.14。

| 表 5.14 | 成人髋关节肌肉骨骼超声检查 |
|---|---|

**髋关节前方:纵向成像**

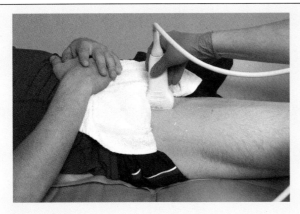 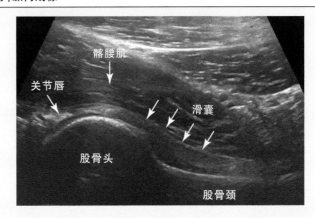

**患者:**仰卧位。

**位置:**髋关节前方。

**探头:**平行于股骨颈长轴放置,显示髋关节的矢状斜面图像。

**观察:**股骨头、股骨颈、关节积液、关节滑膜炎、关节唇、髂腰肌肌腱和滑囊、股骨血管、缝匠肌和股直肌。可引导患者做弯曲或伸展髋关节运动,以检查涉及髂腰肌肌腱的髋关节弹响综合征。

**髋关节前方:横向成像**

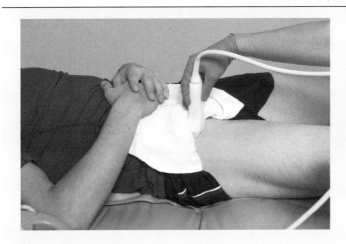 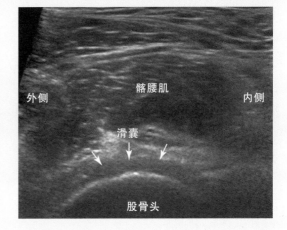

**患者:**仰卧位。

**位置:**髋关节前方。

**探头:**横向置于股骨颈,显示关节斜轴位图像。

**观察:**评价髂腰肌囊的最佳平面。

(待续)

表 5.14(续)

**髋关节外侧:纵向成像**

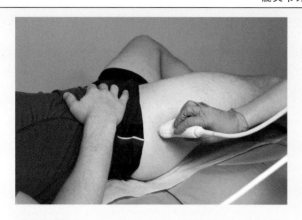
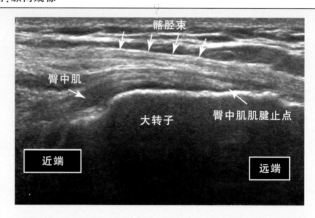

**患者:**仰卧位。

**位置:**大转子。

**探头:**置于大转子处,平行于股骨干,显示冠状位解剖图像。

**观察:**软组织位于大转子的上面,包括臀小肌和臀中肌肌腱、髂胫束和大转子滑囊。

**髋关节外侧:横向成像**

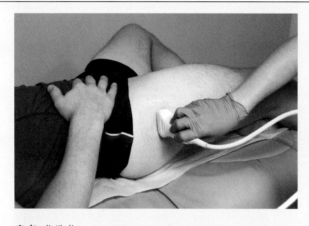
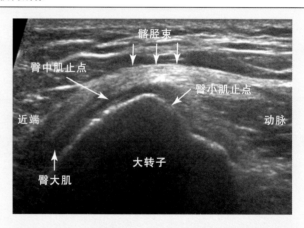

**患者:**仰卧位。

**位置:**大转子。

**探头:**置于大转子处,垂直于股骨干。

**观察:**软组织位于大转子的上面,包括臀大肌、臀小肌、臀中肌肌腱止点、髂胫束和大转子滑囊。可引导患者做动态运动,以评估累及大转子上髂胫束的运动弹响髋。

# 第 8 节　它看起来像什么？ 病变图解(表 5.15)

| 表 5.15 | 病变图解 | |
|---|---|---|
| 病变图解 | 临床信息 | 治疗 |

## 股骨头骨骺骨软骨病(Legg–Calvé–Perthes 病)

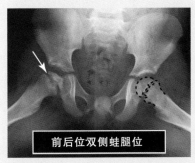

前后位双侧蛙腿位

患者,男,7 岁,双侧蛙腿位 X 线片显示左侧髋关节和骺板(虚线)正常,右侧股骨头(箭头所示)扁平且有不规则坏死。

**描述**:股骨头骨骺缺血性坏死。主要见于男孩,平均发病年龄 6 岁。

**征象和体征**:早期临床征象与滑囊炎或关节炎症反应有关。疼痛为钝痛且无特异性。通常会无痛跛行,若两侧发生,会出现摇摆步态。

**病因学**:文献认为它是自发性的缺血性坏死,或与微小创伤、滑膜炎感染及代谢性骨疾病有关。

**成像**:早期诊断中 MRI 最为敏感。直到股骨头软骨下骨塌陷数周 X 线摄影都显示正常。

**保守治疗**:早期的年轻患者预后最好,因为有丰富的血液供应,股骨头很少畸形。支撑性合适的运动常促进血管重建和重塑,长期避免负重也有助于股骨头重塑。

## 股骨头骨骺滑脱

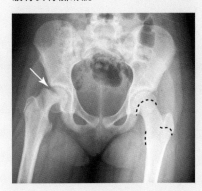

患者,女,13 岁,右髋股骨头骨骺滑脱。箭头所示为骺板;骨骺向后内侧脱落。左侧髋关节正常,虚线所示为正常的骺板位置。

**描述**:股骨头骨骺滑脱是近端股骨骨骺的后内侧移位。最常见于青春期髋关节紊乱。20%的患者起初是双侧的,另外 20%~40%的患者在 18 个月内进展性累及双侧。

**征象和体征**:髋关节和膝关节隐痛、活动受限(尤其是内旋)、减痛步态、肢体长度缩短。发展隐匿,青春期时与快速生长期同时发生。

**病因学**:理论上与生长和性激素失衡有关,会削弱骺板。其他病因涉及骺板的垂直方向,近端股骨的后倾及活动。

**成像**:侧位蛙腿位 X 线摄影很好展示骨骺移位的多少。

**保守治疗**:通常无效。

**手术治疗**:原位钢钉插入螺丝是最常用的治疗方法。在美国,不累及髋关节进行预防性钢钉治疗具有争议性,然而在欧洲常用。钢钉法的预后对功能完全恢复是极好的。

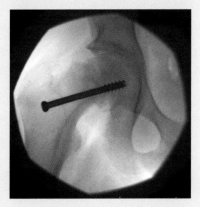

透视显示用于固定滑脱骨骺的螺丝。

(待续)

表 5.15(续)

| 病变图解 | 临床信息 | 治疗 |
|---|---|---|

**股骨颈应力性骨折**

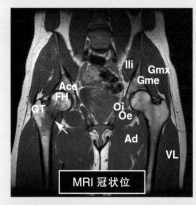

MRI 冠状位

一位20岁女跑步者股骨颈应力性骨折。冠状位 T1 加权 MRI 显示骨折线为低信号,周围有中等信号水肿(箭头所示)。GT,大转子;FH,股骨头;Ace,髋臼;Ili,髂腰肌;Gmx,臀大肌;Gme,臀中肌;Oi,闭孔内肌;Oe,闭孔外肌;Ad,内收肌;VL,股外侧肌。

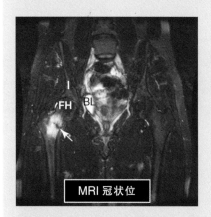

MRI 冠状位

冠状位 T2 图像证实股骨颈骨折。可见低信号的特征线性带被骨髓水肿的高信号包绕。FH,股骨头。

**描述:**应力性骨折(疲劳性或功能不全型)通常发生在股骨颈的受压侧(下端),而不是张力侧(上端)。

**征象和体征:**与负重活动有关的背部、臀部或腹股沟疼痛逐渐加重。极端被动外旋和内旋时疼痛是应力性骨折的敏感信号。

**损伤机制:**疲劳性应力性骨折可在跑步者和在军事受训人员中发生,归咎于正常骨骼负重持续时间、频率和负重活动强度增加。功能不全性应力性骨折可能发生在患有骨质疏松症的老年女性或有女运动员三联征(即饮食失调、月经紊乱、过早的骨质疏松)的女性,归咎于正常力量施加在变弱的骨骼上。

**成像:**

● 早期 X 线摄影通常为阴性。如果临床高度怀疑骨折,将要求防护性负重,直到2周后再次进行 X 线摄影检查。

● MRI 是最敏感的,如果需要立即诊断或者再次 X 线摄影为阴性,则可以进行。

**保守治疗:**受压侧骨折在有拐杖的非负重情况下恢复良好,依据临床的反应,逐渐进展到局部负重,然后完全负重4~6周。

**手术治疗:**对于张力侧股骨颈应力性骨折,通常采用预防性手术固定治疗。如果受压侧骨折移位,也可能需要固定。通常在荧光透视引导下插入两个或更多的空心螺钉。在年龄较大、活动量较少的患者中,可以进行半髋关节置换术,以防止股骨头缺血性坏死的潜在并发症。

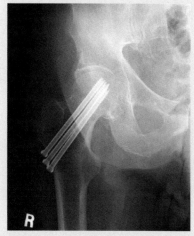

前后位 X 线摄影显示多根螺钉的位置,用于稳定股骨颈骨折。

(待续)

表 5.15(续)

| 病变图解 | 临床信息 | 治疗 |
|---|---|---|

### 髋关节骨关节炎

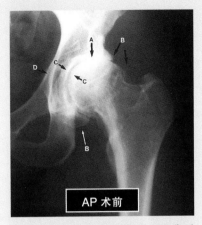

AP 术前

髋关节的前后位 X 线摄影显示典型的退行性关节疾病征象:(A)不对称的关节间隙狭窄伴随股骨头上移;(B)边缘骨刺;(C)关节两侧软骨下骨硬化;(D)由股骨头上内侧移动及骨盆骨质疏松导致的髋臼内陷。

**描述:** 骨关节炎是最常见的一种关节炎,其特征是关节软骨的变性,在 >55 岁人群中大部分通过 X 线摄影即可诊断。

**征象和体征:** 进行性疼痛和关节功能的丧失,关节功能的一致性丧失以及负重疼痛加剧导致行走障碍。

**病因:** 可能是原发性的,没有明确的先兆,而继发性的与创伤或病理状态相关。

**成像:**

影像学特征

● 关节间隙狭窄

● 软骨下骨硬化

● 关节边缘骨赘形成

**保守治疗:** 物理疗法可以减轻疼痛,改善力量,并提供辅助设备协助步行。非甾体类药物有助于减少关节的炎症反应。

**手术治疗:** 半髋关节置换术取代退化的股骨头。全髋关节置换术包括更换髋臼杯。髋关节表面置换是对关节置换手术的一种修正,可用于骨密度高的年轻患者。

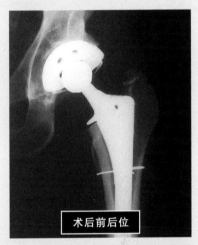

术后前后位

手术后的 X 线图像显示全髋关节置换。髋臼和股骨头都被替换为假体部件。

### 股骨头缺血性坏死(AVN)

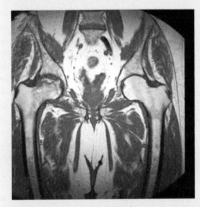

股骨头缺血性坏死冠状位 T1 加权 MRI。注意球形股骨头变扁平,低信号的蛇纹线代表坏死骨的塌陷,以及股骨头和颈部中等信号的弥漫性水肿。

**描述:** AVN 是股骨头血供中断,导致骨组织坏死。

**征象和体征:** 关节或大腿的非特异性钝痛;关节活动范围(ROM)受限;进行性疼痛跛行。

**病因:** 多种多样,分为以下 3 类:①导致外周血管压迫(如创伤);②血管壁增厚致血管堵塞(如放射治疗);③血栓形成(如糖尿病)引起阻塞。

**成像:** MRI 对早期诊断是最敏感的。直至数周后股骨头的软骨下骨塌陷,X 线摄影将显示正常。

**保守治疗:** 对于成人来说,预后差异较大。

**手术治疗:** 成人通常是必要的。包括钻入股骨头以加速血管再通,移植健康骨到钻孔洞,内翻扭转位矫正截骨术以提供一个可行的负重表面,或人工髋关节置换术。

(待续)

表 5.15(续)

| 病变图解 | 临床信息 | 治疗 |
|---|---|---|

**股骨髋臼撞击综合征伴随盂唇撕裂**

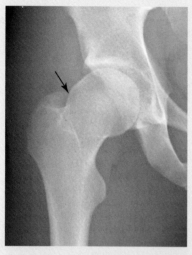

髋关节前后位 X 线图像显示股骨颈(箭头所示)上的骨隆起,在屈髋时会撞击髋臼,导致髋关节撞击综合征。

**描述:** 股骨髋臼撞击综合征是一种机械性病变,因为股骨颈与髋臼毗邻。由于关节运动学的改变,髋骨的盂唇很容易被撕裂。

**征象和体征:** "咔嗒"声、髋关节活动范围受限,以及疼痛激发试验屈伸时重现疼痛。髋关节锁定与盂唇撕裂有关。

**病因:** 这与能够改变髋关节正常骨解剖结构的发病诱因有关(如生长性发育不良、缺血性坏死、髋臼后倾、改变股骨头颈部连接)。分为凸轮型和钳夹型两种类型。

**成像:**

- 骨盆和髋关节 X 线摄影用于评估骨性排列和髋臼形态。
- MR 关节造影术可用于观察唇状撕裂。

**保守治疗:** 物理疗法可以减轻疼痛,改善力量和灵活性,并教授改良的活动,同时应用非甾体类药物来减少炎症,可能会有所帮助。

**手术治疗:** 手术的目的是恢复髋臼内股骨的间隙。可在关节镜下对股骨头颈交界区或髋臼边缘行骨切除术。盂唇的撕裂可以修剪或修复。

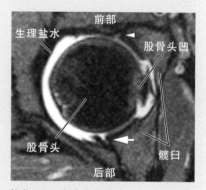

轴位 MRI 髋关节图像显示髋关节盂唇撕裂(箭头所示)和正常的三角形前唇(三角箭头所示)变钝。这些损伤与股骨髋臼撞击综合征有关。

(徐珊珊 李淑琪 缪明霞 王骏 陈峰 沈柱 吴虹桥 译)

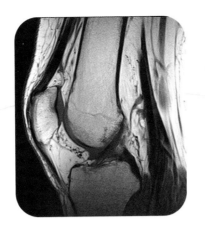

# 第 **6** 章

# 膝关节成像

## ■ 第1节 简介

### ❑ 病理

- **为什么膝关节如此频繁损伤？**关节运动学使其具有很强的稳定性,同时具有很强的机动性。这种机械柔性,再加上其位于人体两根最长的骨骼之间,使其易于诱发各种运动损伤、创伤和退行性病变。

- **运动损伤/创伤:**在美国,膝关节疼痛导致每年到急诊科就诊的患者超过 130 万人次,到家庭医生就诊的患者超过 1200 万人次。

- **骨关节炎(OA):**是人类最常见的关节疾病,也是老年人致残的主要原因。在美国每年有超过 50 万的全膝关节置换手术。

- **肿瘤:**在儿童中,肿瘤好发于股骨远端和胫骨近端干骺端。恶性骨癌发病率的增加与青少年的生长速度一致,并占所有儿童癌症的 11%。最常见的是骨肉瘤(56%)和尤文肉瘤(34%)。

### ❑ 成像选择

- **X线摄影:**可充分显示膝关节的大多数骨折和脱位以及非创伤性疾病,如各种各样的关节炎。

- **CT:**提供复杂骨折特征的最佳显示,如胫骨平台骨折凹陷、关节缺损和碎片化。

- **MRI:**最适合评估韧带损伤、半月板、关节软骨和骨软骨骨折以及分离性骨软骨炎。

- **超声:**在对急性膝关节疼痛的评估中所扮演的角色通常局限于对伸肌机制、关节渗出和腘窝囊肿的评估。

在对肿瘤的评估中,X 线摄影有助于确定下一步的影像学选择,如果有的话。骨扫描显示骨骼中病变的分布和活动。MRI 评估病变在骨内外的程度。

### ❑ 可获得的指南

- **临床决策规则(CDR):**渥太华膝关节准则和匹兹堡膝关节创伤准则是基于循证指南,旨在尽量减少不必要的急诊膝关节 X 线摄影。

- **ACR适宜性标准:**这些以循证为基础的标准确定了针对特定患者的最适当的成像检查。目前已发表了 6 个关于创伤性膝关节疼痛的报告,以及 11 个非创伤性膝关节疼痛的报告。

- **诊断性成像途径:**已建立临床决策树用于评估:①非创伤性膝关节疼痛;②外伤后膝关节疼痛;③疑似骨髓炎。

# ■ 第2节　解剖学回顾(图6.1)

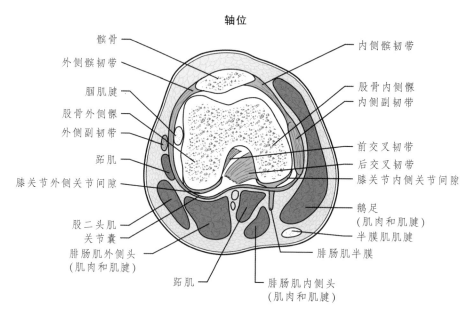

轴位

髌骨　　　　　　　　　内侧髌韧带
外侧髌韧带　　　　　　股骨内侧髁
腘肌腱　　　　　　　　内侧副韧带
股骨外侧髁　　　　　　前交叉韧带
外侧副韧带　　　　　　后交叉韧带
跖肌　　　　　　　　　膝关节内侧关节间隙
膝关节外侧关节间隙　　鹅足
股二头肌　　　　　　　(肌肉和肌腱)
关节囊　　　　　　　　半膜肌肌腱
腓肠肌外侧头　　　　　腓肠肌半膜
(肌肉和肌腱)
跖肌　　　腓肠肌内侧头
　　　　　(肌肉和肌腱)

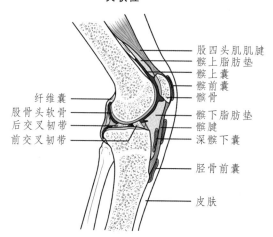

矢状位

股四头肌肌腱
髌上脂肪垫
髌上囊
髌前囊
髌骨
纤维囊
股骨头软骨　　髌下脂肪垫
后交叉韧带　　髌腱
前交叉韧带　　深髌下囊
胫骨前囊
皮肤

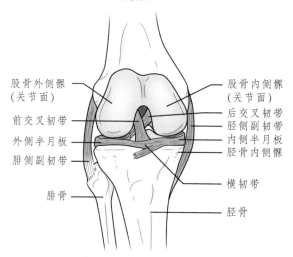

冠状位

股骨外侧髁　　　　　股骨内侧髁
(关节面)　　　　　 (关节面)
前交叉韧带　　　　　后交叉韧带
外侧半月板　　　　　胫侧副韧带
腓侧副韧带　　　　　内侧半月板
　　　　　　　　　　胫骨内侧髁
腓骨　　　　　　　　横韧带
　　　　　　　　　　胫骨

图6.1

# ■ 第 3 节　可获得的成像指南:ACR 适宜性标准、临床决策规则、诊断性成像途径

- **适宜性标准**:是基于专家共识所研发的循证指南,以帮助临床医生在特定临床条件下选择成像模式。ACR 发表了急性创伤性和非创伤性膝关节疼痛的标准。
  - ▶ 膝关节急性创伤的 ACR 适宜性标准见表 6.1。
  - ▶ 非创伤性膝关节疼痛的 ACR 适宜性标准见表 6.2。
- 在评估创伤后的患者时,CDR 已经被研发出来,以帮助首诊的临床医生确定是否有必要成像。

膝关节受到创伤后频繁使用 X 线摄影促进了这些指南的制订。85%的患者被要求进行 X 线摄影,然而这些患者中只有 6%~12%发现有骨折。这些 CDR 的正确应用将减少不必要的放射检查。

两套 CDR 指南已经制订出来,用于指导临床医生治疗急性膝关节损伤。

- ▶ 渥太华膝关节准则见表 6.3。
- ▶ 膝关节创伤的匹兹堡决策准则见表 6.4。
- **诊断性成像路径**:是由西澳大利亚卫生部制订的基于循证指南,以协助制订不同的临床方案。作为决策树流程图,内容与上面的 ACR 标准一致。给出 3 种途径。
  - ▶ 创伤后膝关节疼痛的诊断性成像途径见表 6.5。
  - ▶ 非创伤性膝关节疼痛的诊断性成像途径见表 6.6。
  - ▶ 疑似骨髓炎的诊断性成像途径见表 6.7。

| **表 6.1**　膝关节急性创伤的 ACR 适宜性标准 | | | |
|---|---|---|---|
| 膝部急性创伤的临床类型 | 通常适合 | 可能适合 | 通常不适合(详见网站) |
| 1.任何年龄的患者(婴儿除外);摔倒或扭伤,无局部压痛,无积液;能行走。首选检查 | —— | —— | ● 膝关节 X 线摄影<br>● 膝关节 MRI 平扫 |
| 2.任何年龄的患者(婴儿除外);摔倒或扭伤,有以下一项或多项:局部压痛、积液、不能负重。首选检查 | ● 膝关节 X 线摄影 | ● 膝关节 MRI 平扫 | ● 膝关节超声<br>● 膝关节 CT 平扫 |
| 3.任何年龄的患者(婴儿除外);摔倒或扭伤,无骨折或 X 线摄影见胫骨外侧髁的撕脱性骨折,同时有以下一项或多项:局部压痛、积液、不能负重。进一步检查 | ● 膝关节 MRI 平扫 | ● 膝关节 CT 平扫 | ● 膝关节超声<br>● 膝关节 MRI 平扫+增强<br>● 膝关节 MR 血管造影<br>● 膝关节 CT 增强或平扫+增强 |
| 4.任何年龄的患者(婴儿除外);摔倒或扭伤并且 X 线图像显示有胫骨平台骨折,有以下一项或多项:局部压痛、积液、不能负重。进一步检查 | ● 膝关节 CT 平扫<br>● 膝关节 MRI 平扫 | —— | ● 膝关节超声<br>● 膝关节 MRI 平扫+增强<br>● 膝关节 MR 血管造影<br>● 膝关节 CT 增强 |
| 5.任何年龄的患者(婴儿除外);两天前膝关节损伤,机制不详。局部压痛、积液、能行走。首选检查 | ● 膝关节 X 线摄影 | ● 膝关节 MRI 平扫 | ● 膝关节超声<br>● 膝关节 CT 平扫 |

(待续)

### 表6.1(续)

| 膝部急性创伤的临床类型 | 通常适合 | 可能适合 | 通常不适合(详见网站) |
|---|---|---|---|
| 6.任何年龄的患者(婴儿除外)。因车祸造成膝关节严重创伤,疑似膝关节后脱位。首选检查 | • 膝关节 X 线摄影<br>• 膝关节 MRI 平扫<br>• 膝关节 MR 平扫+血管造影<br>• 下肢动脉造影术<br>• 下肢 CT 血管造影 | —— | • 膝关节 MR 血管造影<br>• 膝关节超声检查<br>• 膝关节 CT 平扫或平扫+增强<br>• 膝关节 MRI 平扫+增强 |

此表为缩减版,在完整文件中包含额外的"通常不适合"的检查。读者可登录 ACR 网站浏览最新、最完整的 ACR 适宜性标准。

Reprinted with permission from the American College of Radiology.

*Segond 骨折:在 Gerdy 的结节上的髂胫束的附着处,胫骨外侧髁的撕脱性骨折;常伴有 ACL 损伤。

对比剂的使用取决于临床情况。

### 表6.2    非创伤性膝关节疼痛的 ACR 适宜性标准

| 临床类型 | 通常适合 | 可能适合 | 通常不适合(详见网站) |
|---|---|---|---|
| 1、2 和 3:儿童/青少年/成人概述。最少初始检查 | • X 线摄影 | —— | —— |
| 4、5 和 6:儿童/青少年/成人概述:最初膝关节 X 线摄影不能诊断(显示正常或关节积液) | • MR 平扫 | —— | —— |
| 7.儿童/青少年:最初膝关节 X 线摄影显示骨软骨损伤(骨折/分离性骨软骨炎或游离体) | • MR 平扫 | • MR 关节摄影术<br>• CT 关节摄影术 (如果 MR 不可行) | —— |
| 8.成人:髌骨的(先前的)症状。最初的膝关节 X 线摄影显示退行性关节病(DJD)和(或)软骨钙化病 | —— | —— | —— |
| 9.成人:非肿瘤、非局限性疼痛。最初的膝关节 X 线摄影显示炎症、结晶或退行性关节病 | —— | —— | —— |
| 10.成人:非肿瘤、非局限性疼痛。最初的膝关节 X 线摄影显示缺血性坏死(AVN) | • MR 平扫 | —— | —— |
| 11.成人:非肿瘤、非局限性疼痛。最初的膝关节 X 线摄影显示关节内紊乱(如 Segond 骨折、深部股骨凹陷征) | • MR 平扫 | • MR 关节摄影术<br>• CT 关节摄影术 (如果 MR 不可行) | —— |

此表为缩减版,在完整文件中包含额外的"通常不适合"的检查。读者可登录 ACR 网站浏览最新、最完整的 ACR 适宜性标准。

Reprinted with permission from the American College of Radiology.

对比剂的使用取决于临床情况。

| 表 6.3 | 渥太华膝关节准则 |
| --- | --- |

对于有以下任何征象的患者，在膝关节创伤后要求进行传统的 X 线摄影：*

- 年龄>55 岁
- 腓骨小头压痛
- 髌骨孤立性压痛
- 无法屈膝 90°
- 损伤后即刻以及在急诊室不能立即负重行走 4 步

\* 此准则不适用于 18 岁以下的患者。

Stiell I，Greenberg G，Wells G. Derivation of a decision rule for the use of radiography in acute knee injury. Ann Emerg Med.1995：405–413.

| 表 6.4 | 膝关节创伤的匹兹堡决策准则 |
| --- | --- |

对有以下征象的患者要求进行传统的 X 线摄影：

钝伤或跌倒的损伤机制和……

- 年龄<12 岁或>50 岁和（或）……
- 在急诊室不能负重行走 4 步

Bauer SJ，Hollander JE，Fuchs SH，Thode HC Jr. A clinical decision rule in the evaluation of acute knee injuries. J. Emerg Med. 1995；13：611–615.

| 表 6.5 | 创伤后膝关节疼痛的诊断性成像途径 |
| --- | --- |

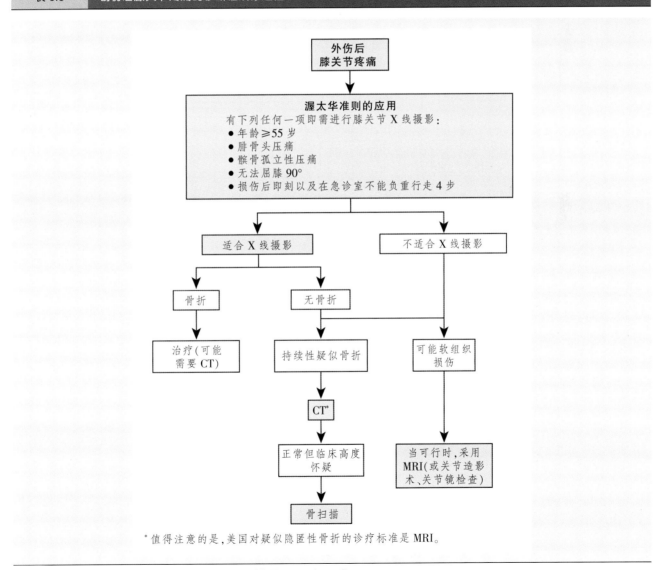

\* 值得注意的是，美国对疑似隐匿性骨折的诊疗标准是 MRI。

Reprinted with permission of the Department of Health Western Australia.

欲了解最近的更新内容，请登录：www.imagingpathways.health.wa.gov.au

**表 6.6　非创伤性膝关节疼痛的诊断性成像途径**

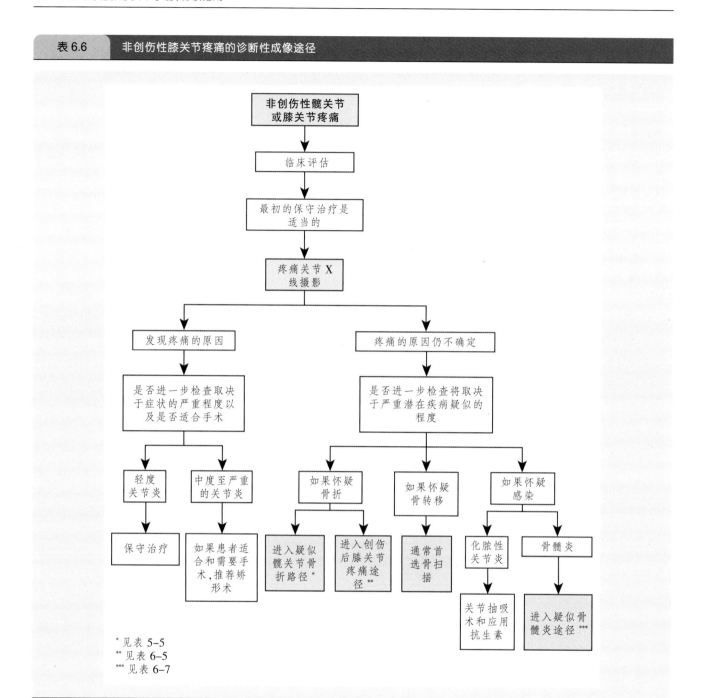

* 见表 5–5
** 见表 6–5
*** 见表 6–7

Reprinted with permission of the Department of Health Western Australia.

欲了解最近的更新内容，请登录：www.imagingpathways.health.wa.gov.au

| 表 6.7 | 疑似骨髓炎的诊断性成像途径 |

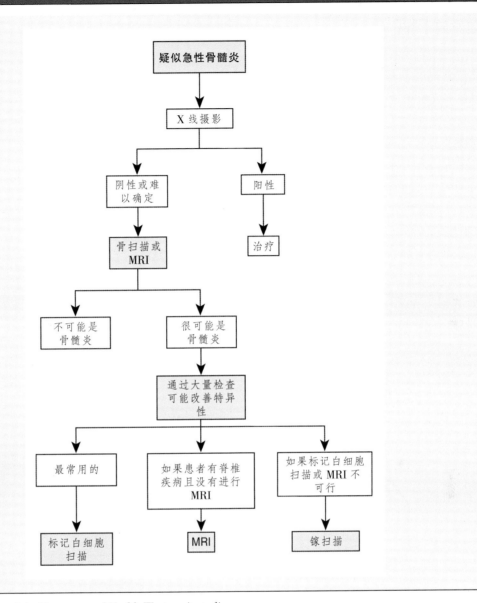

Reprinted with permission of the Department of Health Western Australia.

欲了解最近的更新内容,请登录:www.imagingpathways.health.wa.gov.au

# ■ 第 4 节　膝关节常规 X 线摄影评估

- 膝关节常规 X 线摄影的主要目的是确定或排除解剖异常或疾病过程。它在诊断检查中几乎总是首选成像检查。
- 标准膝关节 X 线摄影是在患者不负重的体位下进行评估。
- 相反,负重位置必须明确要求。负重位观察的优点是可以观察处于功能位置的关节。当置于负重位置时患者的疼痛通常加剧。因此,体重、重力以及地面作用力的影响是临床医生或外科医生评估膝关节时需要考虑的因素。

- 膝关节常规 X 线检查通常进行以下 4 种摄影:
    - ▸ 前后位(AP)。
    - ▸ 侧位。
    - ▸ 髁间窝位(隧道位)。
    - ▸ 髌骨切线位(日出位)。
- X 线图像的基本评价可参照 ABCS 原则(详见表 1.1)。
    - ▸ 对线(Alignment)。
    - ▸ 骨密度(Bone density)。
    - ▸ 软骨(Cartilage)。
    - ▸ 软组织(Soft tissues)。
- 膝关节常规 X 线摄影的概述见表 6.8。

| 表 6.8 | 膝关节常规 X 线摄影 |
| --- | --- |

**摄影**

前后位(AP)

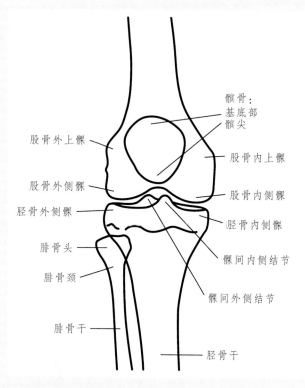
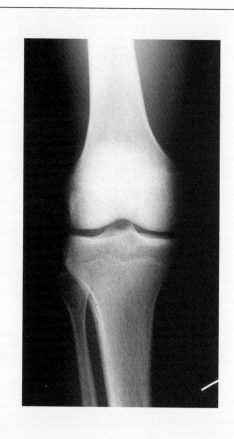

- 髌骨正常重叠在远端股骨上。
- 内侧和外侧股骨胫骨关节间隙相等。
- 股骨和胫骨的长轴轻度外偏。
- 腓骨头内侧部分位于胫骨后方。

(待续)

**表 6.8(续)**

### 侧位摄影

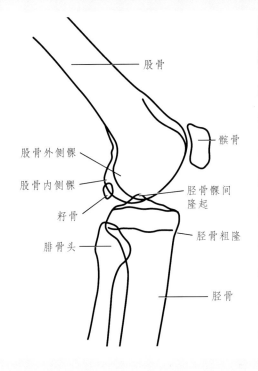

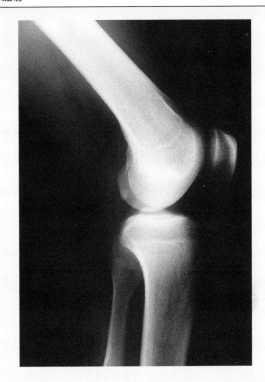

- 股骨
- 髌骨
- 股骨外侧髁
- 股骨内侧髁
- 胫骨髁间隆起
- 籽骨
- 胫骨粗隆
- 腓骨头
- 胫骨

- 髌骨与股骨的关系。
- 完整长骨的前后皮质边缘。
- 四头肌和正常长度的髌韧带。
- 髌上间隙积液的评估。

### 髁间窝摄影

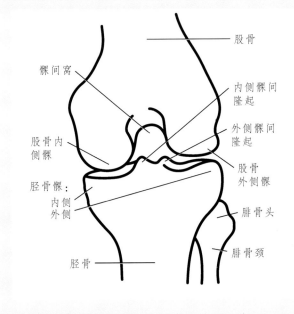

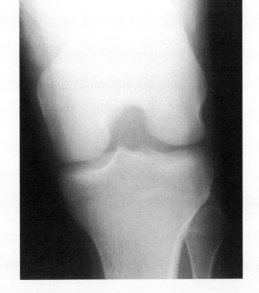

- 股骨
- 髁间窝
- 内侧髁间隆起
- 外侧髁间隆起
- 股骨内侧髁
- 股骨外侧髁
- 胫骨髁:
- 内侧
- 外侧
- 腓骨头
- 腓骨颈
- 胫骨

- 髁间窝光滑的隧道形表面。
- 内外侧髁间隆起点状显示。

(待续)

表 6.8(续)

**髌骨切线位摄影**

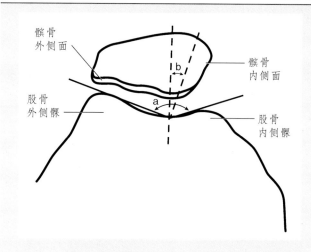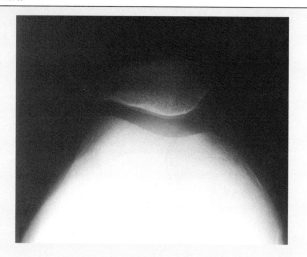

- 髌骨关节面光滑且与股骨沟一致。
- 股骨滑车沟角(a)与髌股角(b)有助于确定髌股关节的形态(患者仰卧位，屈膝与检查床呈45°)。

# ■ 第5节　膝关节MRI基本方案

- 膝关节 MRI 的初步适应证是内部结构的评估，如关节软骨、韧带、肌腱和半月板。
- MRI 方案是指 MRI 扫描过程中执行的序列组合。没有完全标准的方案存在。序列组合取决于身体的部位和疑似的病变。鉴于 MRI 的耗时性，对每一个正交平面采用大量的序列是既不实际也没必要的。相反，一个设备的膝关节 MRI 方案基于解剖和潜在病变的正交平面和序列的组合。
- 肌骨 MRI 的基本原则为两部分：
  - 被用来定义解剖结构。
  - 被用来发现异常液体。异常液体或水肿为病理征象。
- 这些基本的膝关节 MRI 方案包括解剖定义序列（如 T1、GRE、PD）和流体敏感序列[如短时间反转恢复(STIR)和 T2 脂肪预饱和]，尽管它们之间有

重叠。
- 表 6.9 中，解剖序列与液体敏感序列是匹配的。阅读这些影像的方法是逐层匹配这些配对序列，识别解剖结构，然后寻找异常的高(亮)信号。

| 表 6.9 | 解剖序列和液体敏感序列 | |
|---|---|---|
| **正交平面** | **解剖序列** | **液体敏感序列** |
| 轴位 | 质子密度 | T2 脂肪预饱和 |
| 矢状位 | T1 | 短时间反转恢复 |
| 冠状位 | 质子密度 | 短时间反转恢复 |

- 额外的评估也可能包括关节造影序列，在 MRI 检查前将对比剂注射到膝关节。最初的目的是显示部分半月板切除后半月板再次发生撕裂。
- 关于理解膝关节 MRI 或 CT 的正交平面见表 6.10。
- 关于膝关节 MRI 基本方案见表 6.11。
- 关于膝关节 MR 关节造影见表 6.12。

| 表 6.10 | 膝关节 MRI 或 CT 检查的正交平面 |
| --- | --- |

| | |
| --- | --- |
| **轴位** | 轴位的视野范围从股骨远端延伸到胫骨近端。参考线是将要显示的层面 |

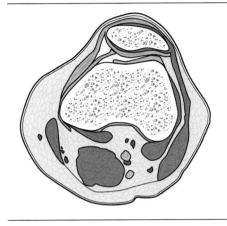 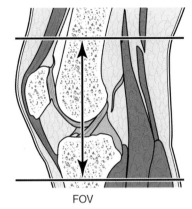 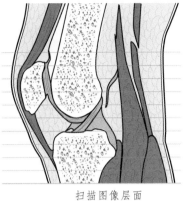

FOV　　　　扫描图像层面

| | |
| --- | --- |
| **矢状位** | 矢状位的视野范围从内侧股骨髁延伸到外侧股骨髁。参考线是将要显示的层面 |

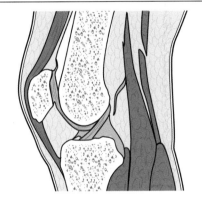 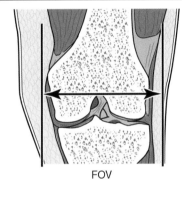 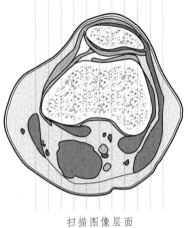

FOV　　　　扫描图像层面

| | |
| --- | --- |
| **冠状位** | 冠状位的视野范围从髌骨前缘延伸到腘窝。参考线是将要显示的层面 |

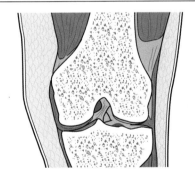 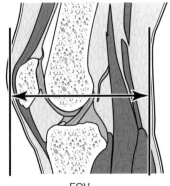 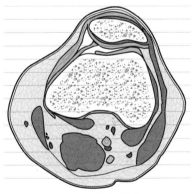

FOV　　　　扫描图像层面

| 表 6.11 | 膝关节 MRI 基本方案 | |
|---|---|---|
| PD | 轴位 | T2 脂肪预饱和 |
| 确定解剖序列 | 检测异常液体序列 | |

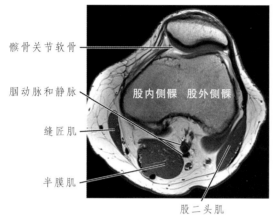 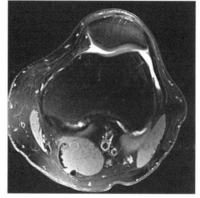 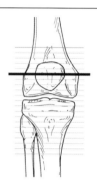

髌骨关节软骨

腘动脉和静脉

股内侧髁　股外侧髁

缝匠肌

半膜肌

股二头肌

**需识别的结构**

- 关节软骨
- 内侧髌韧带
- 髌骨支持带
- 前交叉韧带/后交叉韧带
- 关节积液

- 腘窝囊肿
- 腘肌/肌腱
- 鹅足肌/肌腱
- 肌肉总体积
- 神经血管束

| T1 | 矢状位 | 短时间反转恢复 |
|---|---|---|
| 确定解剖序列 | 检测异常液体序列 | |

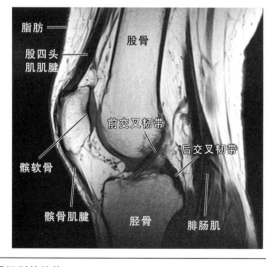 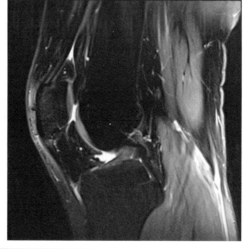 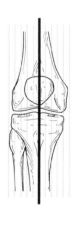

脂肪

股四头肌肌腱

股骨

前交叉韧带

后交叉韧带

髌软骨

髌骨肌腱

胫骨

腓肠肌

**需识别的结构**

- 半月板
- 前交叉韧带
- 后交叉韧带
- 伸肌结构

- Hoffa 脂肪垫
- 关节软骨
- 骨髓

（待续）

**表 6.11 (续)**

| PD | 冠状位 | 短时间反转恢复 |
|---|---|---|
| 确定解剖序列 | 检测异常液体序列 | |

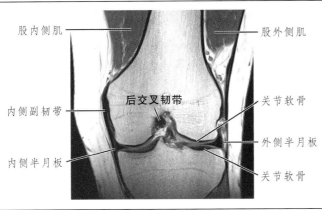
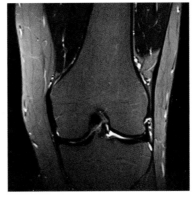
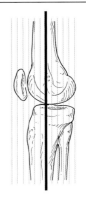

股内侧肌　股外侧肌
后交叉韧带
内侧副韧带　关节软骨
内侧半月板　外侧半月板
关节软骨

**需识别的结构**

- 副韧带
- 半月板
- 关节软骨
- 骨挫伤
- 前交叉韧带/后交叉韧带
- 腘肌腱
- 神经血管束

| 表 6.12 | 膝关节 MR 关节造影 |
| --- | --- |

**荧光透视下针穿引导**

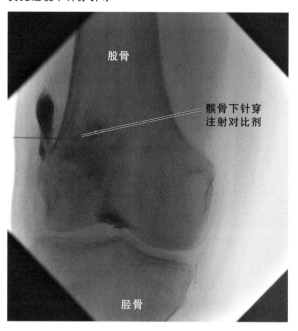

股骨

髌骨下针穿注射对比剂

胫骨

**T1 脂肪抑制关节造影序列:轴位**

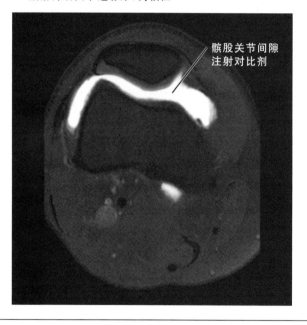

髌股关节间隙注射对比剂

**用于识别**

- 术后半月板撕裂/再次撕裂。
- 游离体。
- 软骨软化。
- 髌骨软骨骨折。

**操作步骤**

1. 将荧光透视导管置于髌骨上(有经验的临床医生可以不在荧光透视引导下进行操作)。
2. 准备,铺单,消毒区域,麻醉皮肤。
3. 让患者放松股四头肌,使髌骨处于放松状态。
4. 将 25G 穿刺针从髌骨外侧推进。针应该置于髌骨中心附近的髌骨软骨上。
5. 注射 40mL 标准的 MR 关节对比剂——稀释的钆溶液(20mL 生理盐水,10mL 碘海醇 300,10mL 1% 利多卡因和 0.1mL 钆)。
6. 移去针。用弹性绷带缠绕关节以使对比剂从髌上囊进入关节间隙。
7. 让患者走向 MR 扫描仪,以促进对比剂流入关节并进入任何撕裂的半月板。

**评估**

- 对比剂显示为高信号。
- 对比剂异常进入显示损伤的软骨或半月板撕裂。

(待续)

表 6.12(续)

矢状位

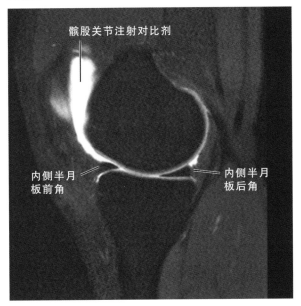

髌股关节注射对比剂

内侧半月
板前角

内侧半月
板后角

冠状位

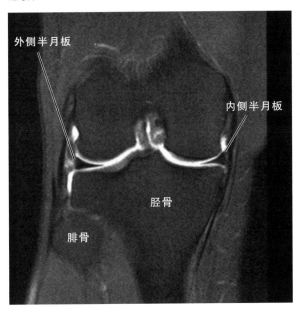

外侧半月板

内侧半月板

胫骨

腓骨

## ■ 第6节 膝关节CT基本方案

- 当需要了解骨骼和关节的结构和空间信息时,CT可作为大多数骨骼条件下的成像模式。
- 膝关节CT的主要适应证是:
  - ▶ 严重创伤的评估。
  - ▶ 骨折碎片对线和移位的评估。
  - ▶ 识别关节内游离体。
  - ▶ 对胫骨平台凹陷性骨折的评估。
  - ▶ 评估任何条件下的MRI典型表现，如果MRI禁忌(包括MR关节造影禁忌),采用CT关节内造影。
- CT与传统的X线摄影具有相似的成像原则:人体组织衰减X线,在图像上用灰阶表示。在X线图像和CT图像上有4个基本的灰阶:

- ▶ 1.空气=黑
- ▶ 2.脂肪=灰–黑
- ▶ 3.水(软组织)=灰
- ▶ 4.骨骼=灰–白
- ▶ 此外,对比剂通常是白色的最亮影。
- 观察:在每个层面内,利用ABCS检查异常。
  - ▶ 对线(Alignment)——解剖界面是否具有适当的关节关系?
  - ▶ 骨密度(Bone density)——骨皮质是否能确定边缘及骨干? 骨小梁是否清晰?
  - ▶ 软骨/关节间隙(Cartilage/joint spaces)——软骨下骨是否存在一些缺陷? 在关节间隙内是否存在游离体或散在的碎片?
  - ▶ 软组织(Soft tissues)——在髌骨上、髌骨下或腘窝是否存在积液?
- 膝关节CT检查方案见表6.13。

| 表6.13 | 膝关节CT检查方案 |
| --- | --- |

**轴位**

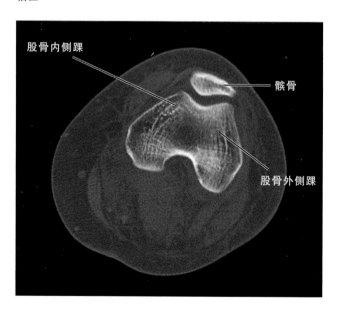

股骨内侧踝
髌骨
股骨外侧踝

- **髌股关节**
  检查滑车沟内髌骨的一致性。
  寻找骨软骨缺损。
- **胫骨平台**
  检查退行性变或骨折裂隙。
  胫骨外侧Segond撕脱性骨折伴前交叉韧带(ACL)撕裂。
- **胫骨粗隆**
  骨质增生或碎裂,由牵引性骨骺炎引起。

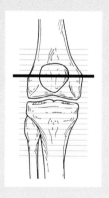

(待续)

表 6.13(续)

**矢位状重组**

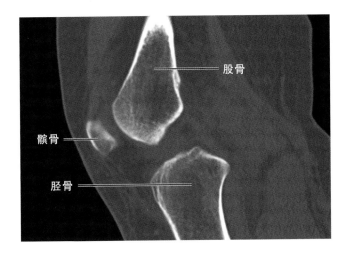

- 股骨
- 髌骨
- 胫骨

也需要检查以下各项

- **髌骨的位置**

  高位推断髌韧带撕裂;低位推断股四头肌肌腱撕裂。

  碎裂和骨化可能发生在髌下以及髌腱,见于 Sinding–Larsen–Johansson 病(髌骨第二骨化中心下极的缺血性坏死。由慢性运动损伤与磨损牵拉或应力骨折引起髌下极供血不足)。

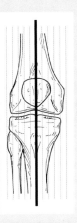

**冠状位重组**

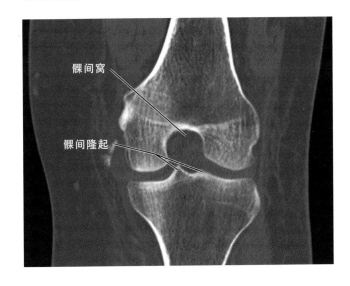

- 髁间窝
- 髁间隆起

还需要检查以下内容

- 股骨髁:髁间或髁可发生裂裂骨折。
- 髁间窝:骨软骨病显示为透亮的缺损或反应性硬化,此处骨折常见于股骨内侧髁。
- 髁间隆起:儿童和青少年,为前交叉韧带(ACL)附着处撕脱性骨折。
- 胫骨外侧平台:Segond 或侧囊征在胫骨外侧平台具有曲线型骨折线伴前交叉韧带(A-CL)撕裂。

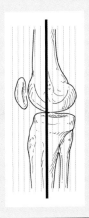

(待续)

表 6.13(续)

三维重组

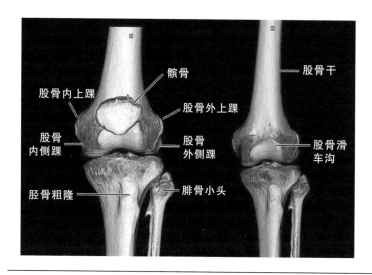

- 记住，三维模型的二维图像作用有限。三维模型可旋转360°。
- 也可以创建不同的表现形式，通常一个是所有骨骼的模型，一个是移除所有非骨折骨的模型。在左侧，从模型中移除髌骨，以检查股骨滑车沟。

# 第7节 膝关节肌骨超声诊断基本方案

- MSUS 被认为是首选的检查，与传统 X 线摄影联合使用。
- 进行 MSUS 检查依据的临床症状包括膝关节疼痛、肿胀或存在肿块。在膝关节创伤中超声的判读必须与损伤的机制和 X 线摄影检查的结果相结合。
- 膝关节 MSUS 的主要适应证：
  - 诊断软组织损伤
  - 显示囊、滑膜以及黏液囊
  - 识别韧带、肌肉或肌腱撕裂
  - 评价软组织肿块
    - 肿块的囊性确认(如腘窝囊肿)。
    - 诊断关节内肿块导致关节内紊乱。
    - 评价关节镜无法显示的关节周围的肿块。
  - 评估滑膜肥大的程度
    - 诊断皱襞病变
  - 识别关节内游离体
  - 鉴别积液
    - 诊断术后并发症:血肿、脓肿、积液及肿瘤复发

- 关节、关节周围或囊性肿块的针吸引导(图 6.2)。
- **需记住的要点**
  - 膝关节的超声检查分为 4 个象限。可以检查一个或所有 4 个象限，以检查有临床表现的特定结构。
  - 在 MSUS 检查过程中，操作者可采用物理检查，如对抗收缩、被动伸展或触诊，以显示静止位置不可见的病变。
  - 扫查平面命名:MSUS 图像根据检查结构来定义。超声图像相对解剖结构可呈纵向或横向。通过调整探头的长轴，平行或垂直于解剖结构。
- 膝关节肌肉骨骼超声检查见表 6.14。

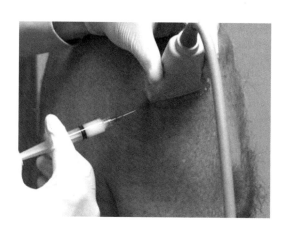

图 6.2

| 表6.14 | 膝关节肌肉骨骼超声检查 |
| --- | --- |

### 膝关节前方,纵向成像

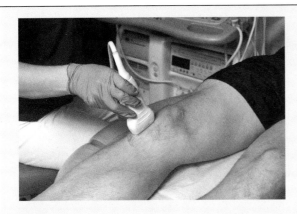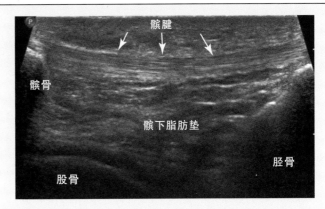

**患者**:仰卧位。

**位置**:髌骨近端和远端。

**探头**:平行于股四头肌及髌骨。

**观察**:股四头肌腱及髌腱、髌支持带、髌上隐窝,髌前囊及髌下囊、股骨髁上软骨。

### 膝关节内侧,纵向成像

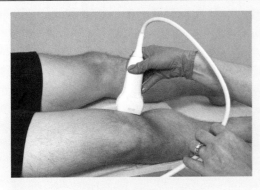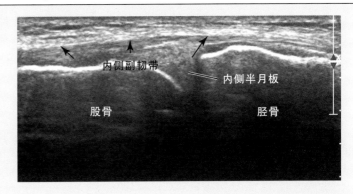

**患者**:仰卧位,髋关节外旋和轻微的屈膝。

**位置**:关节内侧。

**探头**:平行于内侧副韧带。

**观察**:内侧关节间隙、内侧副韧带、内侧半月板、鹅足肌腱和滑囊、髌内侧韧带。

(待续)

表 6.14(续)

### 膝关节外侧,纵向成像

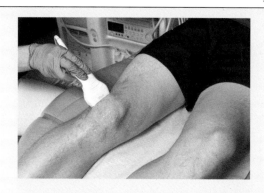 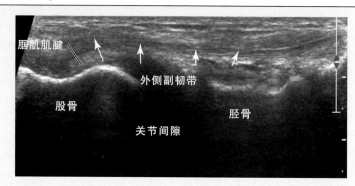

**患者:**仰卧位,髋关节轻微内旋,膝关节屈曲。

**位置:**膝关节外侧。

**探头:**平行于外侧副韧带。

**观察:**从后到前,腘肌肌腱、股二头肌肌腱、外侧副韧带和髂胫束

### 膝关节后方,横断位成像

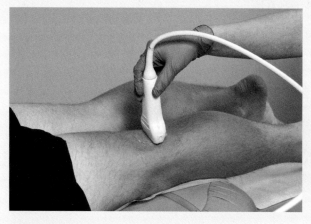 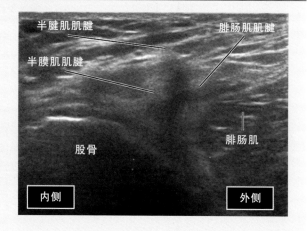

**患者:**俯卧位

**位置:**后关节间隙。

**探头:**平行于关节间隙。

**观察:**腘窝。腘窝囊肿通过腓肠肌内侧头和半膜肌肌腱之间类似逗号形状来确认。同时观察两半月板后角和后交叉韧带。

# ■ 第8节　它看起来像什么？病变图解(表6.15)

| 表 6.15 | 病变图解 | |
|---|---|---|
| 病变图解 | 临床信息 | 治疗 |

**股骨骨折**

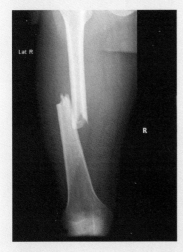

前后位 X 线图像显示骨折位于股骨中段。

**描述**：创伤性骨折位于股骨中段、髁上、髁及髁间。

**体征与症状**：疼痛、无法承重、肿胀。

**损伤机制**：高能量碰撞，如机动车辆事故、行人车辆事故或从高处跌落(如图所示)。老人脱钙可发生摔倒。

**成像**：X 线图像用于诊断,CT 可用于骨片定位。

**手术治疗**：髓内钉可通过小切口插入髋或膝关节的管腔。用螺丝钉连接骨折的两处断端。愈合需要 4~6 个月。

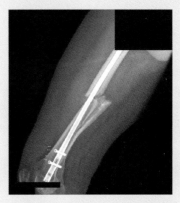

髓内钉固定股骨骨折的侧位 X 线图像。

**胫骨平台骨折**

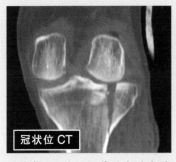

冠状位 CT 显示胫骨平台垂直劈裂骨折。

**描述**：这是一种创伤性骨折,可以延伸至关节面,或显示为影响关节稳定性和功能的关节凹陷。

**体征与症状**：疼痛、不能承重或屈膝、膝关节积液。

**损伤机制**：外翻力与内翻力集中在轴向负荷。有骨质疏松时,低能量的力量即可导致骨折,典型的是凹陷性骨折。高能量骨折常发生在机动车辆事故,在本组中最常见的骨折模式是一个劈裂骨折(如图所示)。

**成像**：
- X 线图像用于诊断。关节积脂血症表现为脂肪和血混合的滑囊液,为层状密度(FBI 指征:脂肪–血界面)。
- 三维 CT 可协助手术计划。
- MRI 通过骨髓水肿确诊隐匿性骨折。

**保守治疗**：轻微的移位骨折采用铰链式支撑治疗,限制活动范围(ROM)、不能负重。

**手术治疗**：移位骨折需用螺钉(如图所示)或钢板固定。凹陷骨折可能需要移植,以重建胫骨平台,恢复功能。术后 6 周开始活动,12 周负重。

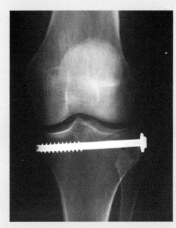

前后位 X 线图像显示胫骨平台骨折用螺钉固定。

(待续)

表 6.15(续)

| 病变图解 | 临床信息 | 治疗 |
|---|---|---|

**剥脱性骨软骨炎(OCD)**

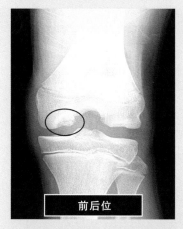

前后位

患者,男,16 岁,前后位 X 线图像显示局部剥脱性骨软骨炎(圆圈所示)。

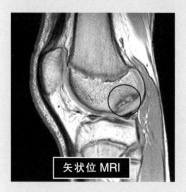

矢状位 MRI

同一剥脱性骨软骨炎患者的矢状位 MRI 图像(圆圈所示)。

**描述**:局灶性坏死区常位于股骨内侧髁,伴有稳定或不稳定的病灶碎片。

**体征与症状**:经常性膝关节疼痛、慢性关节积液,活动加剧。典型的患者是青少年男运动员。

**病因**:多因素的,包括外伤、缺血、异常骨化中心、遗传易感性,或这些因素的一些组合。剥脱性骨软骨炎通常导致膝关节游离体的产生。

**成像**:

● 软骨上骨部位,X 线图像显示界线清楚透亮的新月形区,从股骨髁分离。在大多数情况下,病变位于股骨内侧髁的后外侧部。

● 如果显示小的病变以及病变的游离度,MRI 可确定病变的血管,无论是否累及双侧。

**治疗**:取决于患者的年龄和病变的稳定性。

**保守治疗**:年轻的(骨骼成熟前)患者运动暂缓,防止负重 3~6 个月。患者越年轻,预后越好。

**手术治疗**:手术取决于病变的大小和稳定性。包括病变钻孔以帮助血管再通,钢钉固定碎片,切除游离体,以及螺钉固定碎片。

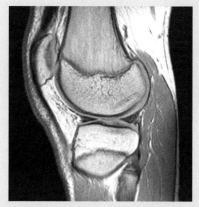

同一患者保守治疗 1 年后的矢状位 MRI 图像。完全治愈。

(待续)

**表 6.15(续)**

| 病变图解 | 临床信息 | 治疗 |
|---|---|---|

### 前交叉韧带(ACL)撕裂

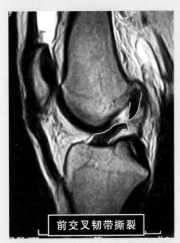

矢状位 MRI 显示前交叉韧带线性连续性中断(实线勾画所示)。

**描述**：部分 ACL 撕裂罕见，大多数 ACL 的损伤是完全性撕裂。约 50% 的 ACL 损伤伴随关节软骨、半月板或其他韧带的损伤。

**体征与症状**：典型的，当运动员减速时，他们会听到"砰"的一声，并且膝关节无力。韧带压迫试验阳性，例如前抽屉试验、Lachman 试验（用于评估前交叉韧带功能的试验）、轴移试验，这说明膝关节不稳定。

**损伤机制**：ACL 撕裂的机制有很多，包括各种类型的外翻、旋转以及过伸损伤，采用膝关节从屈膝到完全伸展的任何位置进行对比。

**成像**：

- 需要 X 线图像排除交叉韧带附着处潜在的撕脱性骨折。
- 矢状位 MRI 显示完全撕裂的 ACL 线性连续性中断。部分撕裂显示某些纤维的增厚和断裂。

**治疗**：前交叉韧带撕裂的治疗，基于患者的功能障碍、患者的活动水平，以及未来活动的预期。半月板和韧带的损伤，以及患者的年龄和术后是否愿意积极进行物理治疗，是作为选择是否手术或放弃手术的其他主要决定因素。

**保守治疗**：支撑并加强锻炼。

**手术治疗**：采用自体移植或同种异体组织进行关节镜下前交叉韧带重建。在胫骨和股骨钻孔，将移植物通过隧道插入。然后将移植物穿过隧道，并用螺钉固定。康复至少持续 6 个月。以下是重建后 3 年的图像。

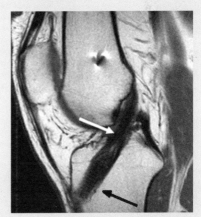

重建前交叉韧带的矢状位 MRI 图像。白色箭头示完整的移植物；黑色箭头示胫骨中的螺钉。

### 内侧半月板撕裂

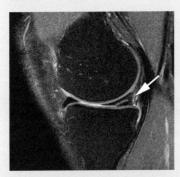

矢状位 MRI 图像显示撕裂呈高信号，延伸至半月板表面(箭头所示)。

**描述**：这是一种急性创伤性或慢性退行性膝关节软骨撕裂。内侧半月板的损伤比外侧半月板损伤的频率更高。

**体征与症状**：单纯的撕裂出现间歇的"咔嗒"声、受阻或关节运动交锁，伴有积液和疼痛。

**损伤机制**：半月板撕裂发生于纤维软骨组织受到异常压力时，例如剪切力、旋转力和压力。它们是常见的运动损伤，当然，也常见于老年人，由于老年人身体的老化衰退。

**成像**：

- MRI 对半月板的评价是金标准。撕裂显示为高信号强度，延伸到正常低信号强度半月板的表面。

**保守治疗**：根据患者情况，限制活动和物理治疗可能使半月板愈合。

**手术治疗**：如果撕裂是位于半月板第三血管外，撕裂的半月板可用关节镜手术修剪或修复。从尸体移植半月板是一种新的外科技术，其长期效果目前正在研究中。

(待续)

表 6.15(续)

| 病变图解 | 临床信息 | 治疗 |
| --- | --- | --- |

**退行性关节病(DJD)或骨关节炎(OA)**

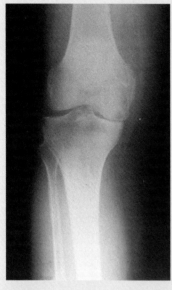

前后位 X 线图像显示不对称的关节间隙狭窄,骨与骨的关系尤以内侧为著。

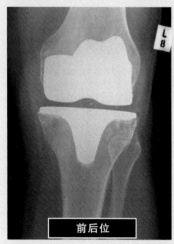

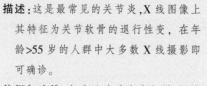

随后进行全膝关节置换术后前后位 X 线图像。

**描述**:这是最常见的关节炎,X 线图像上其特征为关节软骨的退行性变,在年龄>55 岁的人群中大多数 X 线摄影即可确诊。

**体征与症状**:负重活动时疼痛加剧,间歇性关节积液;晚期功能丧失,内翻或外翻畸形。

**病因**:DJD 由软骨退行性变导致。可由老龄、遗传性或创伤及疾病损伤引起。

**成像**:

● X 线图像显示 DJD 的特征,包括不对称性关节间隙狭窄、软骨下骨硬化、骨赘形成和内翻或外翻畸形。

**治疗**:旨在保护功能和活动性。

**保守治疗**:非甾体抗炎药、减肥、锻炼或注射一系列透明质酸都可以暂时恢复关节液的厚度。

**手术治疗**:可采用关节镜清创术及软骨修复。截骨术调整不对称的关节畸形;全膝关节成形术,包括胫骨、股骨关节面和髌骨假体。

(缪明霞 贾清清 王骏 缪建良 沈柱 吴虹桥 齐鹏飞 译)

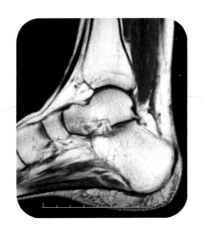

# 第 **7** 章

# 踝关节和足部成像

## ■ 第1节 简介

### ❑ 病因

- **创伤**:成人踝关节被认为是人体中损伤最频繁的关节。

- **扭伤**:反作用力为踝关节最主要的创伤条件。损伤的程度取决于所施加力的方向和大小。损伤的严重程度可以从韧带的最小过度拉伸到韧带的断裂、骨折及脱位。

- **踝关节骨折**:其基本分类包括单踝、双踝和三踝(胫骨后缘是"第三"踝)。治疗旨在重建踝关节,以恢复最佳功能和稳定性。

- **足部骨折**:依据骨折的位置分为后足(距骨和跟骨)、中足和前足的骨折。

  ▶ 后足——从高处跌落时,跟骨最易损伤。

  ▶ 中足——其单一的损伤罕见,因为足弓相对固定。更常见的是横跗骨或跗跖关节(跖跗关节)骨折–脱位损伤,此处中足关节伴有更多的后足及前足活动。

  ▶ 前足——物体坠落在足上常造成跖骨受损。足趾不小心踢到某物常造成趾骨损伤。

  ▶ 应力性骨折——这通常发生在第 2~5 跖骨、舟骨、跟骨和腓骨远端。

- **骨髓炎**:骨感染可发生在人体任何部位,但常见于足部。年轻患者可发展成跖骨骨髓炎,经血源性途径感染人体的其他部位。老年患者由于供血不足或糖尿病溃疡的并发症可出现骨髓炎。

### ❑ 成像选择

- X 线图像足以显示踝和足部大多数骨折和脱位,以及非创伤性疾病,如各种关节炎。

- CT 提供复杂骨折的最佳显示,尤其是后足骨折的特征或骨折碎片的定位。

- MRI 最适合评价肌腱异常、骨软骨损伤、关节不稳、撞击综合征和隐匿性跗跖关节损伤及骨髓炎的诊断。

- MSUS 用于评估肌腱异常、异物穿透伤和 Morton 神经瘤(骨骼压迫跖骨间神经而导致的足部功能异常,最常累及第 3 与第 4 跖骨间神经)。

### ❑ 适宜性指南

- **临床决策规则**:渥太华踝关节准则是基于循证的指南,以帮助首诊医生确定是否需要 X 线图像来排除骨折。

- **ACR适宜性标准**:目前已发布 8 种足部急性创伤,7 种慢性踝关节疼痛和 4 种糖尿病患者疑似骨髓炎。

● **诊断性成像途径**：临床决策树建立了：①急性踝关节扭伤；②糖尿病足部溃疡；③疑似外周血管病变的评估。

# ■ 第2节　解剖学回顾(图7.1)

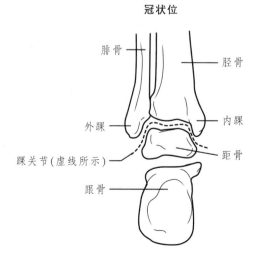

轴位

蹞长伸肌肌腱
趾长伸肌肌腱

胫骨前肌肌腱
距骨
内踝
胫骨后肌肌腱

胫距前韧带
外踝
距腓后韧带
腓骨长肌肌腱
腓骨短肌肌腱
腓骨短肌

趾长屈肌肌腱
蹞长屈肌肌腱
蹞长屈肌
比目鱼肌
跟腱

矢状位

蹞长屈肌
胫骨
比目鱼肌
跟腱
跟骨

胫骨前肌肌腱

距骨
足舟骨
蹞长屈肌肌腱

距骨后部

冠状位

腓骨
外踝
踝关节(虚线所示)
跟骨

胫骨
内踝
距骨

图 7.1

## ■ 第3节 可获得的成像指南:ACR 适宜性标准、临床决策规则、诊断性成像途径

- **临床决策规则**(CRD):是帮助临床医生做出诊断和治疗决策的工具。渥太华踝关节准则旨在帮助临床医生确定足或踝疼痛患者是否需要进行 X 线摄影以诊断可能的骨折。在建立该规则之前,大多数踝关节损伤的患者接受了 X 线图像检查;但仅有大约 15% 的患者有骨折。大多数扭伤或其他损伤依据 X 线图像评价不值得考虑。正确应用 CDR 将使不必要的、具有一定成本的、费时且可能有健康风险的 X 线摄影检查显著降低。渥太华踝关节准则也吸收了其他现有的指南。

  ▸ 表 7.1 为渥太华踝关节准则。

- **适宜性标准**:是基于循证指南,它是基于专家共识发展而来,以帮助临床医生选择适合特定临床条件的成像方法。ACR 发布了急性和慢性条件下几种不同的标准。

  ▸ 足部急性创伤 ACR 适宜性标准见表 7.2。

  ▸ 慢性踝关节疼痛的 ACR 适宜性标准见表 7.3。

| 表 7.1 | 渥太华踝关节准则 |
| --- | --- |

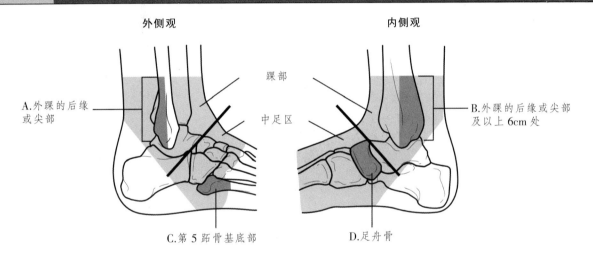

外侧观　内侧观

A.外踝的后缘或尖部　踝部　中足区　B.外踝的后缘或尖部及以上 6cm 处

C.第 5 跖骨基底部　D.足舟骨

如果患者有以下症状将按程序进行一系列的踝关节 X 线摄影。

- 踝部疼痛及以下任意一处疼痛。
  - 内踝或外踝处触痛。
  - 损伤后即刻或在急诊室内不能负重。

如果患者有以下症状将按程序进行一系列的足部 X 线摄影。

- 在中足区疼痛和以下任意一处疼痛。
  - 第 5 跖骨基底部触痛。
  - 舟骨触痛。
  - 损伤后即刻或在急诊室内不能负重。

Source:Stiell IG,Greenberg GH,McKnight RD,Nair RC,McDowell I,Worthington JR. A study to develop clinical decision rules for the use of radiography in acute ankle injuries. Ann Emerg Med. 1992 Apr;21(4):384–390. PMID 1554175.

| 表 7.2 | 足部急性创伤 ACR 适宜性标准 | | |
| --- | --- | --- | --- |
| 足部急性创伤的临床类型 | 通常适合 | 可能适合 | 通常不适合(详见网站) |
| 1.足部急性损伤;符合渥太华准则,疑似骨折。首选检查 | ● 足 X 线摄影。 | —— | ● 足 CT 平扫<br>● 足 MR 平扫 |
| 2.足部急性损伤;不符合渥太华准则;在物理检查时足部无局部压痛或未触及异常;能行走;神经完整(包括无周围神经病变)。首选检查 | —— | —— | ● 足 X 线摄影<br>● 足 CT 平扫<br>● 足 MR 平扫<br>● 足超声检查 |
| 3.足部急性损伤;不符合渥太华准则,但是患者神经功能不全和(或)有累及足的周围神经病变。首选检查 | ● 足 X 线摄影 | —— | ● 足 CT 平扫<br>● 足 MR 平扫<br>● 足超声检查 |
| 4.足部急性损伤;不符合渥太华准则;物理检查为 Lisfranc 损伤(跗跖关节骨折或脱位)。首选检查 | ● 如果患者能够承受,就进行负重位足 X 线摄影。 | —— | ● 足 CT 平扫<br>● 足 MR 平扫<br>● 足超声检查 |
| 5.足部急性损伤;物理检查为 Lisfranc 损伤。X 线图像正常或不确定,以及患者不能承受负重 X 线摄影。进一步行成像检查 | ● 足 MR 平扫<br>● 足 CT 平扫 | ● 足超声检查 | —— |
| 6.足部急性损伤;物理检查为足急性肌腱断裂或脱位;X 线图像为阴性。进一步行成像检查 | ● 足 MR 平扫<br>● 足 CT 平扫 | ● 足超声检查 | —— |
| 7.足部急性损伤;物理检查为软组织异物穿透伤。首次成像检查 | ● 足 X 线摄影<br>● 足超声检查(为透 X 线的异物) | —— | ● 足 CT 平扫<br>● 足 MR 平扫 |
| 8.足部急性损伤;物理检查为软组织异物穿透伤,足 X 线图像为阴性。最好进行下一步检查 | ● 足超声检查<br>● 足 MR 平扫 | ● 足 CT 平扫 | —— |

此表为缩减版,在完整文件中包含额外的"通常不适合"的检查。读者可登录 ACR 网站浏览最新、最完整的 ACR 适宜性标准。
Reprinted with permission from the American College of Radiology.
对比剂的使用取决于临床情况。

| 表 7.3 | 慢性踝关节疼痛的 ACR 适宜性标准 | | |
| --- | --- | --- | --- |
| 慢性踝关节疼痛的临床类型 | 通常适合 | 可能适合 | 通常不适合(详见网站) |
| 1. 对于任何原因的慢性疼痛，均为最佳首检 | ● 踝关节 X 线摄影 | —— | ● 踝关节 $^{99m}$Tc 骨扫描<br>● 踝关节超声检查<br>● 踝关节 CT 平扫<br>● 踝关节 MR 平扫 |
| 2. 依据踝关节 X 线图像在后足诊断多部位关节退行性变。进一步检查 | —— | ● 影像引导下注射麻醉剂至后足/踝关节<br>● 后足/踝关节 MR 平扫<br>● 后足/踝关节 CT 平扫 | ● 后足/踝关节 CT 增强<br>● 后足/踝关节 CT 平扫+增强<br>● 踝关节 MR 平扫+增强<br>● 后足/踝关节 $^{99m}$Tc 骨扫描<br>● 后足/踝关节超声检查 |
| 3. 踝关节 X 线图像正常，疑似骨软骨损伤。进一步检查 | ● 踝关节 MR 平扫 | ● 踝关节 CT 造影<br>● 踝关节 MR 造影<br>● 踝关节 CT 平扫 | ● 踝关节 MRI 平扫+增强<br>● 踝关节 CT 增强<br>● 踝关节 CT 平扫+增强<br>● 踝关节 X 线造影 |
| 4. 踝关节 X 线图像正常或无特异性，疑似肌腱异常。进一步检查 | ● 踝关节 MR 平扫<br>● 踝关节超声检查 | ● 超声引导下注射麻醉剂至踝关节肌腱 | ● 踝关节 MR 平扫+增强<br>● 踝关节 CT 平扫<br>● 踝关节 CT 平扫+增强<br>● CT、MR 或 X 线踝关节造影 |
| 5. 踝关节 X 线图像正常或无特异性。疑似踝关节不稳定。进一步检查 | ● 踝关节 MR 平扫<br>● 踝关节 MR 关节造影 | ● 踝关节超声检查<br>● 踝关节负重 X 线摄影<br>● CT 踝关节造影 | ● 踝关节 MR 平扫+增强<br>● 踝关节 $^{99m}$Tc 骨扫描<br>● 踝关节 CT 平扫<br>● 踝关节 CT 平扫+增强 |
| 6. 踝关节 X 线图像正常或无特异性。疑似踝关节撞击综合征。进一步检查 | —— | ● 踝关节 MR 造影<br>● 踝关节超声检查<br>● CT 踝关节造影<br>● 踝关节 MR 平扫 | ● 踝关节 MR 平扫+增强<br>● 踝关节负重 X 线摄影<br>● 踝关节 $^{99m}$Tc 骨扫描<br>● 踝关节 CT 平扫<br>● 踝关节 CT 平扫+增强 |
| 7. 踝关节 X 线图像正常。不明病因的疼痛。进一步检查 | ● 踝关节 MR 平扫 | —— | ● 踝关节超声检查<br>● 踝关节 MR 平扫+增强<br>● 踝关节负重 X 线摄影<br>● 踝关节 $^{99m}$Tc 骨扫描<br>● 踝关节 CT 平扫<br>● CT/MR/X 线踝关节造影 |
| 8. 踝关节 X 线图像疑似炎性关节炎。进一步检查 | ● 踝关节 MR 平扫+增强<br>● 踝关节 MR 平扫 | ● 踝关节超声检查 | ● 踝关节 CT 平扫<br>● 踝关节 CT 增强 |

此表为缩减版，在完整文件中包含额外的"通常不适合"的检查。读者可登录 ACR 网站浏览最新、最完整的 ACR 适宜性标准。

Reprinted with permission from the American College of Radiology.

对比剂的使用取决于临床情况。

本章还包括糖尿病患者足部疼痛评价的适宜性标准。糖尿病为流行病;在这一患者人群中早期诊断是关键。未能通过成像早期诊断,那么截肢的风险将继续增大。

　　▶ 糖尿病患者的足部疑似骨髓炎的 ACR 适宜性标准见表 7.4。

　　● 诊断性成像途径基于循证指南,由西澳大利亚政府制订,以帮助不同的临床方案做出决定。作为决策树的流程图显示,内容与先前的 ACR 标准一致。这里给出了 3 个途径。

　　▶ 急性踝关节扭伤的诊断性成像途径见表 7.5。

　　▶ 糖尿病足溃疡的诊断性成像途径见表 7.6。

　　▶ 疑似周围血管疾病的诊断性成像途径见表 7.7。

| 表7.4 | 糖尿病患者的足部疑似骨髓炎的 ACR 适宜性标准 | | |
|---|---|---|---|
| 糖尿病患者的足部疑似骨髓炎的临床分类 | 通常适合 | 可能适合 | 通常不适合(详见网站) |
| 1.软组织肿胀无神经性关节病或溃疡(神经性关节病是关节的渐进性变性; 也被称为 Charcot 病) | ● 足部 X 线摄影(首检)<br>● 足 MR 平扫+增强:有助于术前识别累及的程度及坏死区域<br>● 足 MR 平扫<br>注:X 线图像和 MRI 是互补的,两者都适合 | —— | ● 如果 MRI 不可行或禁忌,采用标记白细胞进行足扫描($^{111}$In 或 $^{99m}$Tc 标记)($^{111}$In 是核医学检查,标记血液中的白细胞以发现感染)<br>● 足 $^{99m}$Tc 三期骨扫描<br>● 足 CT 平扫<br>● 足 CT 平扫+增强<br>● 足 CT 增强<br>● 足 FDG−PET/CT 扫描 |
| 2.软组织肿胀伴神经性关节病,但无溃疡 | 同上 | 足 CT 平扫:检查神经系统疾病,或 MRI 禁忌 | |
| 3.软组织肿胀不伴有神经性关节病,但有溃疡 | 同上 | —— | |
| 4.软组织肿胀伴神经性关节病和溃疡 | 同上 | —— | |

此表为简略信息。在完整的文件中还有额外的"通常不适合"的检查。读者可登录 ACR 网站获取最新、最全的 ACR 适宜性标准的版本。Reprinted with permission from the American College of Radiology.

依据临床条件采用增强。

| 表 7.5 | 急性踝关节扭伤的诊断性成像途径 |
|---|---|

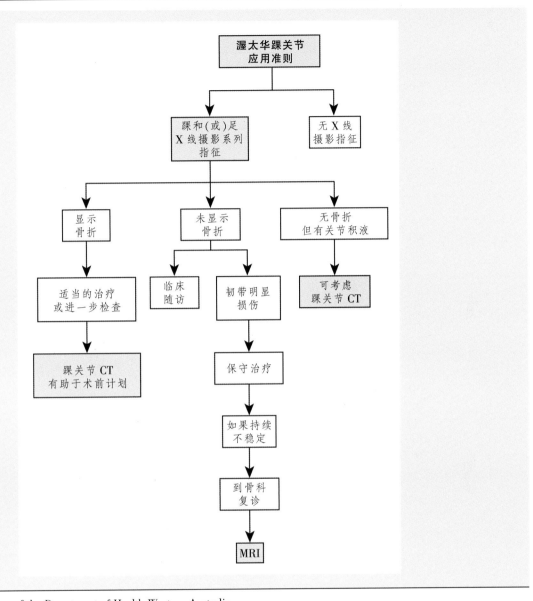

Reprinted with permission of the Department of Health Western Australia.

欲了解最近的更新内容,请登录:www.imagingpathways.health.wa.gov.au

**表 7.6** 糖尿病足溃疡的诊断性成像途径

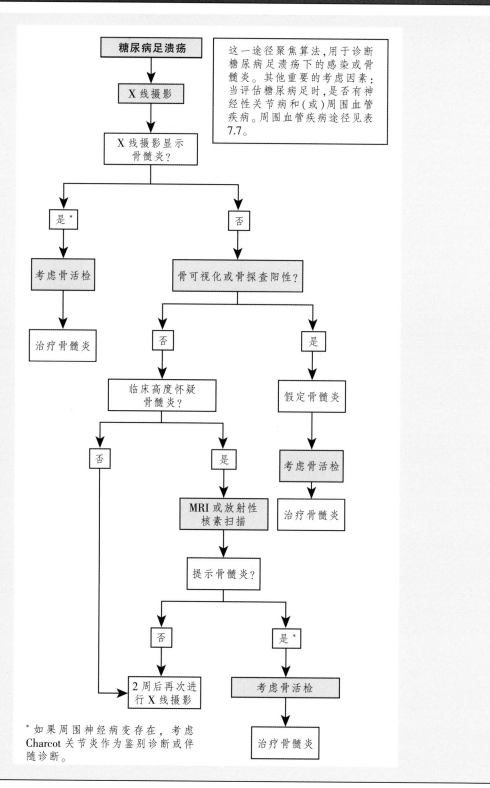

欲了解最近的更新内容,请登录:www.imagingpathways.health.wa.gov.au

| 表 7.7 | 疑似周围血管疾病的诊断性成像途径 |
| --- | --- |

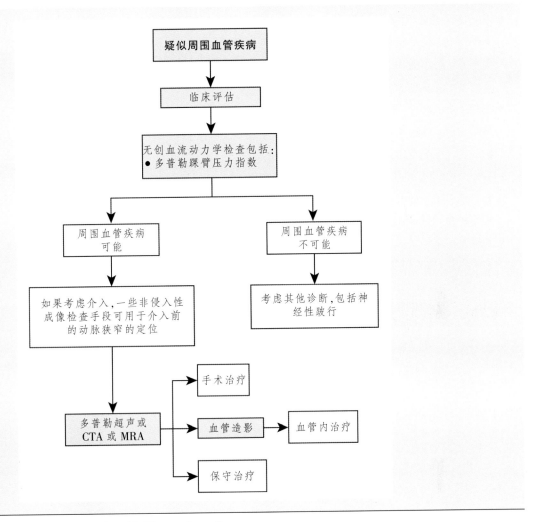

Reprinted with permission of the Department of Health Western Australia.

欲了解最近的更新内容,请登录:www.imagingpathways.health.wa.gov.au

# ■ 第4节 踝关节和足部常规 X 线摄影评估

- 踝关节和足部常规 X 线摄影的主要指征是识别或排除解剖异常或疾病程度。X 线图像在诊断研究中几乎总是首选成像检查。
- 踝关节常规 X 线摄影包括以下 3 个体位:
  - ▶ 前后位(AP):显示胫骨远端、腓骨,以及距骨穹顶。
  - ▶ 前后斜位(卯眼):下肢向内旋转 15°,使整个踝关节卯眼不被胫骨重叠在腓骨上(图 7.2)。

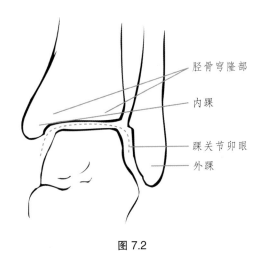

图 7.2

▶ 侧位:显示胫骨、腓骨前后各个面,以及胫距关
　 节和距下关节。
● 以下 3 个摄影为常规 X 线摄影补充检查。
　 ▶ 前后位:显示趾骨、跖骨、楔骨、骰骨、足舟骨。
　 ▶ 斜位:显示趾骨、跖骨,以及中足跗骨在前后位
　　 与侧位之间旋转 45°来观察。
● 侧位:显示距下关节、距舟关节、跟骰关节、跗跖
　 关节。Boehler 角(跟距角)(图 7.3)通常是 20°~
　 40°;若小于此值应注意观察跟骨骨折。
● X 线图像的基本评价可概括为 ABCS(详见表 1.1)。
　 ▶ 对线(Alignment)。
　 ▶ 骨密度(Bone density)。
　 ▶ 软骨间隙(Cartilage spaces)。
　 ▶ 软组织(Soft tissues)。

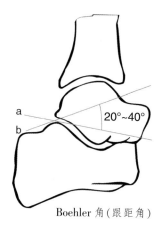

Boehler 角(跟距角)

图 7.3　跟距角。

● 踝关节常规 X 线摄影的概述见表 7.8。
● 足部常规 X 线摄影的概述见表 7.9。

| 表 7.8 | 踝关节常规 X 线摄影 |
| --- | --- |

**踝关节前后位**

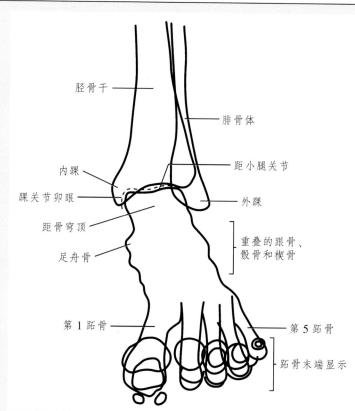

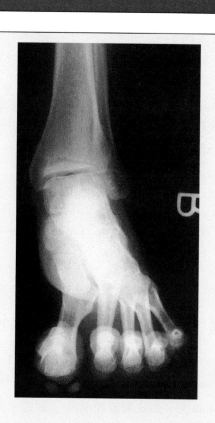

● 外踝(腓骨)在内踝以下延伸。
● 外踝重叠在胫骨外侧后方。
● 胫骨远端与腓骨远端之间的间隙异常扩大,显示远端胫腓联合复合体撕裂。
● 距骨穹顶的上部与卯眼内侧位置无重叠。

(待续)

表 7.8(续)

**踝关节前后斜位"卵眼"图**

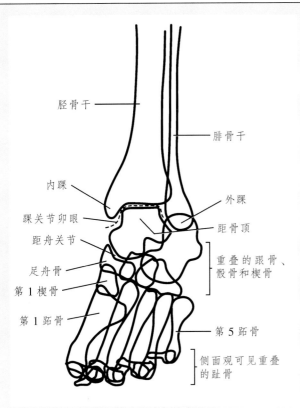

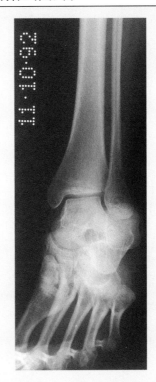

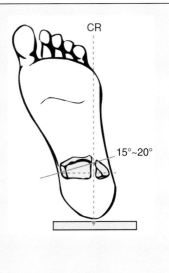

- 踝关节卵眼的整个关节间隙都清晰可见。

- 一侧踝关节的异常增宽或踝关节内距骨错位都提示骨折或韧带断裂。

**踝关节侧位**

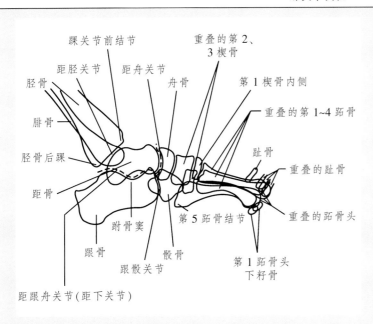

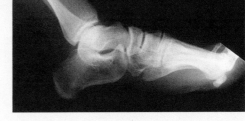

- 胫骨的前结节和后缘(所谓的三踝或后踝)都清晰地显示。

- 腓骨正好与胫骨和距骨重叠。

| 表7.9 | 足常规 X 线摄影 |
| --- | --- |

**足前后位**

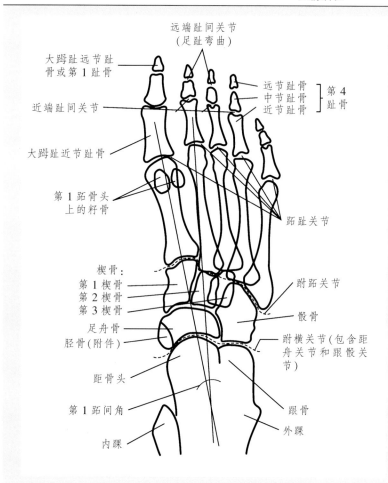

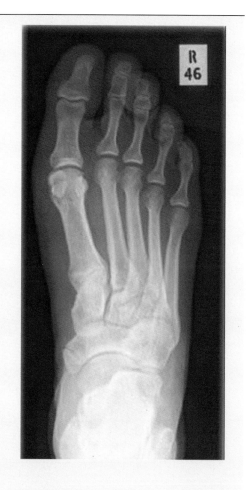

- 前足的所有长骨及其与中足跗骨的所有关节都很好地显示。
- 籽骨通常出现在第 1 跖骨头,有时在第 2 或第 3 跖骨头出现。
- 第 1 跖间角通常为 5°~15°,被用来检测前足畸形。

(待续)

| 表 7.9(续) |
| --- |
| 足斜位 |

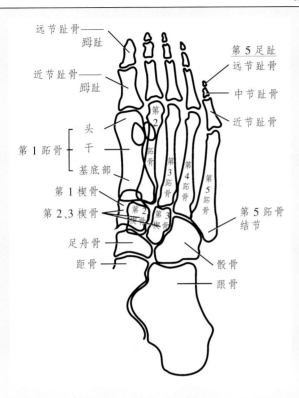

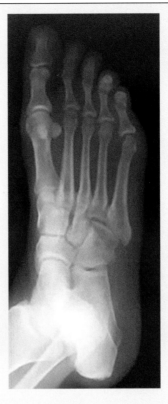

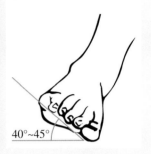

- 足从前后位视角旋转 45°,这样长骨更多的皮质表面以及跗中骨都可以被评估。
- 跗中关节间隙很好地显示。
- 由于位置的失真,将骨的位置看起来有些不规律。

| 足侧位 |
| --- |

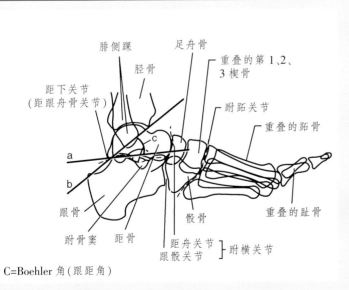

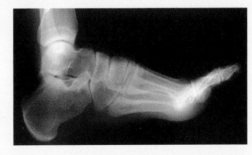

C=Boehler 角(跟距角)

- 类似于踝关节的侧面观;X 线的中心线位置不同,此时在中足,尽量减少足骨的失真。
- 在该视图评估跟距角,以帮助确定是否存在跟骨骨折。

# ■ 第 5 节　踝关节和足部 MRI 基本方案

- 踝部或足部 MRI 指征包含:
  - ▸ 跟腱紊乱
  - ▸ 胫骨后以及腓骨肌腱紊乱
  - ▸ 距腓前韧带、跟腓韧带、三角肌韧带、跖侧韧带以及联合韧带撕裂
  - ▸ 软组织或骨性撞击综合征
  - ▸ 骨软骨和关节软骨异常
  - ▸ 游离体:软骨的、骨软骨的或骨性的
  - ▸ 足底筋膜炎、筋膜断裂、跖部纤维瘤病
  - ▸ 骨髓异常:挫伤、骨坏死、应力性骨折
  - ▸ 骨、关节或软组织的肿瘤或感染
  - ▸ 先天性或进行性病变(例如,跗骨融合)
- MRI 方案主要指在 MRI 扫描过程中所采用的序列组合。介于 MRI 耗时的特性,给每个正交平面使用大量的序列既不实用也没有必要。相反,基于踝部和足部的解剖学和潜在病变,一个方案包含正交平面和序列的混合。
- 肌骨 MRI 的基本原则包含两个方面:
  - ▸ 确定解剖结构。

- ▸ 诊断异常的液体。异常的液体或水肿是病理征象。
- 这里呈现的踝部 MRI 方案包含确定解剖序列 [例如,T1 和质子密度(PD)]和液体敏感序列[例如,T2 脂肪饱和(FS)以及翻转恢复(IR)T2]。
  - ▸ 在表 7.10 中可见,解剖序列和液体敏感序列相匹配。一种读片的方法就是"匹配"这些逐层匹配配对的序列,确定解剖结构,然后查找异常的高(亮)信号。

| 表 7.10 | 解剖序列和液体敏感序列 | |
|---|---|---|
| **正交平面** | **解剖序列** | **液体敏感序列** |
| 轴位 | 质子密度 | T2 脂肪饱和 |
| 矢位位 | T1 | T2 反转恢复 |
| 冠位位 | 质子密度 | T2 反转恢复 |

- 额外的评估也可包含 T1 FS 关节造影序列,在关节造影序列中,对比剂在 MRI 检查之前注入踝关节。这主要是用来确定踝关节韧带撕裂、撞击综合征、距骨骨软骨病变、游离体以及滑膜紊乱。
- 理解踝关节 MRI 或 CT 检查的正交平面见表 7.11。
- 踝关节 MRI 基本方案见表 7.12。
- 踝关节 MR 关节造影见表 7.13。

| 表 7.11 | 踝关节 MRI 或 CT 检查的正交平面 |
|---|---|

| 轴位 | 轴位扫描野从胫骨远端到前足足底表面。参考线是将显示的层面 |
|---|---|

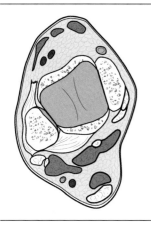 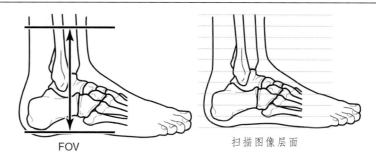

FOV　　扫描图像层面

| 矢状位 | 矢状位扫描野从内踝延伸到外踝。参考线为将显示的层面 |
|---|---|

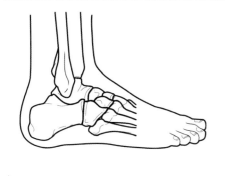 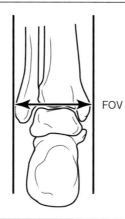 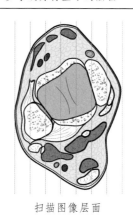

FOV

扫描图像层面

| 冠状位 | 冠状位扫描野从前足延伸到后足跟。参考线为将显示的层面 |
|---|---|

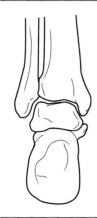 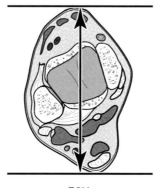 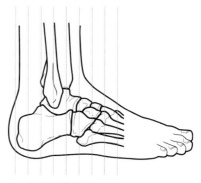

FOV　　扫描图像层面

| 表 7.12 | 踝关节 MRI 基本方案 | |
| --- | --- | --- |
| PD | 轴位 | T2 脂肪饱和 |
| 确定解剖序列 | 诊断异常液体序列 | |

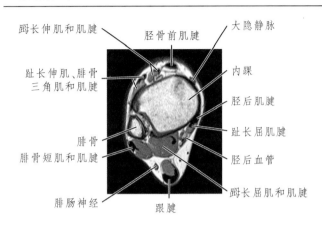

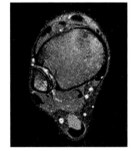

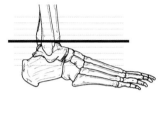

（解剖图标注：）
蹋长伸肌和肌腱　胫骨前肌腱　大隐静脉
趾长伸肌、腓骨三角肌和肌腱　内踝
　　胫后肌腱
腓骨　趾长屈肌腱
腓骨短肌和肌腱　胫后血管
腓肠神经　跟腱　蹋长屈肌和肌腱

## ABCDS 观察模式

### 对线／解剖（Alignment/Anatomy）

如果增生骨或软组织压迫前踝关节或后踝关节邻近结构,可以见撞击损伤。

### 骨信号（Bone signal）

挫伤(骨挫伤)——水肿在 T1 图像上为低信号、T2 图像上为高信号。

应力性骨折——T1 图像上低信号的不规则线,在 T2 图像上周围被高信号环绕。

骨软骨病变——常在距骨顶。在不稳定碎片周围,可见局灶性低信号以及一些高信号(液体)。

骨坏死——常见于后距骨颈骨折;也可见于第 2 跖骨头。可见被低信号带围绕的不均一信号区。

骨髓炎——常见于糖尿病压力性溃疡。骨髓信号和炎症软组织将会在 T1 图像上为低信号并在 T2 图像上为高信号。

骨软骨病变——常见于距骨顶。在不稳定碎片周围,可见局灶性低信号以及一些高信号(液体)。

### 软骨／关节间隙（Cartilage/Joint space）

类风湿关节炎可见于有绒毛状骨髓水肿式样的滑膜炎,常早于鼠咬状软骨和骨侵蚀。常见于距骨下和跖趾关节。

痛风,常见于第 1 跖趾关节,以类风湿关节炎特征出现,以上特征加上痛风石,以及在任何序列上低信号的关节周围纤维结节。

### 水肿（eDema）

水肿是"受伤的足印"。骨骼在 T2 图像上的高信号是由损伤造成的出血或水肿。

### 软组织（Soft tissue）

肌腱病理——可通过以下来识别:①肌腱周长的变化;②信号的改变。肌腱正常是低信号。

腱鞘炎——腱鞘里有液体。

肌腱断裂——轴位图像显示最佳,一幅或多幅图像可见肌腱缺损。

（待续）

**表 7.12(续)**

| T1 | 矢状位 | T2 反转恢复 |
|---|---|---|
| 确定解剖序列 | 诊断异常液体序列 | |

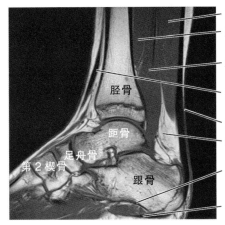

比目鱼肌
胫骨后肌
踇长屈肌
胫前肌腱
跟腱
跟腱前脂肪垫
趾短屈肌
小趾外展肌

胫骨
距骨
足舟骨
第 2 楔骨
跟骨

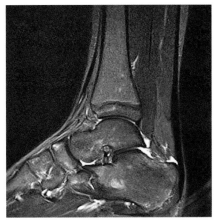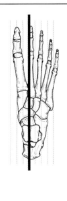

| PD | 冠状位 | T2 反转恢复 |
|---|---|---|
| 确定解剖序列 | 诊断异常液体序列 | |

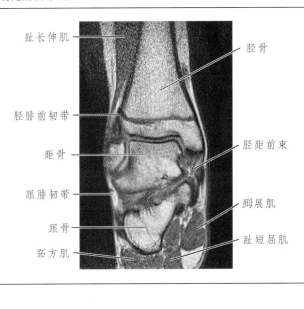

趾长伸肌
胫腓前韧带
距骨
跟腓韧带
跟骨
跖方肌

胫骨
胫距前束
踇展肌
趾短屈肌

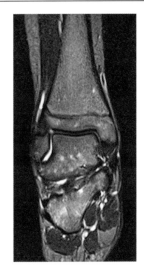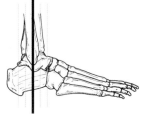

| 表 7.13 | 踝关节 MR 关节造影 |
| --- | --- |

轴位

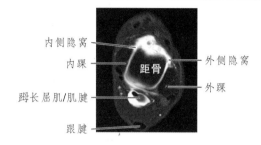

内侧隐窝
内踝
外侧隐窝
距骨
外踝
蹈长屈肌/肌腱
跟腱

矢状位

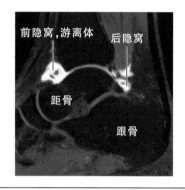

前隐窝,游离体
后隐窝
距骨
跟骨

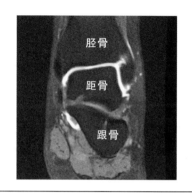

胫骨
距骨
跟骨

# ■ 第6节 踝关节和足部 CT 基本方案

- 在大多数骨骼状况下,当需要骨或关节的结构或空间信息时,CT 作为可选择的成像模式而被接受。
- 踝关节 CT 主要指征包含:
  - ▶ 严重创伤
  - ▶ 踝关节和后足复杂骨折和脱位
  - ▶ 关节内游离体
  - ▶ 骨软骨病变
  - ▶ 跗骨融合
  - ▶ 术前计划
  - ▶ 需要 MRI 评估但 MRI 不可行或禁忌的任何情况
- CT 具有与传统 X 线摄影相似的成像原则:人体组织衰减 X 线并在图像上显示为灰阶。X 线图像

和 CT 具有 4 种基本灰阶:
  - ▶ 1.空气=黑
  - ▶ 2.脂肪=灰-黑
  - ▶ 3.水(软组织)=灰
  - ▶ 4.骨骼=灰-白
  - ▶ 此外,对比剂通常是最亮的白色影。
- **观察**:在每个平面中,观察 ABCS 是否存在异常。
- **提示**:踝关节的 MR 或 CT 成像通常是标准的正交平面(表 7.11)。足部成像不总是标准。矢状面是一样的,但是轴位和冠状位成像可能是斜位。这样做的目的就是为了获得主要结构的视觉连续性。"斜轴位"和"冠状斜位"即为这些调整。然而,由于足部不管是在中立位还是伸直位扫描,都会有与正交平面相关的混淆,问题可以这样来简化:指定足部冠状斜位为"短轴"(距骨显示为 5 个圈),以及指定足部轴斜位为"长轴"(类似于前后位 X 线图像)。
- 踝关节 CT 成像方案见表 7.14。

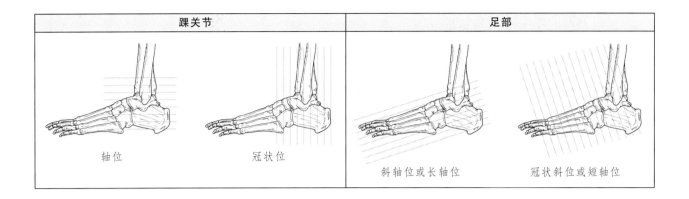

| 踝关节 | | 足部 | |
|---|---|---|---|
| 轴位 | 冠状位 | 斜轴位或长轴位 | 冠状斜位或短轴位 |

**表 7.14　　踝关节 CT 成像方案**

**重组**

**轴位**

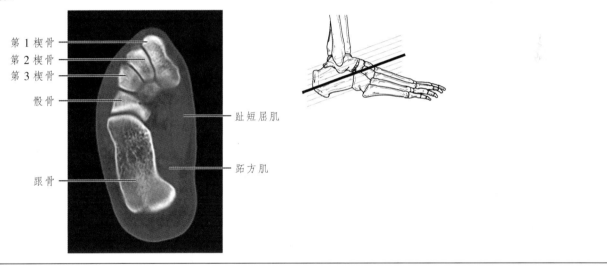

第 1 楔骨
第 2 楔骨
第 3 楔骨
骰骨
趾短屈肌
跖方肌
跟骨

**矢状位重组**

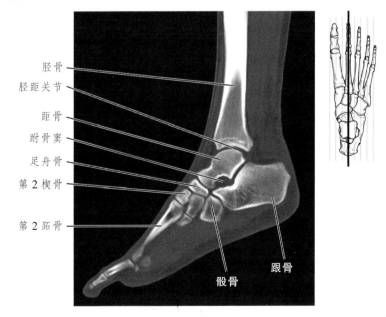

胫骨
胫距关节
距骨
跗骨窦
足舟骨
第 2 楔骨
第 2 跖骨
骰骨
跟骨

（待续）

表 7.14(续)

**重组**

**冠状位重组**

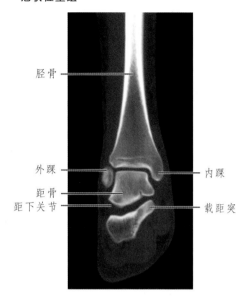

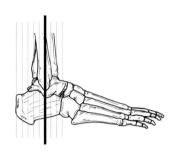

胫骨

外踝　　　　　　　　内踝
距骨
距下关节　　　　　　载距突

## ABCDS 观察模式

**对线/解剖**

- 评估每个层面解剖结构的正常对线,如同 X 线摄影检查。
- 骨折偏倚、脱位、畸形或骨质破坏。

**骨密度**

- 骨皮质边缘通常是密度最高的骨骼。
- 骨皮质边缘的连续性中断即为骨折。
- 骨破坏提示疾病或感染。
- 骨软骨病变表现为局灶性破坏。
- 胫骨或距骨任何增生或骨刺,提示为撞击综合征。

**软骨或关节间隙**

- 评估胫腓韧带联合、距小腿关节以及距下踝关节间隙。
- 评估足部跗骨间关节或跖骨间关节。
- 在创伤中关节间隙增宽或中断。
- 在退行性病变中,关节间隙狭窄和硬化。
- 3/5 的距骨被软骨覆盖;在这里评估骨软骨病变。
- 识别关节内的任何游离体。

**软组织**

- 肌肉和韧带看起来没有区别;评估其创伤性紊乱的附着点。

# ■ 第 7 节　踝关节和足部肌骨超声诊断基本方案

- MSUS 被认为是与传统 X 线摄影一同进行的一线检查。
- 适于踝关节或足部肌骨超声检查的临床症状包括:疼痛、肿胀、关节不稳定以及肿块的存在。对创伤性踝关节超声检查的判读必须与损伤机制和放射检查的结果相结合。
- 踝关节 MSUS 的指征包括:
  - ▸ 诊断软组织损伤
  - ▸ 显示软骨囊、滑膜和黏液囊
  - ▸ 确定韧带、肌肉或肌腱撕裂
  - ▸ 评估软组织肿块(例如,前足的 Morton 神经瘤,为骨骼压迫第 3 与第 4 跖骨间神经所致)
  - ▸ 识别关节内游离体
  - ▸ 区分积液
  - ▸ 引导关节针吸
  - ▸ 评估先天性或进行性异常

- 踝关节 MSUS 评估(图 7.4)包含:①关节周围 4 个象限;②腓肠肌;③前足。必要时,患者指出的任何局灶性症状也应评估。这可能会显示不常规评估区域内的病理特征(例如,足舟骨的应力性骨折)。
- 成人踝关节肌骨超声检查见表 7.15。

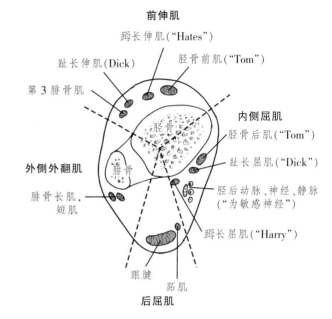

图 7.4

| 表 7.15 | 成人踝关节肌骨超声检查 |
| --- | --- |
| **踝关节前方,纵向成像** | |

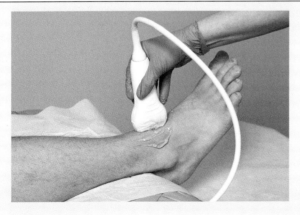
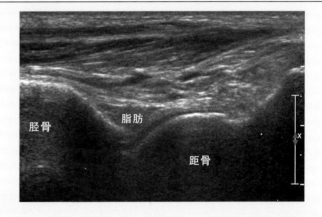

**患者:**仰卧位。

**位置:**踝关节前方。

**探头:**横向交叉置于胫距关节间隙,通过高回声骨质边缘进行定位,然后纵向转动以评估关节前隐窝。通过使探头横向定位继续识别跟腱位置,然后纵向转动以评估肌腱的长度。

**观察:**胫骨前肌肌腱、蹈长伸肌腱、趾长伸肌腱;胫前动脉;腓深神经;伸肌上支持带。同样要评估胫腓前韧带。注意,也可评估距骨顶的 2/3。

(待续)

**表 7.15(续)**

### 内踝关节,横向成像

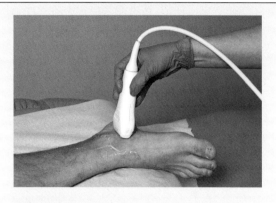 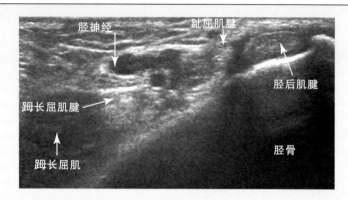

**患者**:仰卧位,小腿外旋。

**位置**:内侧踝关节。

**探头**:横向置于胫骨,向后踝移动,以识别肌腱。

**观察**:从前到后,识别胫后肌腱(Tom),趾屈肌腱(Dick),胫后动脉、神经和静脉(And),以及踇长屈肌腱(Harry)。三角韧带也同样被评估。

### 外踝关节,横向成像

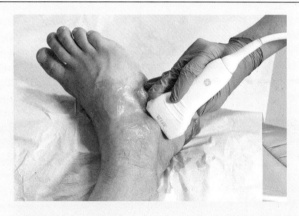 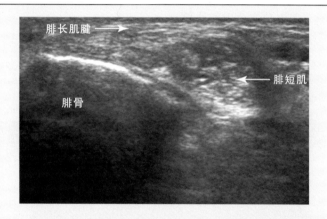

**患者**:仰卧位,小腿内旋。

**位置**:外侧踝关节。

**探头**:从踝上开始,向下向后移动。

**观察**:前距腓韧带以及跟腓韧带。评估腓骨肌腱可以从腓骨后界到跟骨上的腓侧结节分叉,到第5跖骨基底部腓短肌止点,直至楔骨以及第1跖骨基底部(腓长肌)。

(待续)

| 表 7.15(续) | |
|---|---|
| **后踝关节,纵向成像** | |

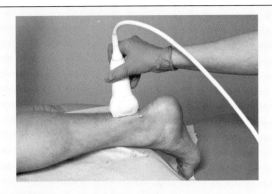 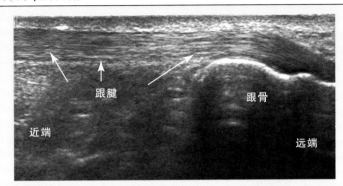

**患者**:俯卧位。背屈以伸长跟腱,减少各向异性。

**位置**:踝关节后部。

**探头**:纵向置于跟腱,沿着跟腱长轴移动,从腓肠肌远端至跟骨止点。

**观察**:跗肌肌腱就在跟腱内侧。跟腱前方是 Kager 脂肪垫;跟腱囊位于跟腱远端的表面。

# ■ 第 8 节　它看起来像什么？病变图解(表 7.16)

| 表 7.16 | 病变图解 | |
|---|---|---|
| **病变图解** | **临床信息** | **治疗** |

**双踝骨折**

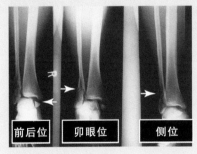

患者,女,29 岁,在电扶梯上扭伤了踝关节。注意腓骨远端的粉碎性骨折、胫骨的撕脱骨折,以及侧位图像上可见的腓骨前脱位,提示胫腓韧带连接撕裂。

**描述**:双踝骨折累及内侧和外侧踝关节,有撕脱或撞击损伤,取决于用力的方向。

**损伤机制**:轴向或旋转负荷,类似于扭伤。

**成像**:X 线图像对治疗决策足够了。

**保守治疗**:对于伴胫腓韧带连接完整的稳定性骨折,固定治疗即可。

**手术治疗**:用于闭合复位不可能和(或)踝关节进一步扩大时,提示关节不稳定。

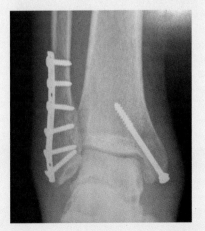

前后位显示双踝骨折完全治愈。腓骨用一块侧板和螺丝固定,胫骨用长螺丝固定。卯眼重建。

(待续)

表 7.16(续)

| 病变图解 | 临床信息 | 治疗 |
|---|---|---|
| **第 5 跖骨基底部骨折**<br>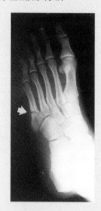<br>足斜位显示第 5 跖骨近端骨干完全骨折(箭头所示)。 | **描述**:有两种类型:一种为结节尖处的腓骨短肌撕脱,另一种为骨干近端的应力或完全横断骨折。<br>**损伤机制**:直接创伤,如物体坠落在足上,或足部的反转力<br>**成像**:X 线图像对治疗决策是足够了;MRI 用来确诊应力性骨折。 | **保守治疗**:对于不复杂的撕脱性骨折,常用石膏固定。<br>**手术治疗**:骨干骨折需要螺钉固定。<br>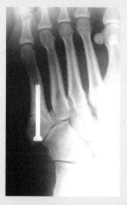<br>经皮髓内钉固定第 5 跖骨骨干骨折。 |
| **距骨颈骨折**<br>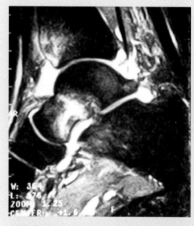<br>矢状位 T2 加权 MRI 显示距骨颈呈高信号亮度,提示骨折。X 线图像显示为阴性;患者有持续的踝关节疼痛。 | **描述**:3/5 的距骨覆盖有关节软骨,因此,大部分骨折被认为是在关节内;在骨折后,距骨有发展为缺血性坏死的倾向。<br>**损伤机制**:高背屈力迫使距骨向胫前用力,见于从高处坠落或在车祸中用力踩刹车。<br>**成像**:X 线图像、CT 或 MRI,其他半脱位和骨折通常与这种损伤共存。 | **保守治疗**:非移位性骨折在 8~12 周内固定,并且不负重 6 周,直到在 X 线图像显示愈合。<br>**手术治疗**:对于移位骨折,需要恢复距下关节一致性。通常用螺钉固定治疗。<br>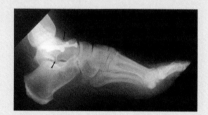<br>侧位 X 线图像显示多轴压迫螺钉用于固定移位的距骨颈骨折。 |

(待续)

| 表 7.16(续) | | |
| --- | --- | --- |
| 病变图解 | 临床信息 | 治疗 |

**跗骨融合**

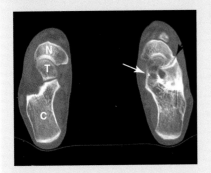

患者,男,28 岁,左足慢性疼痛。冠状位 CT 显示右足舟状骨(N)、距骨(T)和跟骨(C)的关节正常。左足可见骨性距跟融合(白箭所示)和纤维性跟舟融合(黑箭所示)。

**描述**:这是由两种或更多的跗骨之间形成的先天性骨或纤维软骨联合。距跟融合和跟舟融合常见,且50%以上的已知病例为双侧。

**体征和症状**:在儿童晚期或青春期早期骨化后,移动性疼痛和足部运动范围(ROM)受限变得显著。

**成像**:X 线图像用来判断骨性融合;MRI 或 CT 可确定是纤维融合还是骨性融合。

**保守治疗**:保守治疗的目的就是通过减少病变关节运动来缓解症状。可应用非甾体抗炎药、可的松注射、短期制动,以及长期的矫正术来消除疼痛。

**手术治疗**:手术干预包括:骨性融合切除或退变疼痛关节固定术。

**踝关节扭伤**

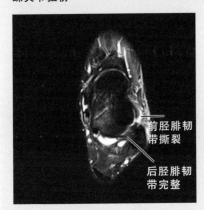

前胫腓韧带撕裂

后胫腓韧带完整

患者,男,17 岁,踝关节扭伤。轴位 T2 MRI 显示有薄薄的黑线的断裂,并被一小部分高信号水肿包绕,提示为前胫腓韧带撕裂。注意后胫腓韧带是完整的。

**描述**:踝关节是人体中最常见的关节扭伤。损伤严重范围可从微小扭伤到韧带断裂,至骨撕脱和关节不稳定性。

**体征和症状**:局部疼痛、肿胀,以及各种瘀斑。

**损伤机制**:大部分扭伤都是由反向用力引起的。

**成像**:X 线图像用来排除撕脱性骨折,MRI 或超声用来评估韧带或肌腱的撕裂。

**保守治疗**:急性期治疗遵循 RICE 原则,即休息(R)、冷敷(I)、压迫(C)以及抬高患肢(E)。亚急性期包括支持性夹板固定或胶带固定以及逐渐增强的锻炼。物理治疗可以提供康复,包括平衡和本体感觉再训练,以恢复到最大的功能水平,同时将再损伤的风险降到最低。

**手术治疗**:在慢性、反复扭伤中,由于韧带松弛可能需要手术治疗。可缩短韧带和支持带,以提供更大的关节稳定。

(待续)

**表 7.16(续)**

| 病变图解 | 临床信息 | 治疗 |
|---|---|---|

**糖尿病患者足部骨髓炎**

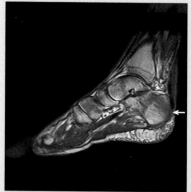

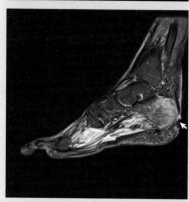

糖尿病患者跟骨骨髓炎。足后部有一个小的皮肤溃疡延伸到骨表面(箭头所示)。注意,跟骨后面和上面在 T1 图像上为低信号,在 STIR 图像上为高信号,提示骨髓炎。

**描述**:糖尿病患者的骨骼或骨髓感染几乎都是由皮肤溃疡引起的。

**体征和症状**:溃疡往往在负重部位:足趾、跖骨头、跟骨。可能存在蜂窝织炎和引流窦道。由于先前存在的神经病变引起的感觉丧失,疼痛程度不一。

**病因**:由局部创伤或区域压力导致皮肤受损,葡萄球菌因此侵入皮肤。

**成像**:MRI 是评估糖尿病足的主要方法,诊断图像可能因周围神经病变和神经性骨关节病变而变得复杂。

**保守治疗**:联合应用口服和肠外抗菌药物,同时应用附属的真空辅助闭合装置(VAC),通过密封的敷料去除液体,并通过引流管引流到收集容器,以促进伤口愈合。

**手术治疗**:许多患者在感染过程的早期需要一定程度的手术清创,切除受感染的骨骼。那些对治疗没有反应的患者,或者那些有肢体感染威胁的患者将需要截肢。

(贾衡 贾清清 王骏 沈柱 史跃 王爱梅 吴庭苗 译)

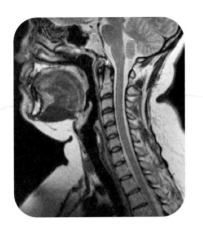

# 第 8 章

# 颈椎成像

## ■ 第1节 简介

### ❑ 创伤性损伤

- 颈椎损伤常分为:稳定性损伤和不稳定性损伤,与立即或潜在脊髓束和神经根损伤风险有关。
- 稳定性损伤有完整的脊髓后韧带(例如,压缩性骨折、椎间盘突出、单侧小关节脱位)。
- 不稳定性损伤显示错位(例如,骨折-脱位,双侧小关节脱位)。
- C1/C2 以及 C6/C7 是颈椎最容易损伤的节段。
- 成人常在低颈椎水平损伤。
- 儿童常在高颈椎水平损伤。
- SCIWORA 是无影像学异常脊髓损伤的首字母缩略词。由于儿童脊柱固有弹性,该病主要见于儿童。

### ❑ 退行性病变

- **退行性椎间盘疾病**(DDD):年龄>60 岁人群中大部分 X 线摄影可发现 DDD。椎间盘病变包括:脱水、髓核突出、环状突起,以及纤维替代环,所有这些都导致椎间盘高度降低,脊椎终板近似椎骨钩突关节摩擦,导致整个终板骨缘形成骨赘。

- **退行性关节病变**(DJD):小关节的骨关节病变。就像在身体的其他部位发生 DJD 一样,小关节关节缘处可有关节软骨变薄、软骨下骨硬化、骨质象牙化,以及骨赘的形成。颈椎 DJD 可单独发病,也可伴随 DDD 发病。一个病变过程常常加速另一个疾病过程的发展。

- **椎间孔侵犯**:由邻近结构的退行所致,包括 DDD 和 DJD,减少了椎间孔的大小。脊髓神经根穿过这种狭窄的孔,易受到机械压迫。随之产生的上臂辐射痛驱患者就医。

- **椎关节强硬**(颈椎病):由 DDD 导致的骨赘形成过程,但在这之前是明显的关节盘间隙狭窄。骨赘常在 C4/C5、C5/C6 为著,这是由于在这些节段常有更大的节段移动性。

### ❑ 成像选择

- 对于颈椎问题,X 线摄影是最初的成像检查,除外需用 CT 检查的高危创伤患者。但是当 CT 图像不可获得时,X 线图像就是很好的选择。X 线图像足以显示绝大部分显著的骨折和脱位,以及一些非创伤性病变,如不同类型的关节炎。

- CT 对高危创伤患者是早期成像检查,因为它是创伤环境中最敏感、最有效的成像模式。一个扫描序列可以评估多系统创伤:头部 CT 用于颅脑、胸腹盆(TAP)扫描用于内脏。最后,所有的脊柱图像都可以从这个初始数据集中重建出来。
- MRI可用于评估脊髓、韧带、软组织以及不能用CT和X线图像解释的神经功能缺陷。

### 可用的指南

- **两个临床决策规则**：国家急诊X线摄影应用研

究(NEXUS)和加拿大颈椎准则(CCR)，目的是识别哪些患者能够安全管理，而不需要对颈椎进行X线成像检查。
- **ACR适宜性标准**：目前，已发布了13个疑似脊柱创伤和7个脊髓病的报告。
- **成像诊断路径**：已制订了临床决策树用于评估非创伤性颈部疼痛、可能的颈椎损伤以及成人头部损伤。

## ■ 第2节　解剖学回顾(图8.1)

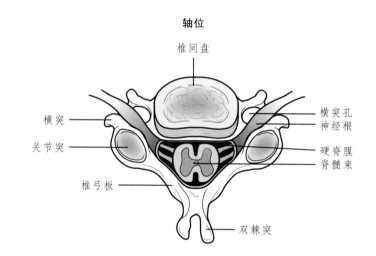

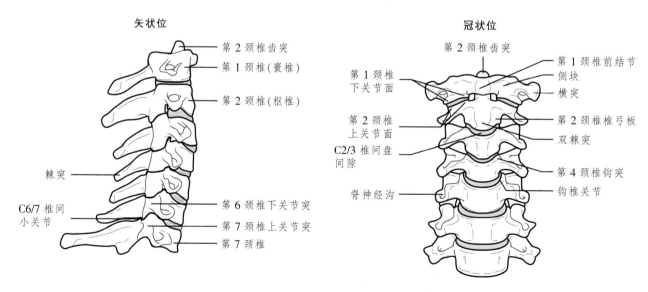

图 8.1

# ■ 第 3 节　可获得的成像指南:ACR 适宜性标准,诊断成像途径

●关于颈部损伤的成像指南,较人体其他任何部位更为多见。主要因为在急诊科中颈椎损伤发生率最高,包括这类患者中相对低风险的脊椎骨折。这与膝关节损伤高发生率/低骨折率相似,颈椎骨折漏诊具有潜在的威胁生命的风险,因此关于确定临床高风险因子的研究已经大规模开展,两条临床决策规则已经制订:

▸ 临床决策规则可以帮助临床医生判断:①患者是否具有潜在的严重颈椎损伤;②X 线摄影检查是否必要。这两条规则来自各自的研究,但结论相似。它们均被接受,并出现在其他指南中。

- 国家急诊 X 线摄影应用研究(NEXUS)见表 8.1。
- 加拿大颈椎准则(CCR)见表 8.2。

●适宜性标准是由专家共识发展而来的循证指南,以帮助医生根据特定的临床状况选择成像方法。ACR 发布了关于疑似脊椎创伤的处理标准,其包含了 NEXUS 和 CCR 标准,涵盖脊髓病。脊髓病是指任何与脊髓束本身相关的神经损伤,但更常见于颈椎骨赘或突出的椎间盘压迫颈髓所致。

▸ 疑似颈椎损伤的 ACR 适宜性标准见表 8.3。

▸ 脊髓病的 ACR 适宜性标准见表 8.4。

●诊断性成像途径是由西澳大利亚卫生部制订的

| 表 8.1 | NEXUS 准则 |
|---|---|

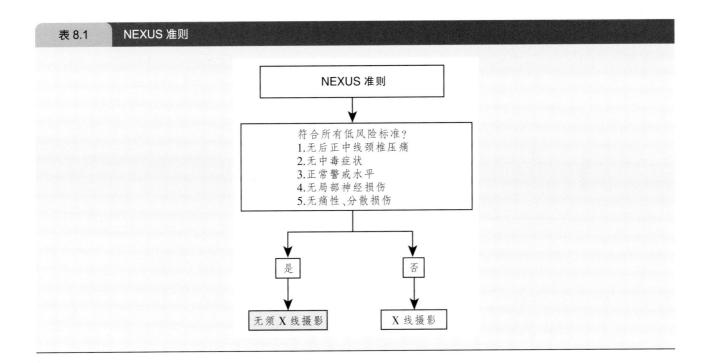

**表 8.2　CCR 准则**

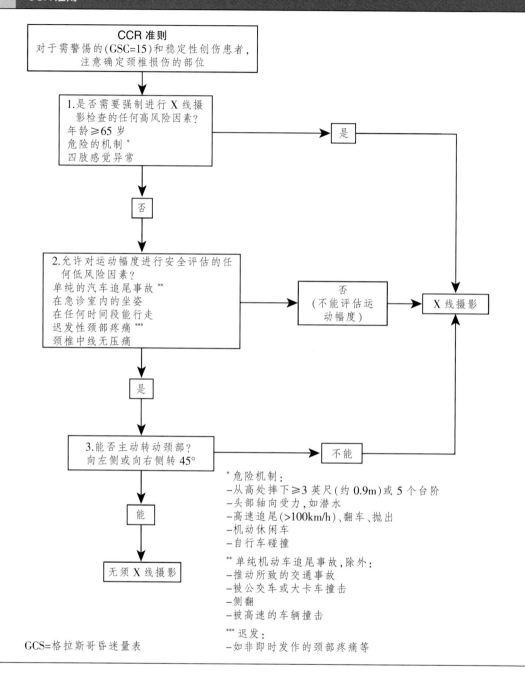

**CCR 准则**
对于需警惕的(GSC=15)和稳定性创伤患者，注意确定颈椎损伤的部位

1.是否需要强制进行 X 线摄影检查的任何高风险因素?
年龄≥65 岁
危险的机制*
四肢感觉异常

是

否

2.允许对运动幅度进行安全评估的任何低风险因素?
单纯的汽车追尾事故**
在急诊室内的坐姿
在任何时间段能行走
迟发性颈部疼痛***
颈椎中线无压痛

否
(不能评估运动幅度)

X 线摄影

是

3.能否主动转动颈部?
向左侧或向右侧转 45°

不能

能

无须 X 线摄影

* 危险机制:
-从高处摔下≥3 英尺(约 0.9m)或 5 个台阶
-头部轴向受力,如潜水
-高速追尾(>100km/h)、翻车、抛出
-机动休闲车
-自行车碰撞

** 单纯机动车追尾事故,除外:
-推动所致的交通事故
-被公交车或大卡车撞击
-侧翻
-被高速的车辆撞击

*** 迟发:
-如非即时发作的颈部疼痛等

GCS=格拉斯哥昏迷量表

| 表 8.3 | 疑似颈椎损伤的 ACR 适宜性标准 | | |
| --- | --- | --- | --- |
| 疑似颈椎损伤的临床分类 | 通常适合 | 可能适合 | 通常不适合(详见网站) |
| 1.依据 NEXUS 或 CCR 准则适合行颈椎成像。患者符合低风险标准 | —— | —— | • 颈椎 X 线摄影<br>• 颈椎 MRI 平扫<br>• 颈椎 CT 平扫 |
| 2.疑似急性颈椎创伤。依据 NEXUS 或 CCR 准则适合行颈椎成像。无其他具体说明 | • 颈椎 CT 平扫,并矢状位和冠状位重组 | • 颈椎 X 线摄影——仅需侧面观。如果 CT 重建不是最佳选择,平片是有帮助的。 | • 颈椎 CT 增强<br>• 颈椎 CT 平扫+增强<br>• 颈椎 MRI 平扫<br>• 颈椎 MRI 平扫+增强 |
| 3.疑似急性颈椎创伤。依据 NEXUS 或 CCR 准则适合行,颈椎成像。脊髓病 | • 颈椎 CT 平扫<br>• 颈椎 MRI 平扫 MRI 和 CT 互为补充,可同时进行 MRI 和 CT 检查 | • 颈椎 X 线摄影——仅需侧面观。<br>• 如果 CT 重建不是最佳选择建,平片是有帮助的。<br>• 如果 MRI 禁忌或不能确定,则行椎管造影和椎管造影后颈椎 CT 扫描 | • 头颈部 CTA+增强<br>• 头颈部 MR+增强<br>• 头颈部 X 线血管造影 |
| 4.急性颈椎创伤。依据 NEXUS 或 CCR 准则适合行颈椎成像。对于机械性、非稳定性脊柱,制订治疗方案 | • 颈椎 CT 平扫<br>• 颈椎 MRI 平扫 | • 颈椎 X 线摄影<br>• 椎管造影及造影后颈椎 CT 扫描 | • 颈椎 CT 增强<br>• 颈椎 MRI 增强 |
| 5.疑似急性颈椎创伤。依据 NEXUS 或 CCR 准则适合行颈椎成像。患者持续无法临床评价超过 48 小时。 | • 颈椎 CT 平扫<br>• 颈椎 MRI 平扫 | • 如果 CT 图像出现运动伪影,颈部 X 线摄影使用受限 | • 颈椎 CT 增强<br>• 颈椎 MRI 平扫+增强 |
| 6.疑似急性颈椎创伤。依据 NEXUS 或 CCR 准则适合行颈椎成像。临床或影像表现提示动脉损伤 | • 颈椎 CT 平扫<br>• 可二选一:<br>　• 头颈部 CTA 和增强扫描<br>　• 颈部 MRA (不增强或增强) | • 头颈部血管造影(为了治疗方案或解决问题) | • 颈椎 CT 增强扫描<br>• 颈椎 MRI 平扫+增强<br>• 颈部 MRA |
| 7.疑似急性颈椎创伤。依据 NEXUS 或 CCR 准则适合行颈椎成像。临床或影像表现提示韧带损伤 | • 颈椎 CT 平扫<br>• 颈椎 MRI 平扫(可用于评估韧带损伤) | • 颈椎 X 线摄影 | • 颈椎 CT 增强<br>• 颈椎 MRI 平扫+增强 |
| 8.疑似颈椎损伤。依据 NEXUS 或 CCR 准则适合行颈椎成像。对于初期未显示有不稳定性损伤,但颈部一直疼痛的患者,需影像随访,重新评估 | • 颈椎 X 线摄影:前后位、张口位、侧位、斜位、过曲过伸位。基于临床表现进行个体化选择 | —— | • 颈椎 CT 平扫<br>• 颈椎 MRI 平扫 |

(待续)

**表 8.3(续)**

| 疑似颈椎损伤的临床分类 | 通常适合 | 可能适合 | 通常不适合(详见网站) |
|---|---|---|---|
| 9.钝性创伤符合胸腰椎成像标准。有或没有定位标志:①背部中线区疼痛;②局部损伤征象;③异常神经症状;④颈椎骨折;⑤格拉斯哥昏迷量表(GCS)<15 分;⑥大的牵拉损伤;⑦酒精或药物中毒 | ● 胸腰椎平扫 | ● 胸腰椎 MRI 平扫 | ● 如果 MRI 禁忌,则行胸腰椎椎管造影及椎管造影后 CT 扫描<br>● 胸腰椎 X 线摄影 |
| 10.钝性创伤符合胸腰椎成像标准(如上所述)。神经系统异常 | ● 胸腰椎 CT 平扫<br>● 胸腰椎 MRI 平扫 CT 和 MRI 互为补充,应同时检查<br>● 如果 MRI 不可行,则行胸腰椎椎管造影和椎管造影后 CT 扫描 | ● 为制订手术方案进行胸腰椎 X 线摄影 | ● 胸腰椎 CT 增强<br>● 胸腰椎 MRI 平扫+增强 |
| 11.儿童年龄<14 岁,清醒、无颈背部疼痛、颈部柔软、无牵拉外伤 | —— | —— | ● 颈椎 X 线摄影<br>● 颈椎 CT 平扫 |
| 12.儿童年龄<14 岁,清醒、无颈背部疼痛、颈部柔软,股骨骨折 | —— | ● 颈椎 X 线摄影 | ● 颈椎 CT 平扫<br>● 胸腰椎 CT 平扫 |
| 13.儿童年龄<14 岁,伴已知颈椎骨折 | ● 胸腰椎 X 线摄影[如果胸腹盆 (TAP) 扫描发现骨折则不需要]<br>● 胸腰椎 CT 平扫,或从 TAP 扫描获得 | —— | ● 胸腰椎 CT 增强<br>● 胸腰椎 CT 平扫+增强 |
| 14.儿童年龄<14 岁,伴已知胸椎或腰椎骨折 | ● 颈椎 X 线摄影<br>● 颈椎 CT 平扫 | —— | ● 颈椎 CT 增强扫描<br>● 颈椎 CT 平扫+增强 |

此表为缩减版,在完整文件中包含额外的"通常不适合"的检查。读者可登录 ACR 网站浏览最新、最完整的 ACR 适宜性标准。

Reprinted with permission from the American College of Radiology.

MRA=磁共振血管成像;CTA=CT 血管成像

对比剂的使用取决于临床情况。

| 表8.4 | 脊髓病的 ACR 适宜性标准 | | |
|---|---|---|---|
| 脊髓病的临床分类 | 通常适合 | 可能适合 | 通常不适合(详见网站) |
| 1.外伤性 | ● 颈椎 CT 平扫(急诊处理首检)<br>● 颈椎 MRI 平扫（当骨折无法解释损伤时，MRI 价值最大）<br>● 脊椎 X 线摄影 | ● 椎管造影和椎管造影后 CT 脊柱扫描 | ● 椎管 X 线造影<br>● 椎动脉 MRA(平扫+增强)<br>● 椎动脉 CTA(增强)<br>● 脊椎 MRI 平扫+增强 |
| 2.疼痛<br>(如局部或放射性疼痛伴脊髓病;疑似颈椎病,椎间盘脱出、肿瘤或感染) | ● 脊椎 MRI 平扫<br>● 脊椎 MRI 平扫+增强(如疑似感染或肿瘤性疾病)<br>● 脊椎 CT 平扫(颈椎病时价值最大) | ● 椎管造影及椎管造影后 CT 扫描 (为查找病因, 或 MRI 不可行或 MRI 禁忌)<br>● $^{99m}$Tc-增强骨扫描和脊椎 SPECT 扫描 (查找脊髓外相关性疾病) | ● 脊椎 X 线摄影(评估稳定性)<br>● 脊椎 CT 增强扫描(考虑感染或肿瘤时, 或 MRI 不可行或 MRI 禁忌) |
| 3.突然发病<br>(疑似血管畸形、脊髓梗死、硬膜外血肿) | ● 脊椎 MRI 平扫<br>● 脊椎 MRI 平扫+增强 | ● 椎管造影及椎管造影后 CT 扫描<br>● 脊椎 CT 平扫<br>● 脊椎 CTA(增强扫描)<br>● 脊椎 MRA 平扫+增强<br>● 脊椎血管造影 | ● 脊椎 X 线摄影<br>● 脊椎 CT 增强扫描<br>● $^{99m}$Tc-增强骨扫描/SPECT 扫描<br>● 脊椎 MRI 血流成像(平扫)<br>● $^{111}$In-白细胞椎体扫描 |
| 4.逐级进展<br>(疑似血管畸形、脊髓梗死、硬膜外血肿) | ● 脊椎 MRI 平扫<br>● 脊椎 MRI 平扫+增强 | ● 椎管造影及椎管造影后 CT 扫描<br>● 椎体血管造影<br>● 脊椎 CT 平扫<br>● 脊椎 CTA<br>● 脊椎MRA 平扫+增强 | ● 脊椎 X 线摄影<br>● 脊椎 CT 增强扫描<br>● $^{99m}$Tc-SPECT 骨扫描<br>● 椎体血流 MR 血管成像(平扫)<br>● $^{111}$In-白细胞椎体扫描 |
| 5.缓进型<br>(疑似髓内肿瘤) | ● 脊椎 MRI 平扫<br>● 脊椎 MRI 平扫+增强 | ● 椎管造影及椎管造影后 CT 扫描<br>● 脊椎 CT 平扫<br>● 脊椎 CT 增强扫描<br>● 椎体 MRA 平扫+增强<br>● 脊椎 CTA 增强 | ● 脊椎 CT 平扫+增强扫描<br>● $^{99m}$Tc-SPECT 骨扫描<br>● 椎体 MR 血流成像(平扫)<br>● $^{111}$In-白细胞椎体扫描 |
| 6.感染性疾病<br>(可能多部位受累, 常需要检查全身脊椎和骨骼) | ● 脊椎 MRI 平扫+增强<br>● 脊椎 MRI 平扫 | ● 脊椎 CT 平扫 (如 MRI 不可行)<br>● X 线椎管造影<br>● 椎管造影及椎管造影后脊椎 CT 扫描<br>● 脊椎 CT 增强扫描<br>● $^{111}$In-白细胞椎体扫描 | ● 脊椎 CTA 增强<br>● 椎体 MRA 平扫<br>● 脊椎 MR 血流成像(平扫)<br>● 脊椎动脉血管造影 |

(待续)

**表 8.4(续)**

| 脊髓病的临床分类 | 通常适合 | 可能适合 | 通常不适合(详见网站) |
|---|---|---|---|
| 7.肿瘤<br>(可能多部位受累,常需要检查全身脊椎和骨骼) | ● 脊椎 MRI 平扫<br>● 脊椎 MRI 平扫+增强 | ● 脊椎 CT 平扫(如 MRI 不可行)<br>● $^{99m}$Tc –SPECT 骨扫描(查找脊髓外病变)<br>● 脊椎 CT 增强扫描<br>● 椎管造影及椎管造影后 CT 扫描<br>● X 线椎管造影 | ● 脊椎 X 线摄影<br>● 脊椎 CT 平扫+增强扫描<br>● MRA 平扫+增强<br>● 脊椎 MR 血流成像(平扫)<br>● 脊椎动脉血管造影 |

此表为缩减版,在完整文件中包含额外的"通常不适合"的检查。读者可登录 ACR 网站浏览最新、最完整的 ACR 适宜性标准。

Reprinted with permission from the American College of Radiology.

MRA=磁共振血管造影;CTA=CT 血管造影

GCS=格拉斯哥昏迷量表

对比剂的使用取决于临床情况。

循证指南,作为临床医师决策工具。以决策树的表格呈现,内容与 ACR 判断标准一致,并结合了 NEXUS 和 CCR 标准。

▶ 非创伤性颈部疼痛的诊断性成像途径见表8.5。

▶ 颈椎可能损伤的诊断性成像途径见表8.6。

▶ 成人头部损伤的诊断性成像途径见表8.7。

● 诊断路径结合了 Harborview 标准(提示需要头部 CT 扫描的因素)、加拿大头部 CT 法则(提示需神经介入术的因素)和格拉斯哥昏迷评分量表(提示脑损伤的严重程度,见表8.8)。

| 表 8.5 | 非创伤性颈部疼痛的诊断性成像途径 |
|---|---|

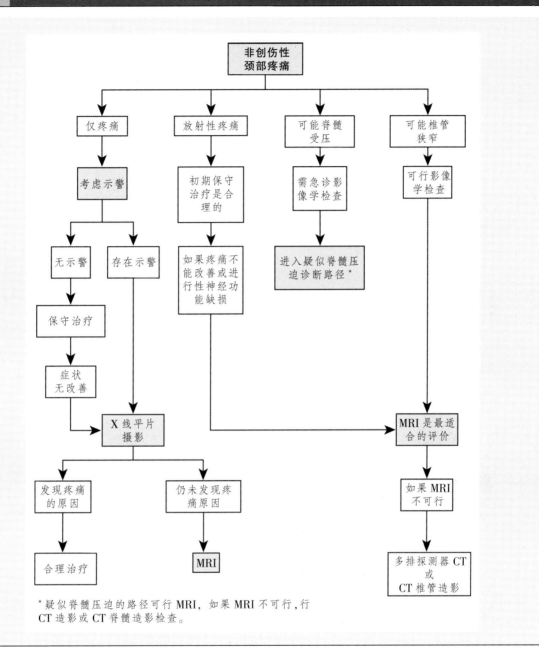

\* 疑似脊髓压迫的路径可行 MRI，如果 MRI 不可行，行
CT 造影或 CT 脊髓造影检查。

欲了解最近的更新内容，请登录：www.imagingpathways.health.wa.gov.au

**表 8.6　颈椎可能损伤的诊断性成像途径**

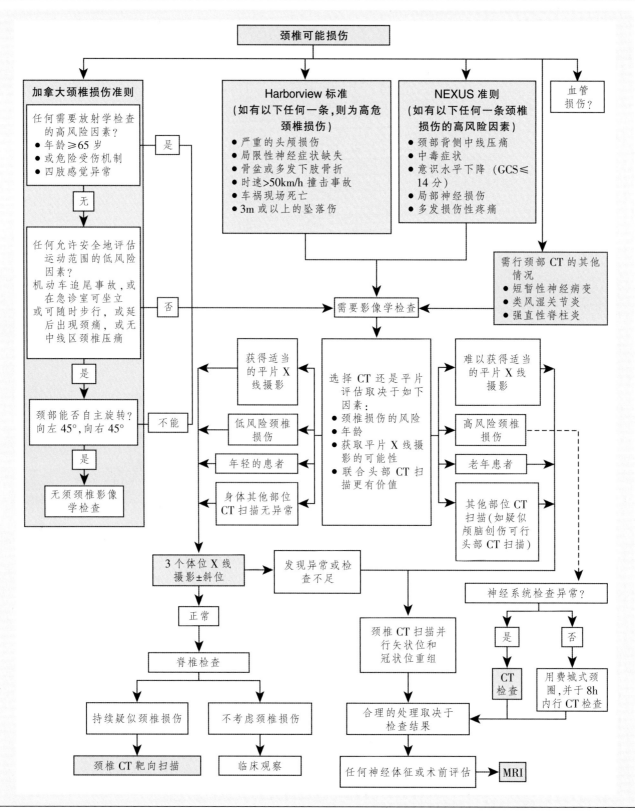

欲了解最近的更新内容,请登录:www.imagingpathways.health.wa.gov.au

| 表 8.7 | 成人头部损伤的诊断性成像途径 |
| --- | --- |

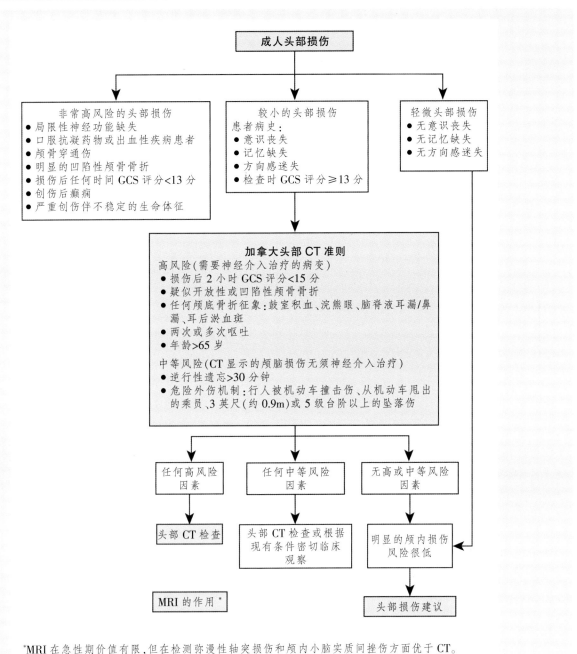

成人头部损伤

**非常高风险的头部损伤**
- 局限性神经功能缺失
- 口服抗凝药物或出血性疾病患者
- 颅骨穿通伤
- 明显的凹陷性颅骨骨折
- 损伤后任何时间 GCS 评分<13 分
- 创伤后癫痫
- 严重创伤伴不稳定的生命体征

**较小的头部损伤**
患者病史:
- 意识丧失
- 记忆缺失
- 方向感迷失
- 检查时 GCS 评分≥13 分

**轻微头部损伤**
- 无意识丧失
- 无记忆缺失
- 无方向感迷失

**加拿大头部 CT 准则**
高风险(需要神经介入治疗的病变)
- 损伤后 2 小时 GCS 评分<15 分
- 疑似开放性或凹陷性颅骨骨折
- 任何颅底骨折征象:鼓室积血、浣熊眼、脑脊液耳漏/鼻漏、耳后淤血斑
- 两次或多次呕吐
- 年龄>65 岁

中等风险(CT 显示的颅脑损伤无须神经介入治疗)
- 逆行性遗忘>30 分钟
- 危险外伤机制:行人被机动车撞击伤、从机动车甩出的乘员、3 英尺(约 0.9m)或 5 级台阶以上的坠落伤

任何高风险因素

任何中等风险因素

无高或中等风险因素

头部 CT 检查

头部 CT 检查或根据现有条件密切临床观察

明显的颅内损伤风险很低

MRI 的作用*

头部损伤建议

*MRI 在急性期价值有限,但在检测弥漫性轴突损伤和颅内小脑实质间挫伤方面优于 CT。

Reprinted with permission of the Department of Health Western Australia.

欲了解最近的更新内容,请登录:www.imagingpathways.health.wa.gov.au

| 表 8.8 | Glasgow 昏迷量表评分标准 |

### Glasgow 昏迷量表

| 项目 | 反应 | 评分 |
|------|------|------|
| 睁眼 | 自然睁眼 | 4 |
| | 呼唤睁眼 | 3 |
| | 疼痛刺激睁眼 | 2 |
| | 不能睁眼 | 1 |
| 语言反应 | 说话有条理 | 5 |
| | 可应答,答非所问 | 4 |
| | 言语不当,但语意可辩 | 3 |
| | 语言模糊,语意难辨 | 2 |
| | 任何刺激无语言反应 | 1 |
| 运动反应 | 按指令动作 | 6 |
| | 对疼痛刺激能定位 | 5 |
| | 对于疼痛刺激有退缩反应 | 4 |
| | 疼痛刺激肢体过度屈曲 | 3 |
| | 疼痛刺激肢体过度伸展 | 2 |
| | 无反应 | 1 |
| 总分 | | 15 |

**轻度创伤性脑损伤(Glasgow 评分:13~15 分)**

- 意识丧失数秒钟或数分钟
- 无意识丧失,但患者可能神志不清或迷糊
- 头部 CT 可显示正常
- 当损伤时,患者精神状态发生改变,提示脑功能已经发生变化,脑损伤即可诊断

**中度创伤性脑损伤(Glasgow 评分:9~12 分)**

- 意识丧失数分钟至数小时
- 答非所问持续数天至数周
- 身体、认知和(或)行为障碍持续数月或数年

**重度脑损伤(Glasgow 评分:1~8 分)**

- 颅脑粉碎性或头部穿通伤所致的损伤
- 损伤危及生命,并不可逆性损伤
- 无法恢复到损伤前状态

## ■ 第 4 节　颈椎常规 X 线摄影评估

- 颈椎常规 X 线摄影的主要作用是确认或排除解剖异常或疾病过程。
- 在任何诊断过程中,X 线摄影常是首选影像学检查,但对于颈椎部创伤的患者来讲是个例外。如果患者具有严重颈椎损伤的风险（根据 NEXUS 或 CCR 准则）,如果颈椎 CT 可行,则 X 线成像就不能选用。因为 CT 在识别细微骨折方面最敏感。在创伤中心,CT 检查头部和全身是一站式检查。
- 颈椎常规 X 线成像检查由 3~5 体位组成（包括斜位）:
  ‣ 张口前后位片(评价 C1/C2)
  ‣ 下部颈椎前后位片
  ‣ 侧位片
  ‣ 右斜位片
  ‣ 左斜位片
- 正常椎体对线基于颈椎侧位片,是通过三条相关的平行线在任何程度上的屈曲或伸展来评估彼此关系:椎体前缘连线、椎体后缘连线和棘突椎板连线(见下列线图 8.2)。

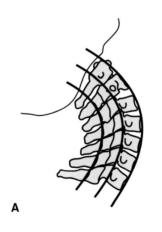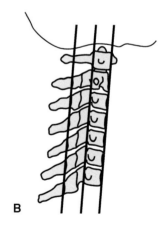

图 8.2

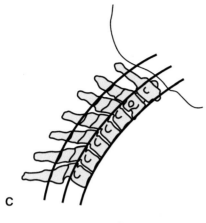

图 8.2(续)

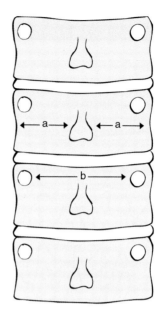

图 8.3

- 在前后位图像上正常的颈椎空间关系是中线棘突到两侧椎弓根距离相等(a)，颈椎椎弓根间距(b)通常是 30mm，代表着椎管的横径(图 8.3)。
- 颈椎常规 X 线成像投影汇总见表 8.9。
- 颈椎创伤 X 线图像征象汇总见表 8.10。

| 表 8.9 | 颈椎常规 X 线成像投影汇总 |
|---|---|

**张口前后位**

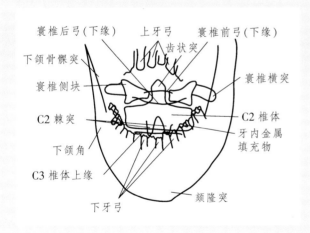

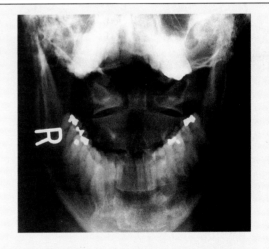

正常 C1/C2 表现

- 齿状突位于寰椎侧块的中线。
- C1 两侧块间距应该相等。
- 两侧关节间隙应该相等。
- C2 棘突位于中线，且与齿状突重合。
- C1 的外侧缘不应跨越 C2 的边界。

(待续)

表 8.9(续)

下位颈椎前后位

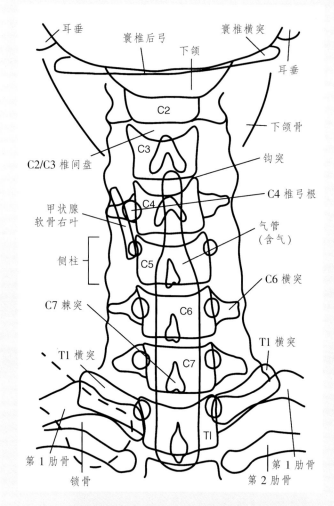
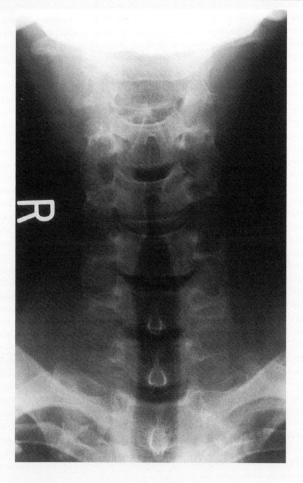

前后位片正常表现:

- 充气气管位于中线。

- 棘突位于中线。

- 椎弓根与中线两侧等距离。

(待续)

| 表 8.9(续) |
| --- |
| 侧位 |

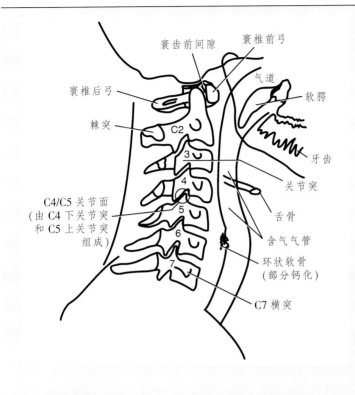

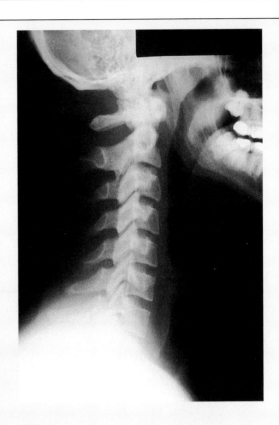

侧位正常表现:

- 3 条椎体平行线无脱位,见图 8.2。

- 椎间隙高度良好。

- 无椎前软组织肿胀。

- 在 C2 水平咽后间隙≤6mm。

- 成人 C6 水平气管后间隙为 22mm(记住:在 C2 为 6mm,C6 为 22mm)。

(待续)

表 8.9(续)

右斜位和左斜位

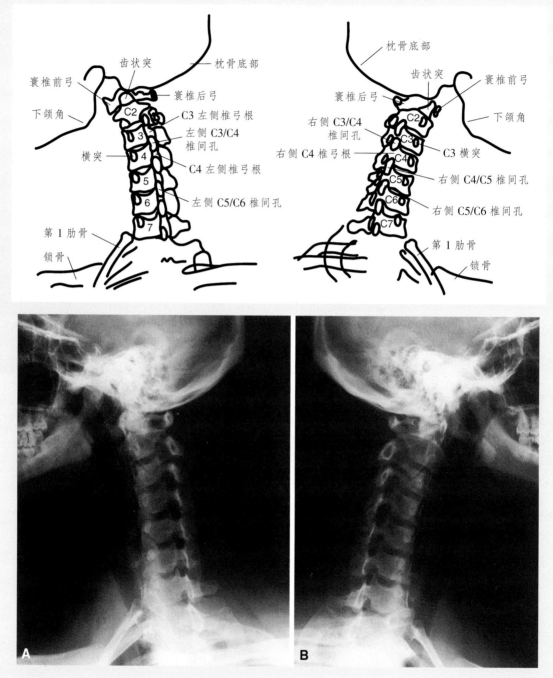

斜位正常表现:

- 椎间孔是脊神经通过处,在斜位平片上表现为卵圆形透亮影。
- 需要双斜位以显示右侧椎间孔和左侧椎间孔,归咎于其定位的平面。
- 右侧椎弓根和左侧椎弓根平行于影像探测器显示,所以几乎无变形。

| 表 8.10 | 颈椎创伤 X 线征象汇总 |
|---|---|

**软组织异常征象**

- 咽后间隙或气管后间隙增宽
- 气管或喉移位
- 椎前脂肪垫移位。任一征象均提示存在水肿或出血，表明有相关病变

**椎体对线异常征象**

- 侧位片上椎体失去平行轮廓，提示骨折、脱位或严重退行性改变
- 椎体前凸消失，提示潜在的损伤引起肌肉痉挛
- 急性脊柱后凸成角伴棘突间隙增宽，提示后纵韧带破裂
- 1 个椎体旋转，提示单侧小关节脱位、过伸性骨折、肌肉痉挛、椎间盘或关节囊损伤

**关节异常征象**

- 寰枢关节增宽，提示退行性变、强直或横韧带破裂
- 棘突间隙增宽（呈扇形），提示棘间韧带和其他后纵韧带破裂
- 椎间隙增宽，提示后纵韧带破裂
- 椎间隙变窄，提示椎间盘破裂和髓核突出
- 椎小关节间隙消失，提示脱位

# ■ 第 5 节　颈椎 MRI 基本方案

- 颈椎（或颈椎的任何部位）MRI 适应证：
  - 椎间盘退行性病变
  - 硬膜外软组织和骨肿瘤
  - 髓外硬膜内肿块
  - 硬膜内肿瘤或软脑膜疾病
  - 髓内肿瘤
  - 放射治疗区域
  - 脊髓内病变：包括脱髓鞘和炎性疾病
  - 脊髓血管畸形和（或）隐匿性蛛网膜下隙出血性疾病
  - 脊髓空洞症
  - 先天性脊椎异常/脊椎侧凸
  - 术后椎管内脑脊液或术后软组织改变
  - 脑膜异常
  - 脊椎感染，包括椎间盘感染、骨髓炎和硬膜外脓肿

  - 椎体成形术和椎体后凸成形术的术前评估
- 颈椎 MRI 方案包括确定解剖序列和液体敏感序列。获取轴位和矢状位图像。很少获取冠状位图像，因为用轴位和矢状位 MRI 评估软组织已经足够了。
- 通常轴位和矢状位均用 T1 和 T2 加权序列扫描。这两个脉冲序列的基本原理具有两个部分。
  - 通过 T1 加权序列显示解剖结构
  - 通过 T2 加权序列发现异常液体
- 颈椎 MRI 评估包括：
  - 对线（Alignment）——矢状层面对于评估正常颈椎对线，或骨折信号、脱位及骨质破坏造成的对线偏离最佳。
  - 骨信号（Bone signal）——评估任何疾病导致的异常信号强度，或局限性及邻近组织扩散所致的感染。
  - 椎管/中枢神经系统（Canal Space/Central Nervous System）——矢状位和轴位评估椎管。观察椎管的大小，正常椎管为中空管道。硬脊膜内结构（脊髓、神经根、脑脊液）可被评估。寻找硬膜囊有无缺失（从邻近结构缺口）。
    - 后部椎体终板、椎间盘和关节面退行性改变所致机械性狭窄，以及游离体或韧带增厚等引起缺失。
    - 髓内病变的评估：通过平扫或增强，MRI 能显示脊髓多种疾病的形态和范围，包括脱髓鞘病变、肿瘤、退行性改变、炎症和先天性病变。
  - 椎间盘完整性（Disk Integrity）——评估椎间盘的高度和髓核的含水量，矢状位图像评估后缘的轮廓和边缘的完整性，轴位图像评估后侧缘的轮廓和边缘完整性。
    - 椎间盘向椎管广泛膨出（常不与神经根受压相关），定义为大范围的并相对对称的椎间盘向周围间隙突出。
    - 椎间盘突出是一种椎间盘局限性或非对称性向椎管和（或）椎间孔突出，可分为中央型、后侧型和侧位型，还可突出于椎间孔外侧（称为远外侧型）。
    - 突出和脱出是椎间盘突出的亚型，相对于椎间盘母体，突出的基底较宽，而脱出的基底

部常比脱出的椎间盘碎片窄。

▶ 软组织(Sofe Tissues)——由创伤、原发性肿瘤、感染或肿瘤占位效应而导致椎旁软组织水肿。MRI 可显示椎旁软组织水肿,检查创伤后韧带

和脊髓的完整性。MRI 可清晰显示硬膜外血肿和脊髓内挫伤/出血。

● 颈椎 MRI 或 CT 的正交平面检查见表 8.11。
● 颈椎 MRI 基本方案见表 8.12。

| 表 8.11 | 颈椎 MRI 或 CT 的正交平面检查 |
|---|---|
| 轴位 | 轴位扫描野是从颅底到至少第 2 胸椎,扫描层面与颈椎长轴垂直。参考线是即将显示的层面 |

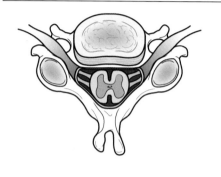
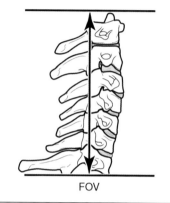
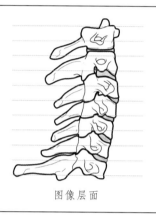

FOV　　图像层面

| 矢状位 | 矢状位扫描野是从一侧横突尖到另一侧横突尖,扫描层面平行于颈椎长轴。参考线是即将显示的层面 |
|---|---|

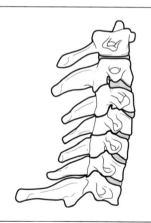
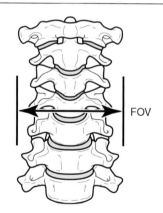
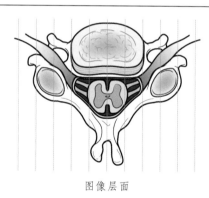

FOV　　图像层面

| 冠状位 | 冠状位扫描野是从颈椎椎体最前缘到棘突的尖部。参考线是即将显示的层面 |
|---|---|

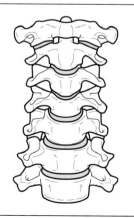
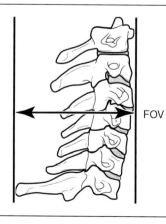
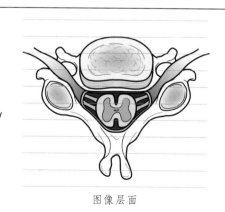

FOV　　图像层面

**表 8.12** 颈椎 MRI 基本方案

轴位

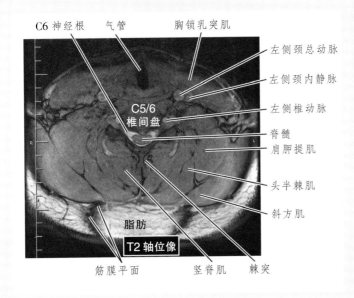

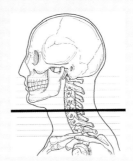

C6 神经根　气管　胸锁乳突肌　左侧颈总动脉　左侧颈内静脉　左侧椎动脉　C5/6 椎间盘　脊髓　肩胛提肌　头半棘肌　斜方肌　脂肪　T2 轴位像　筋膜平面　竖脊肌　棘突

**评估轴位平面内清晰显示的结构:**

- 椎间盘(注意存在椎间盘后中心突出伴硬脊膜缺乏)
- 椎间孔
- 椎管、硬膜外腔、硬脊膜
- 小关节
- 黄韧带
- 神经根(注意,在许多 T2 加权序列中不采用脂肪抑制,所以相对明亮的神经周围脂肪,神经根突出显示)

矢状位

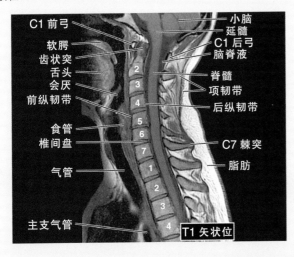

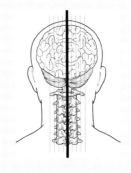

C1 前弓　软腭　齿状突　舌头　会厌　前纵韧带　食管　椎间盘　气管　主支气管　小脑　延髓　C1 后弓　脑脊液　脊髓　项韧带　后纵韧带　C7 棘突　脂肪　T1 矢状位

(待续)

表 8.12(续)

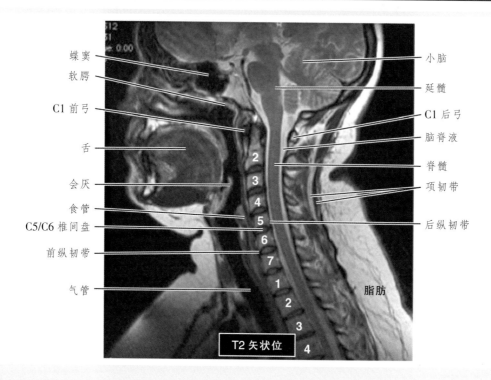

蝶窦
软腭
C1 前弓
舌
会厌
食管
C5/C6 椎间盘
前纵韧带
气管

小脑
延髓
C1 后弓
脑脊液
脊髓
项韧带
后纵韧带
脂肪

T2 矢状位

**评估矢状平面内清晰显示的结构:**

- 椎体、终板
- 椎间盘信号、椎间盘高度
- 硬膜外间隙、神经根(正中层面不能显示)
- 椎管、脊髓
- 前纵韧带和后纵韧带
- 棘间韧带和棘上韧带
- 棘突

# ■ 第 6 节　颈椎 CT 基本方案

- 当需要了解骨骼和关节的结构及空间信息时,绝大多数骨骼检查选择 CT 作为成像模式。
- 对于椎体的任何部位,CT 的主要指征是:
  - 成人急性创伤
  - 退行性变和骨性关节炎
  - 植骨或器械融合的术后评价
  - 脊椎感染程度
  - 影像引导下颈椎介入术(例如,活检、药物注射)
  - 肿瘤或并发症
  - 炎性病变及晶体沉积病
  - 先天性或椎体发育畸形(例如,脊椎侧弯、峡部裂)
  - 当 MRI 禁忌时,脊髓空洞和其他鞘内肿块
- CT 与 X 线摄影成像原理相似:人体组织衰减 X 线,在图像上以灰阶显示。在 X 线图像及 CT 图像上有 4 种基本灰阶:
  - 1. 空气=黑
  - 2. 脂肪=灰–黑
  - 3. 水(软组织)=灰
  - 4. 骨骼=灰–白
- **观察:**在各个层面内,按 ABCS 检查异常。
  - 对线和解剖(Alignment and Anatomy)——为评估正常椎体曲度或因骨折、脱位或骨质破坏引起的移位,冠状位重组(类似前后位 X 线图像)和矢状位重组(类似侧位 X 线图像)显示最佳。

▶ 骨密度(Bone density)——与 X 线图像类似,骨皮质密度最高,如后椎环结构所见,骨松质密度较低,如椎体所见。评估任何严重疾病或感染导致的骨质破坏,以及骨折导致的骨皮质边缘断裂。

▶ 椎管(Canal space)——在轴位像上评估椎管是否通畅。观察中央管或侧隐窝是否受压,可引起神经压迫。识别任何可能从骨折或挤压的椎间盘游离到椎管的碎片。

▶ 椎间盘完整性(Disk integrity)——在轴位图像上评估后缘和后外侧边缘的轮廓和完整边界。椎间盘突出时,后缘的轮廓将改变。

▶ 软组织(Soft tissues)——矢状位重组检查椎前软组织,显示因创伤引起的水肿。

● 颈椎 CT 扫描方案见表 8.13。

● 颅颈关节及其在 X 线图像和 CT 图像上的正常值见表 8.14。

| 表 8.13 | 颈椎 CT 扫描方案 |
| --- | --- |

| C1 和 C5 断面 | 观察内容 |
| --- | --- |
| 轴位 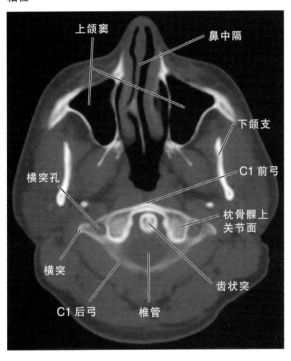 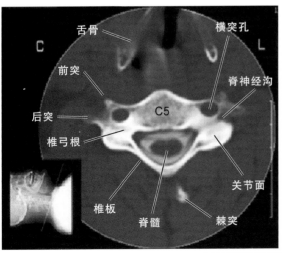 | ● C1~C2 用于评估齿状突相对于寰椎前弓和 C1 侧块的位置关系。<br>● 寰枢椎不对称可能是由以下原因造成的:骨折、寰枢椎半脱位、寰枢椎旋转固定或横突/翼/尖韧带的撕裂,即通常稳定关节的部位。<br>● 在成人中,寰枢关节界面通常<3mm,而在儿童中则<5mm。<br>● 根据斯蒂尔的第三法则,寰椎椎环的前后直径为 3cm。齿状突和脊髓各约 1cm,占据椎环的 2/3 空间。剩余的 1cm 自由空间允许一些病理性移位。<br>● 椎管直径在每一层面上进行测量,Pavlov 比率表示椎管宽度应与相应椎体的宽度相等。椎管宽度/椎体直径正常比值是 1,比值<0.85 提示椎管狭窄。<br>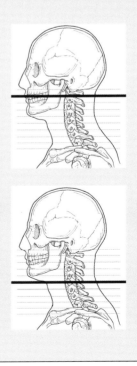 |

(待续)

表 8.13(续)

| 重组 | 观察内容 |
|---|---|
| 矢状位 | |

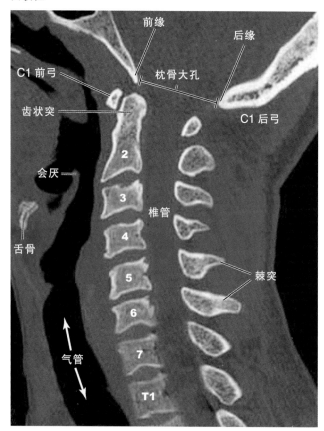

- 正常的颅颈关系是通过测量寰椎、枢椎、枕部间的距离来评估的。
- 枕骨大孔前缘中点与枢椎体后侧皮质线间距(BAI)<12mm。
- 枕齿间隙(BDI)<2mm。
- Powers 比值<1。
- 寰齿间隙(ADI)<3mm。
- 上述间距增大常见于创伤性 C0/C1 或 C1/C2 脱位或类风湿关节炎导致的韧带松弛。
- 在脊柱侧位 X 线图像上,椎体对线通过椎体前线、椎体后线、棘突椎板线来评估。塌陷提示骨折、半脱位或脱位。
- 测量椎间隙距离。图中可见 C5/C6 间隙狭窄。

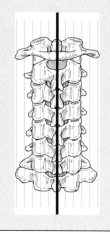

(待续)

表 8.13(续)

| 重组 | 观察内容 |
|---|---|
| 冠状位<br>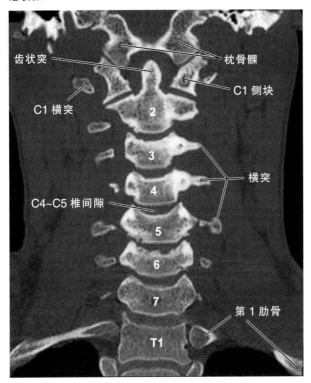 | • 评估颅椎双侧对称性。<br>• 寰枕关节正常宽 1~2mm。<br>• 寰枢关节正常宽 2~3mm。<br>• C1~C2 位置关系与前后位张口 X 线图像类似。<br>• 对齿突骨折敏感。<br>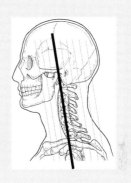 |

表 8.14　颅颈关节在 X 线图像和 CT 图像上的正常值

| 寰齿间隙(ADI) | 枕齿间隙(BDI) |
|---|---|
| 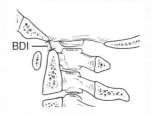 | |
| ADI 是寰椎前弓与齿突的距离。 | BDI 是枕骨大孔前缘中点下部与齿突上部的距离。 |
| X 线图像上正常值≤2mm(男性及女性)。 | X 线图像上正常值≤12mm。 |
| CT 图像上正常值≤2mm(男性及女性)。 | CT 图像上正常值≤9.1mm。 |

(待续)

| 表 8.14(续) | |
| --- | --- |
| BAI | Powers 比值 |

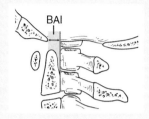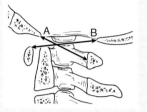

BAI 是枕骨大孔前缘中点与枢椎体后侧皮质线的距离。X 线图像上正常值≤12mm。

CT 图像上正常值由于后侧皮质线无法确定故无法测量。

首先确定 A 线:枕骨大孔前缘中点与寰椎后弓间距;B 线:枕骨大孔后缘中点与寰椎前弓间距。Powers 比值是 A 线与 B 线的比值,约为 1:1。

X 线图像上正常值≤0.9。

CT 图像上正常值≤0.9。

# ■ 第 7 节　它看起来像什么? 病变图解(表 8.15)

| 表 8.15 | 病变图解 | |
| --- | --- | --- |
| 病变图解 | 临床信息 | 治疗 |

**急性椎间盘突出**

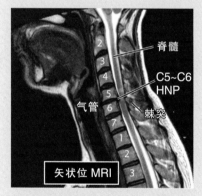

矢状位 MRI

颈椎 MRI 矢状位 T2 加权像。患者,女,37 岁,因癫痫跌倒后,头部撞击到保险杠。为查找癫痫二次发作原因,行血常规检查以及脑部 CT 和 MRI 扫描,均未见明显异常。住院第 3 天患者仍因癫痫无法行走,行神经系统查体,阳性体征提示脊髓病。颈部 MRI 扫描提示 C5/C6 椎间盘突出压迫脊髓。患者接受手术治疗,手术成功且预后良好。

**描述**:典型的急性椎间盘突出常有外伤史。髓核向后或向外突出压迫神经,影响侧上肢活动,或为脊髓型颈椎病,导致四肢轻瘫。

**损伤机制**:创伤打击、跌倒、碰撞可导致脊髓压迫,轴向负荷或过度屈伸

**成像**:在急诊室 CT 为首检,以确定任何骨折。当无法明确有骨折导致的脊髓压迫时,需行脊髓 MRI 扫描。

**保守治疗**:常用治疗包括非甾体抗炎药或短效类固醇抗炎,物理治疗包括颈椎牵引、减轻疼痛的手法治疗和使用颈托。

**手术治疗**:当保守治疗无效时,常采取颈椎前路椎间盘切除术,伴或不伴植骨融合术。最新研究显示,可于颈椎后路行椎板切除术或微创椎间孔减压术,伴单纯的椎间盘切除术。

| 表 8.15(续) | | |
| --- | --- | --- |
| 病变图解 | 临床信息 | 治疗 |

**椎间盘退行性疾病(DDD)**

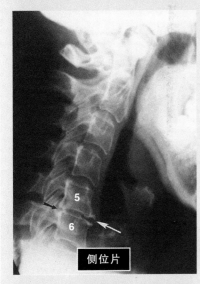

侧位片

颈椎椎间盘退行性疾病。在该侧位片上显示 C5/C6 椎间隙明显狭窄。前部骨赘(白箭所示),后部骨赘(黑箭所示)。

**描述**:DDD 最常见于 60 岁以上的人群,但并不是所有人都有症状。标志是由于脱水、环形突出、髓核突出、终板、骨质增生等退行性改变导致椎间盘变薄。

**体征与症状**:慢性退行性变可随时间进展,若多个节段被累及,则关节活动度(ROM)明显减小。如果退行性变累及神经组织,可出现放射痛。

**成像**:X 线图像可见椎间盘变薄及终板骨赘。

**保守治疗**:退行性病变进展缓慢,但病变超出了机体负荷程度,则可出现症状甚至损伤。非甾体抗炎药或短效类固醇可减轻炎症反应,物理治疗有颈椎牵引、减轻疼痛的手法治疗,以及使用颈托。

**手术治疗**:当保守治疗无效且出现神经压迫时,经典手术方法是颈椎前路椎间盘切除术伴植骨融合术。

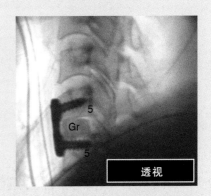

透视

联合应用植骨融合和(或)金属板、螺丝钉是椎间盘切除术后颈椎内固定最常用的方法。术中将金属板置于椎骨前方,螺丝钉向后将之固定,保证 C5/C6 节段的稳定,同时将骨移植物楔入被切除的椎间盘处并使之融合。上图为术中透视片。

(待续)

| 表 8.15(续) | | |
| --- | --- | --- |
| 病变图解 | 临床信息 | 治疗 |

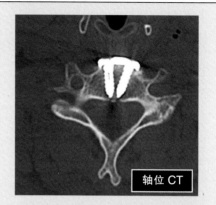

C5 节段轴位 CT 层面可见植入体内的螺丝钉。

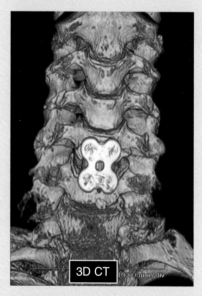

3D CT 重组显示脊柱前方用于固定颈椎的金属板。

(待续)

| 表 8.15(续) | | |
|---|---|---|
| 病变图解 | 临床信息 | 治疗 |

**椎间孔狭窄**

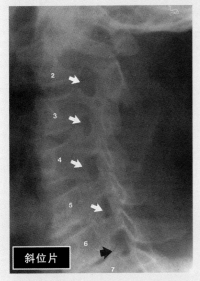

**斜位片**

椎间孔狭窄在颈椎斜位 X 线图像上显示最佳。白箭头所示为椎间孔,C2/C3 节段未见骨突出。下位节段显示不同程度的压迫,是由于椎体终板骨赘突入椎间孔。其中狭窄最严重的是 C6/C7 节段(黑箭所示)。

**描述**:椎间孔狭窄是由邻近椎骨的退行性改变所致,包括 DDD 及 DJD。临床症状与压迫的脊神经根有关。

**体征与症状**:脊神经根压迫可导致上肢放射痛、乏力、神经反射减弱。

**成像**:在斜位 X 线图像上所有椎间孔显示为卵圆形透亮影。侵犯致卵圆孔狭窄,归咎于突出的骨赘。X 线图像上仅可见骨的退行性改变。韧带或小关节面囊的纤维增厚也可使椎间孔狭窄,但 X 线图像上不可见。

**保守治疗**:由于退变可能还会有一点空间,所以人体可适应一定程度的椎间孔狭窄而无临床症状。但创伤或炎症可诱发患者出现放射痛。经典治疗方案包括非甾体抗炎药或短效类固醇抗炎,物理治疗有颈椎牵引,和采用颈托的治疗方法治疗疼痛。

**手术治疗**:如保守治疗仍无法缓解症状,则需要手术解除神经压迫。见前文 DDD 颈椎前路椎间盘切除术伴植骨融合术的影像。

**齿突骨折**

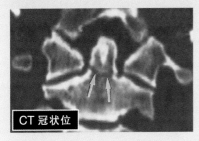

**CT 冠状位**

CT 冠状位重组示齿突 II 型骨折(箭头所示),齿突基底部与枢椎体交界处骨折是齿突骨折最常见的类型。

**描述**:齿突骨折可分为 3 型:I 型为齿突尖部撕脱,源于顶部或侧方韧带应力作用;II 型骨折位于齿突基底部(最常见);III 型骨折延伸至枢椎体部。

**损伤机制**:青年人主要见于机动车事故,老年人主要见于跌倒。

**成像**:由于寰椎椎弓或牙齿的重叠,前后张口位 X 线图像难以显示齿突骨折。CT 冠状位重组对齿突骨折显示清晰。

**保守治疗**:治疗方法取决于骨折类型和稳定性,以及是否合并其他颈椎骨折。对 I 型骨折采用颈托固定 6~8 周。

**手术治疗**:对 II 型骨折可行保守治疗或手术治疗。对于 II 型或 III 型骨折,手术治疗包括头环背心固定、齿突骨折螺钉固定、寰枢椎后路融合术。寰枢椎融合术包括 C1/C2 经关节螺钉固定,椎板夹技术或布线固定技术。

(待续)

表 8.15(续)

| 病变图解 | 临床信息 | 治疗 |
|---|---|---|

**C5 骨折–脱位**

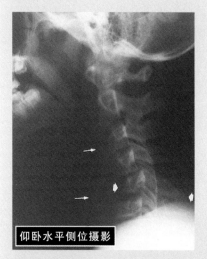

**仰卧水平侧位摄影**

患者,男,15 岁,车祸后 C5 骨折–脱位。该仰卧水平侧位摄影显示噪声,这是因为在急诊室通过固定托摄影,显示 C5 向后移位(白箭所示)。小箭头示椎前阴影,因水肿/出血前移。

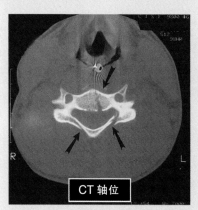

**CT 轴位**

C5 CT 轴位示椎体爆裂骨折和双侧椎板骨折(箭头所示)。

**描述:**骨折–脱位是一种非常严重的危及生命的颈椎损伤。椎骨后部骨折伴后部韧带撕裂可导致椎体向前移位损伤脊髓。

**损伤机制:**椎骨压缩骨折可发生于跌倒,包括头部着地(如滑雪、潜水),或过度屈曲力转换成垂直压迫力,可见于车祸伤。

**成像:**仰卧水平侧位摄影(患者仰卧于检查床上不动,或在平车上固定)是在急诊室内评估颈椎序列和脊椎的金标准,且适用于 CT 不可行的情况,否则目前对于急性创伤还是首选 CT 检查。MRI 用于评估脊髓的损伤。

**保守治疗:**在急诊室初期,首先利用牵引固定不稳定性骨折,以直接减轻椎管压力。完成影像学检查后,确定损伤,计划手术治疗。

**手术治疗:**通过椎间布线固定技术、双侧钢板固定、前路钢板固定和植骨融合可完成椎体节段的稳定。

(待续)

| 表 8.15(续) | | |
| --- | --- | --- |
| 病变图解 | 临床信息 | 治疗 |

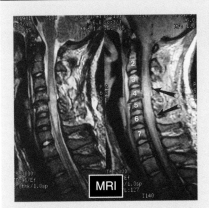

矢状位 MRI 层面显示 C3~C7 层面脊髓水肿(箭头所示)。

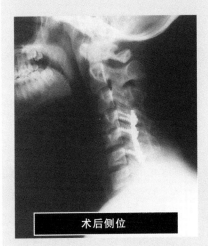

内固定术后侧位片。内固定术用于恢复椎体对线,固定脊柱节段。

(吕传剑　贾衡　陈梦捷　王骏　缪建良　史跃　吴虹桥　译)

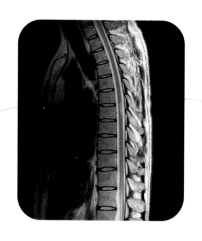

# 第 **9** 章

# 胸椎成像

## ■ 第1节 简介

### ❑ 创伤

- 脊柱最易损伤的节段是颈胸段(C6、C7、T1、T2)和胸腰段(T11、T12、L1、L2)。这些节段介于相对固定的胸椎(胸廓)和相对灵活的颈椎和腰椎之间，故首先承受外力。

- 压缩骨折和骨折–脱位极易发生于 T12 和 L1，其中 15%~20% 涉及神经损伤。

- 椎体前缘压缩骨折是所有年龄组 X 线图像上可观察到的最常见的脊椎损伤。原因如下：

  - ▸ 椎体主要由松质骨组成，较皮质骨组成的椎弓脆弱。

  - ▸ 垂直力作用于脊柱常转换成屈曲力，导致椎体压缩，而椎弓不受累。常见于双足着地或臀部着地的跌倒。

  - ▸ 正常胸椎后凸，易诱发胸椎更加弯曲。

### ❑ 病变

- **骨质疏松症：椎体压缩骨折**

  - ▸ 4 种骨折最常由骨质疏松引起，包括髋骨、桡骨

远端、肱骨近端和椎体。如前所述，随着年龄的增长，这些常见的椎体损伤风险也增大，原因为骨骼软化使椎体脆性增加，以及椎间盘退行性变使其减震缓冲功能减退，使更多的力直接传导至椎骨。

- **脊柱侧弯**

  - ▸ 最常见的脊柱侧弯是青少年先天性脊柱侧弯，好发于 10 岁左右，男女比例 1:7。通过 X 线图像识别骨骼成熟度或骨龄以确定矫形支架拆除时机，因为在这个时间节点之后，此弯曲几乎无进展。

- **Scheuermann病**

  - ▸ Scheuermann 病是青少年继脊柱侧弯之后第二好发的脊柱疾病。背痛和胸椎后凸是椎体终板骨软骨病的表现。骨骼发育成熟后本病没有进一步发展。该病的患病率无性别差异。

- **脊柱结核(Pott病)**

  - ▸ 胸椎骨髓炎常继发于肺部结核杆菌(TB)感染的血源性传播。不论是发达国家还是发展中国家，结核病都需要社会的长期关注。

### ❑ 成像选择

- **X线图像：**除了高风险创伤患者依据 CT 评估外，X 线图像是胸椎疾病首选的成像检查。如果 CT 不

可行,则采用 X 线图像。

- CT:高风险创伤患者首选的成像检查。全身扫描可评估多系统创伤:头部 CT 用于颅脑评估,胸腹盆腔(TAP)扫描用于内脏器官评估。最终,脊柱的所有影像可来源于这初始的数据集。
- MRI:适用于评估 CT 或 X 线图像不能解释的脊髓、韧带、软组织及神经缺陷。

### ❏ 可获得的指南

- **ACR适宜性指南**:当前,ACR 出台了 4 个适用于胸椎的临床指南:疑似脊柱创伤、脊髓病,肋骨骨折及骨质疏松和骨密度。
- **诊断性成像途经**:为评估胸腰段脊柱创伤建立临床决策树。

## ■ 第2节　解剖学回顾(图 9.1)

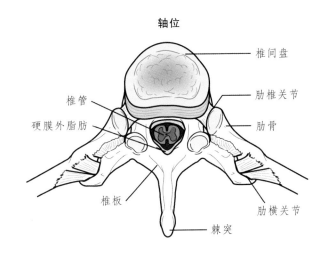

轴位

椎间盘
肋椎关节
肋骨
肋横关节
棘突
椎板
硬膜外脂肪
椎管

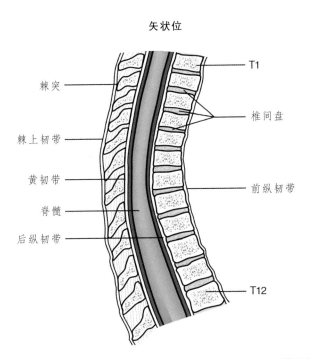

矢状位

棘突
棘上韧带
黄韧带
脊髓
后纵韧带
T1
椎间盘
前纵韧带
T12

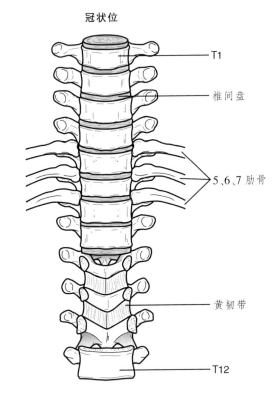

冠状位

T1
椎间盘
5、6、7 肋骨
黄韧带
T12

图 9.1

# ■ 第 3 节　可获得的成像指南:ACR 适宜性标准,诊断性成像途径

● **适宜性标准**:ACR 发布了 4 个适用于胸椎的临床标准。下述两个指南见于第 8 章(颈椎),也指整个脊柱。

　▶ 疑似颈椎损伤的 ACR 适宜性标准见表 8.3。

● 该表包括 14 条有关脊柱创伤的标准

　▶ 脊髓病的 ACR 适宜性标准见表 8.4。

● 该表包括 7 条有关脊髓病的标准(与脊髓相关的神经缺损)。

另外两个 ACR 适宜性标准与胸椎无直接联系。

　▶ 肋骨骨折的 ACR 适宜性标准见表 9.1。

　　● 肋骨骨折是最常见的胸部损伤,见于 10% 的外伤患者和 40% 严重非穿透性创伤患者。

　　● 第 5~9 肋骨经常受到影响(上位肋骨由肩胛带保护;下位肋骨活动度大,骨折前可弯曲)。

　　● 大多数肋骨骨折易于愈合,极少产生后遗症,但相关并发症可能是有显著临床影响(如气胸、血胸、肺挫伤、肺不张、心血管损伤和腹部脏器损伤)。

　▶ 骨质疏松和骨密度(BMD)的 ACR 适宜性标准见表 9.2。

　　● 作为预防管理骨质疏松方案的一种,目前重点在于早期识别骨质疏松的骨折风险,以便采取预防性治疗以减少今后骨质疏松性骨折的发生。双能 X 线吸收测定法(DXA)是定量评估骨密度(BMD)较好的成像模式。

　　● DXA 无法可视化判读;而是利用电脑对腰椎和髋骨的 X 线图像模式进行数字分析,得到两个数值。T 值是将患者的 BMD 与青年健康人群对比,而 Z 值是将患者的 BMD 与同年龄的健康人群对比。根据这些值决定是否使用药物治疗,同时每年进行一次 DXA 扫描评估疗效。

● 诊断性成像途径由西澳大利亚卫生部颁布,用于协助不同的临床情景的决策。用临床决策树呈现,内容与 ACR 标准一致。

　▶ 胸腰椎创伤的诊断性成像途径见表 9.3。

| 表 9.1 | 肋骨骨折的 ACR 适宜性标准 | | |
|---|---|---|---|
| 肋骨骨折的临床分类 | 通常适合 | 可能适合 | 通常不适合(详见网站) |
| 1.成人<65 岁 | ● X 线胸片(后前位片) | —— | ● 胸部 CT 平扫<br>● X 线肋骨平片<br>● $^{99m}$Tc 肋骨扫描<br>● 胸部 CT 增强 |
| 2.成人>65 岁 | ● X 线胸片(后前位片) | ● X 线肋骨平片 | ● 胸部 CT 平扫<br>● $^{99m}$Tc 肋骨扫描<br>● 胸部 CT 增强 |

此表为缩减版,在完整文件中包含额外的"通常不适合"的检查。读者可登录 ACR 网站浏览最新、最完整的 ACR 适宜性标准。
Reprinted with permission from the American College of Radiology.
对比剂的使用取决于临床情况。

| 表 9.2 | 骨质疏松和骨密度(BMD)的 ACR 适宜性标准 | | |
|---|---|---|---|
| 骨质疏松和骨密度(BMD)的临床分类 | 通常适合 | 可能适合 | 通常不适合(详见网站) |
| 1.判断无临床症状患者的低骨密度和骨折风险。年龄>50岁的绝经后女性。40~50岁绝经过渡期女性。年龄>50岁有风险因素的男性 | ● DXA 脊柱后前位片<br>● 股骨近端、股骨颈、全髋 DXA<br>● QCT 脊柱骨密度测量(优点：较 DXA 椎体骨密度改变检测敏感；缺点：放射剂量更高，未列入 WHO 诊断标准) | ● 胸腰椎 X 线摄影(用于诊断骨折，在骨质疏松前即可出现明显的骨缺失)。<br>● 跟骨 QUS(如果异常，应加做 DXA) | ● 前臂 DXA(髋/脊柱或髋/髋不可行，或患者体重超过检查床的承重。甲状旁腺功能亢进患者首选)<br>● 跟骨 SAX/DXA<br>● 股骨近端 QCT<br>● 前臂 pQCT |
| 2.随访。患者已被证实为骨折高风险或低密度 | ● DXA 脊柱后前位片<br>● 股骨近端、股骨颈、全髋 DXA<br>● QCT 脊柱骨密度测量 | —— | ● 前臂 DXA<br>● 股骨近端 QCT<br>● 脊柱侧位 DXA |
| 3.确诊低骨密度。有风险因素的绝经前女性。有风险因素的20~50岁男性 | ● DXA 脊柱后前位片<br>● 股骨近端、股骨颈、全髋 DXA | ● QCT 脊柱骨密度测量 | ● 前臂 DXA<br>● 股骨近端 QCT<br>● 跟骨 SAX/DXA<br>● 跟骨 QUS |
| 4.患者低骨密度的随访。有风险因素的绝经前女性。有风险因素的20~50岁男性 | ● DXA 脊柱后前位片<br>● 股骨近端、股骨颈、全髋 DXA | ● QCT 脊柱骨密度测量 | ● 前臂 DXA<br>● 股骨近端 QCT<br>● 脊柱侧位 DXA |
| 5.诊断。年龄>50岁且具有脊柱退行性改变，伴或不伴脊柱侧弯的人群 | ● 股骨近端、股骨颈、髋关节 DXA<br>● QCT 脊柱骨密度测量 | —— | ● 前臂 DXA<br>● 股骨近端 QCT |
| 6.确诊低骨密度。有风险因素的患者(年龄<20岁) | —— | ● 骨矿物质含量(骨密度)DXA<br>● 全身成分 DXA<br>● DXA 脊柱后前位片<br>● QCT 脊柱骨密度测量 | ● 全髋 DXA |
| 7.随访。有风险因素的患者(年龄<20岁) | —— | ● 骨矿物质含量(骨密度)DXA<br>● 全身成分 DXA<br>● DXA 脊柱后前位片<br>● QCT 脊柱骨密度测量 | ● 全髋 DXA |
| 8.椎体疑似骨折。患者有既往史、椎体厚度减小或患者有糖皮质激素使用史 | ● DXA 椎体骨折评估(VFA)<br>● 胸腰椎 X 线摄影 | ● 厚度测距仪 | —— |

此表为缩减版，在完整文件中包含额外的"通常不适合"的检查。读者可登录 ACR 网站浏览最新、最完整的 ACR 适宜性标准。

Reprinted with permission from the American College of Radiology.

DXA=双能 X 线吸收测定法；pDXA=外周 DXA；SAX=单能 X 线吸收测定法 (腕或跟骨)；QCT=定量 CT；pQCT=外周 QCT；QUS=定量超声；VFA=椎体骨折评估；DXA 可应用于同时进行 BMD 评估的患者，评估脊柱隐匿性骨折。

对比剂的使用取决于临床情况。

| 表 9.3 | 胸腰椎创伤的诊断性成像途径 |
| --- | --- |

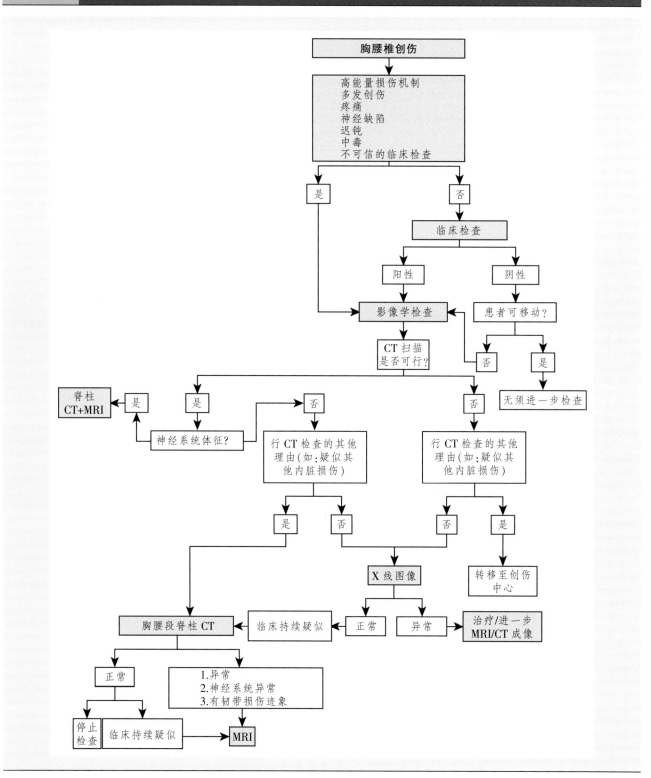

欲了解最近的更新内容，请登录：www.imagingpathways.health.wa.gov.au

# ■ 第 4 节 胸椎常规 X 线摄影评估

- 胸椎常规 X 线摄影首要目的是为了发现或排除解剖学异常或疾病进程。
- 下列是胸椎常规 X 线摄影检查的两种摄影体位
  - 前后位(AP)。
  - 侧位。
- X 线图像可通过 ABCS 进行初步评估(详见表 1.1)。
- 在 X 线前后位图像上,难以评估脊椎结构。图 9.2 有助于理解脊椎的解剖结构:

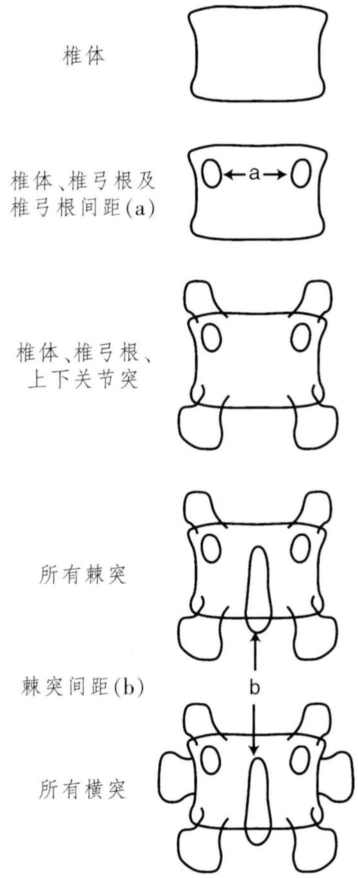

椎体
椎体、椎弓根及
椎弓根间距(a)
a
椎体、椎弓根、
上下关节突
所有棘突
棘突间距(b)
b
所有横突

图 9.2

- 在 X 线侧位片上,有 3 条平行线评估正常脊椎解剖(图 9.3)。不论脊柱屈曲伸展,3 条线的空间关系都应处于正确位置。

第 3 条线
第 2 条线
第 1 条线
T11
T12
L1
L2
L3

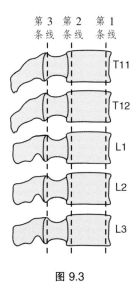

图 9.3

- 胸椎常规 X 线摄影的总结见表 9.4。

| 表9.4 | 胸椎常规X线摄影 |
| --- | --- |

前后位(AP)

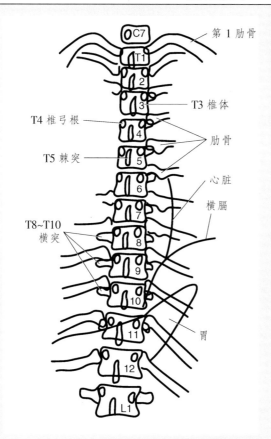

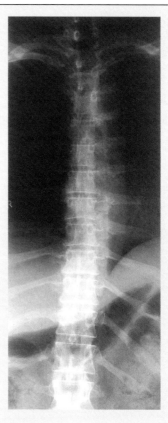

- 椎体构成脊柱,椎间盘完好。
- 根据椎弓根移向中线或棘突偏离中线来识别脊柱旋转。稍为旋转不是异常,可能由站姿(坐姿)所致。
- 胸椎椎弓根间距正常值为20mm,代表椎管横径,若出现明显的差异则提示骨折–脱位。
- 相邻棘突的垂直间距是相等的,间距增大提示脊柱后方韧带复合体撕裂。
- 关节突在椎体上方投影成一个蝶形的阴影。尽管小关节面不可见,但明显可见对齐排列的关节突。关节突错位提示骨折–脱位或半脱位。
- 尽管在一定程度上常重叠,但X线图像上可见肋椎关节和肋横关节。

(待续)

**表 9.4(续)**

**侧位**

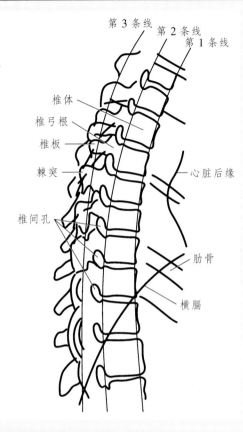

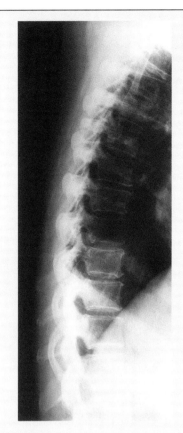

- 正常的胸椎对线通过 3 条平行线来评估:椎体前线、椎体后线、棘突椎板线。椎管在椎体后线与棘突椎板线之间。与相邻椎体相比,这两条线间距增大或减小,则提示骨折或脱位。
- 椎体像盒子清晰显示,伴平滑的骨缘。
- 椎间孔为脊神经出入的部位,正常呈透亮卵圆形。若卵圆形出现缩窄、粗糙,则提示脊神经或椎管骨侵蚀。
- 椎间隙正常显示完好的关节间隙。注意关节边缘若有任何骨赘形成,则提示退行性改变。
- 任一椎体水平椎弓根都成对叠加。
- 腋窝处肋骨覆盖胸椎,但由于其密度小于椎骨,故 X 线易穿透。后部肋骨呈切向投影,在椎骨后方图像呈高密度边界影。
- 横膈的软组织密度影叠加在下位胸椎上。

## ■ 第5节　胸椎MRI基本方案

- MRI可评估脊柱的每一层面，适应证包括但不限于：
  - ▸ 椎间盘退行性疾病。
  - ▸ 硬膜外软组织肿瘤或骨肿瘤。
  - ▸ 髓外硬膜内肿瘤。
  - ▸ 硬膜内肿物或软脑膜疾病。
  - ▸ 髓内肿瘤。
  - ▸ 放射治疗野。
  - ▸ 脊髓病变，包括脱髓鞘病变和炎症性病变。
  - ▸ 脊髓血管畸形和（或）隐匿性蛛网膜下隙出血的成因。
  - ▸ 脊髓空洞症。
  - ▸ 先天性脊柱异常/侧弯。
  - ▸ 术后椎管积液或术后软组织改变。
  - ▸ 脑膜异常。
  - ▸ 脊柱感染，包括椎间盘感染、骨髓炎、硬膜外脓肿。
  - ▸ 椎体成形术/椎体后凸成形术的术前检查。
- **胸椎MRI方案**：包括轴位和矢状位。轴位和矢状位MRI可充分显示、评价软组织结构，冠状位很少使用。
- **常用脉冲序列**：包括轴位和矢状位T1加权和T2加权序列。这2种脉冲序列的基本原则为如下2部分：
  - ▸ 通过T1加权序列识别解剖。
  - ▸ 通过T2加权序列诊断异常液体（异常液体或水肿是疾病的征象。但是，慢性损伤有时不会出现水肿，而仅仅出现解剖学异常）。
- 在T1和T2加权图像上比较正常信号强度。低信号是黑色，中等信号是灰色，高信号是白色。具体内容见表9.5。

| 表9.5 | T1和T2加权图像信号强度 | |
|---|---|---|
| 结构 | T1信号强度 | T2信号强度 |
| 脊髓 | 中等 | 中等 |
| 脑脊液 | 低 | 高 |
| 椎间盘 | 中等 | 高 |
| 骨皮质/韧带 | 低 | 低 |
| 肌肉 | 中等 | 中等 |

- **MRI对胸椎的评估**：
  - ▸ 对线（Alignment）——矢状位对正常脊柱排列的评估最佳。脊柱排列的偏移提示骨折、脱位或骨破坏
  - ▸ 骨信号（Bone signal）——评估可能发生于邻近组织的侵蚀性疾病或感染。T2加权序列可明显评估"骨挫伤"或骨髓水肿。
  - ▸ 椎管/中枢神经系统（Canal Spase/Central Nervous System）——矢状位和轴位评估椎管间隙。可观察椎管的大小，硬脊膜的内容物（脊髓、神经根、脑脊液）。观察硬脊膜中任何缺失的部分（邻近结构的凹陷）。
    - • 缺失的部分可以是退行性改变所致的机械性狭窄，这些退行性改变发生于椎体终板的后部、椎间盘、小关节、游离的碎片以及增厚的韧带。
    - • 评估髓内疾病。MRI平扫或增强可以发现脊髓疾病的存在并评估不同疾病的进程：脱髓鞘病变、肿瘤、退行性变、感染和遗传。
  - ▸ 椎间盘完整性（Disk Integrity）——评估椎间盘高度和髓核水分。在矢状位上可评估其后缘，轴位平面上可评估其后外侧缘，可得出完整的椎间盘轮廓。MRI是椎间盘退行性病变可供选择的成像技术。
  - ▸ 软组织（Soft Tissues）——检查椎旁软组织存在水肿，归咎于创伤、肿瘤早期、感染或肿物。检查创伤后韧带和脊髓的完整性。MRI对硬膜外血肿、脊髓损伤/脊髓出血的显示尤为清晰。
- 胸椎MRI/CT正交平面见表9.6。
- 胸椎MRI基本方案见表9.7。

| 表 9.6 | 胸椎 MRI/CT 检查正交平面 |

**轴位**　图为从 C7~L1 轴位 FOV。参考线的位置是 MRI 扫描的显示平面

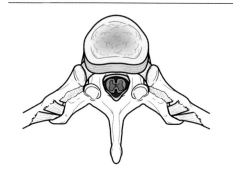 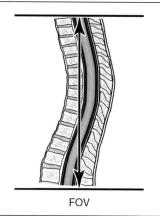 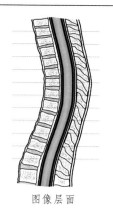

FOV　　图像层面

**矢状位**　图为横突尖到对侧横突的矢状位 FOV。参考线的位置是 MRI 扫描显示平面

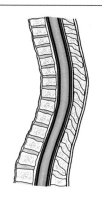 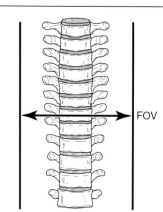 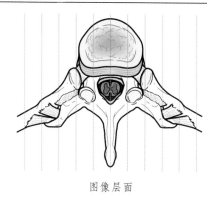

FOV　　图像层面

**冠状位**　图为胸椎最前部到胸椎后部的冠状位 FOV。参考线的位置是 MRI 扫描显示平面

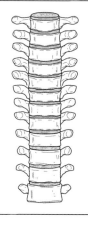 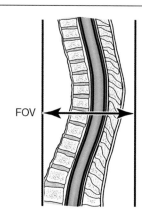 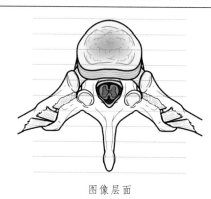

FOV　　图像层面

| 表 9.7 | 胸椎 MRI 基本方案 |
|---|---|

### T2 轴位

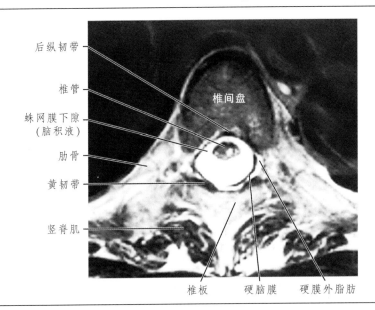

后纵韧带
椎管
蛛网膜下隙
(脑积液)
肋骨
黄韧带
竖脊肌
椎间盘
椎板　硬脑膜　硬膜外脂肪

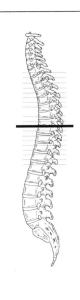

- 在轴位中能清晰显示的结构
  - 椎间盘
  - 神经根
  - 椎间孔

  - 椎管、硬膜外脂肪、硬脊膜
  - 小关节
  - 黄韧带

| T1 | 矢状位 | T2 |
|---|---|---|
| 确定解剖序列 | 诊断异常液体序列 | |

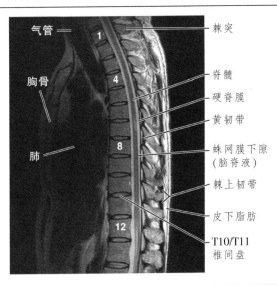

气管
胸骨
肺
1
4
8
12

棘突
脊髓
硬脊膜
黄韧带
蛛网膜下隙
(脑脊液)
棘上韧带
皮下脂肪
T10/T11
椎间盘

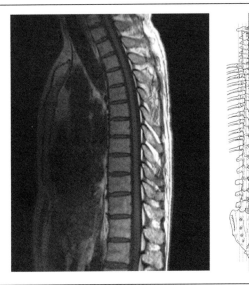

- 在矢状位中能够清晰显示的结构
  - 椎体、终板
  - 椎间盘信号、椎间盘高度
  - 蛛网膜下隙,硬脊膜(蛛网膜下隙的脑脊液和硬膜外脂肪之间的黑线)
  - 椎管、脊髓

  - 韧带:前纵韧带、后纵韧带、脊间韧带、棘上韧带
  - 棘突
  - 注意:在许多 T2 加权序列中没有采用脂肪抑制技术,因此,在周围明亮脂肪的对比下神经根可能会被显示

# ■ 第6节　胸椎CT基本方案

- 当需要显示骨和关节的结构和空间位置信息时，对于绝大多数骨骼病变可选择CT成像模式。
- CT用于脊柱检查的主要的适应证包括但不限于：
  - ▸ 成人急性创伤。
  - ▸ 骨退行性变和骨关节炎。
  - ▸ 脊柱骨移植或者融合术的术后评估。
  - ▸ 脊柱处于感染期。
  - ▸ 影像引导脊柱介入手术(如活检、药物注射)。
  - ▸ 肿瘤及其并发症。
  - ▸ 炎性病变及晶体沉积症。
  - ▸ 先天性或发育性脊柱畸形(如脊柱侧弯、脊椎滑脱)。
  - ▸ 当MRI禁忌时，显示脊髓空洞或鞘内肿块。
- CT与传统X线摄影具有相似的成像原理：人体组织衰减X线，在影像上显示为不同的灰度等级。在X线图像和CT图像上具有4种基本的灰度等级。
  - ▸ 1.空气=黑。
  - ▸ 2.脂肪=灰-黑。
  - ▸ 3.水(软组织)=灰。
  - ▸ 4.骨骼=灰-白。

- **脊柱的CT图像描述**

颈椎检查的方法同样可以运用于胸椎的图像评估。根据ABCDS评估异常：

- ▸ 对线(Alignment)——采用CT冠状位(类似于前后位X线图像)和矢状位(类似于侧位X线图像)重组，可以最佳评估正常脊柱生理形态及骨折、脱位、骨质破坏等引起的脊柱生理形态改变。
- ▸ 骨密度(Bone density)——类似于X线图像，骨皮质密度最高(如椎体环后部)，松质骨密度稍低(如椎体)。可用于评价任何骨质破坏或感染。评价皮质边缘断裂。
- ▸ 椎管间隙(Canal space)——轴位可以清楚显示椎管间隙。观察中央椎管和侧隐窝是否受压，受压可引起神经撞击观察有无来源于骨折或者椎间盘脱出而形成的游离碎片。
- ▸ 椎间盘完整性(Disk integrity)——在轴位上评价椎体后缘及后外侧缘轮廓和完整的边界。椎间盘突出将改变后缘轮廓。
- ▸ 软组织(Soft tissues)——矢状位重组检查椎前软组织是否存在因创伤造成的水肿。
- 胸椎CT方案见表9.8。

| 表 9.8 | 胸椎 CT 方案 |
| --- | --- |

| | 观察内容 |
| --- | --- |

**轴位层面**

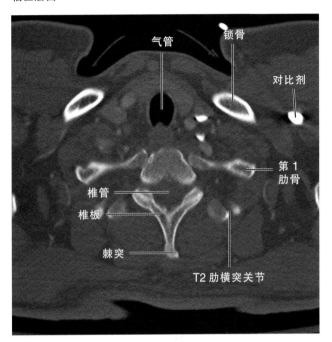

气管
锁骨
对比剂
第 1 肋骨
椎管
椎板
棘突
T2 肋横突关节

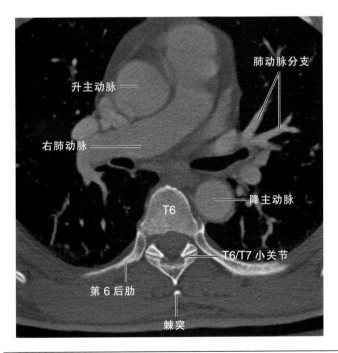

升主动脉
肺动脉分支
右肺动脉
降主动脉
T6
T6/T7 小关节
第 6 后肋
棘突

- 检查 ABCDS：形态、骨密度、椎管间隙、椎间盘完整性、软组织。

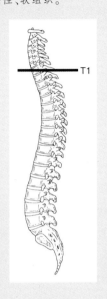

T1

- 注意：颈胸段和胸腰段的创伤发生率最高。

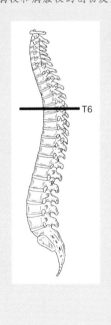

T6

（待续）

表 9.8(续)

轴位

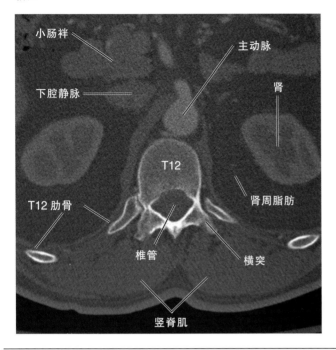

小肠袢

主动脉

下腔静脉

肾

T12

T12 肋骨

肾周脂肪

椎管

横突

竖脊肌

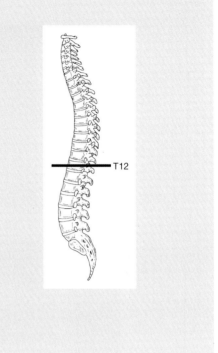

T12

矢状位

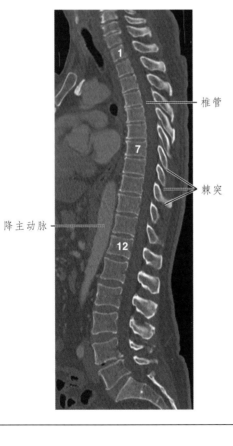

1

椎管

7

棘突

降主动脉

12

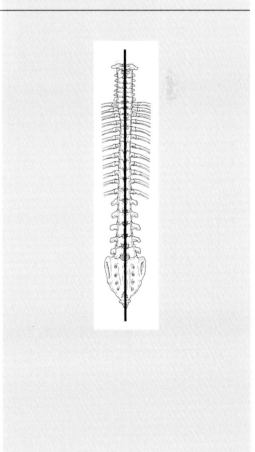

（待续）

表 9.8(续)

**冠状位**

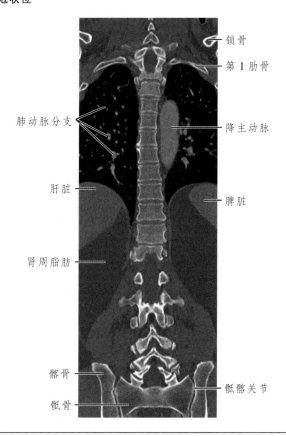

锁骨

第 1 肋骨

肺动脉分支

降主动脉

肝脏

脾脏

肾周脂肪

髂骨

骶髂关节

骶骨

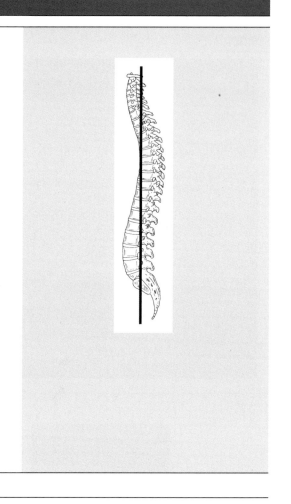

**观察内容**

- 任何年龄段,脊柱最常见的骨折是在椎体前缘压缩性骨折。
- 判断骨折、骨折碎片或者任何能够引起正常解剖结构或者椎管通畅性改变的病变。
- 典型的胸椎节段构成脊柱后凸曲线。
- 胸椎椎管直径比颈椎和腰椎窄。在 T6 水平,矢状位上椎管直径为 16mm,而颈椎中段椎管直径为 23mm,腰椎中段椎管直径为 26mm。
- 注意胸椎小关节的关节面呈冠状位;在矢状位平面上,胸椎小关节的关节面逐渐由朝向颈椎方向(与冠状位平面呈 45°)过渡到朝向腰椎方向。
- 注意肋骨与椎体和横突之间的连接。
- 类似于脊柱侧位 X 线图像:分别在椎体前缘、椎体后部及棘突椎板结合处做 3 条线,这 3 条线可以用来评估脊柱形态,出现偏离则提示骨折、半脱位和脱位。
- 可以观察椎间盘高度。胸椎椎间盘退行性变中多有钙化,并且可在 CT 图像上清晰显示。
- 注意胸椎后凸部分椎管中脊髓的前缘(平片上不容易看到,但是 CT 脊髓造影可以清楚显示),这对于鉴别由椎体后部病变或者骨折所引起的潜在神经损伤有重要的现实意义。
- 冠状位重组可评价脊柱形态或骨折、脱位、骨质破坏等引起的脊柱形态改变。

# ■ 第 7 节 它看起来像什么？ 病变图解(表9.9)

| 表 9.9 | 病变图解 | |
|---|---|---|
| 病变图解 | 临床信息 | 治疗 |

## 肋骨骨折

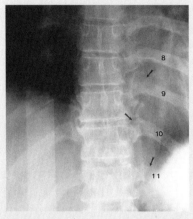

左侧第 9~11 肋骨多发性骨折(黑箭所示)。

**描述**：胸壁损伤按严重程度可以分为：轻微擦伤、单根肋骨骨折，以及多发性肋骨骨折阻止正常肺扩张的连枷胸。

**损伤机制**：肋骨骨折通常由钝性创伤所致。连枷胸患者，严重的咳嗽可能还会导致低位肋骨骨折。除非有明显证据(比如车祸)，否则婴儿及儿童的多处肋骨骨折应该疑似虐待所致。

**成像**：对肋骨骨折进行诊断的首要目标是判断是否有并发症(比如血胸、气胸、肺挫伤)。因此首选前后位胸部 X 线图像进行检查。专用肋骨 X 线图像更敏感但是没有必要，因为检查结果不会改变治疗方式。在严重的创伤中，CT 用于评价潜在的器官损伤。对于疑似受虐的儿童，应该进行全面的骨骼检查。

**保守治疗**：肋骨具有丰富的血供，尽管呼吸会造成恒定的移动，但 4~6 周即可痊愈。可以用镇痛剂和压力包扎缓解疼痛。多发性肋骨骨折患者常应住院观察是否有并发症。

**手术治疗**：目前，对严重的连枷胸患者进行手术治疗尚存争议。但有些临床指征确实需要固定以恢复胸部正常运动。肋骨骨折可以通过手术内固定碎片而恢复其连续性。

## 安全带骨折或 Chance 骨折

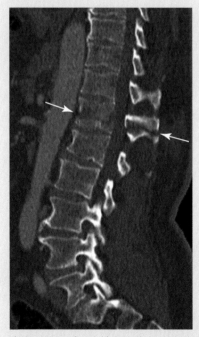

患者，男，63 岁，从树上坠落。CT 矢状位重组图像显示 Chance 骨折，箭头显示经椎体、椎弓根、椎板的横向骨折。L1 前部轻微楔形骨折。

**描述**：Chance 骨折涉及椎体过度屈曲牵拉损伤伴随椎体前方压缩，椎体后方韧带断裂。其最常发生在胸腰部。

**损伤机制**：Chance 骨折的发生是由于暴力使脊柱过曲，常见于系保险带的机动车事故 (MVA)(Chance 骨折由内科医生 Chance 于 1948 年首先报道，并因此而命名)。

**成像**：X 线图像可观察到该骨折。然而，在设备齐全的创伤中心，应该首选 CT 行 TAP(胸腹盆腔)扫描，以筛查明显的损伤，并且从初始的 CT 扫描可重组脊柱图像。

**保守治疗**：如果脊柱曲度恢复正常，则一些不稳定骨折可以用过伸位固定治疗。在一些病例中，胸腰骶椎矫形支撑(TLSO)模具可以提供足够的稳定性。

**手术治疗**：对于伴有神经功能障碍或可能引起神经功能障碍的高风险不稳定脊柱骨折，可以行内固定术和椎弓根螺钉固定术。

(待续)

| 表 9.9(续) | | |
|---|---|---|
| 病变图解 | 临床信息 | 治疗 |

**脊柱骨质疏松的椎体压缩性骨折**

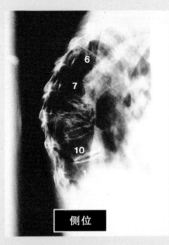

侧位

患者,女,95 岁,继发于骨质疏松的多发性压缩骨折。注意 T8 和 T9 椎体的塌陷。侧位片上脊柱畸形的严重程度与胸椎后凸的程度相关。两个椎体间的线性狭窄区域有压缩骨折碎片的嵌入。

**描述**:骨质疏松时脊柱矿物质流失和慢性骨小梁微骨折最终导致进行性或急性椎体塌陷。单发椎体的骨折可以增加多发性椎体骨折的风险。

**损伤机制**:骨质疏松造成脊柱骨结构脆弱,咳嗽或者跌倒等较轻微的损伤即可导致椎体急性塌陷。通常可以在影像片上看到椎体已存在的塌陷,这些塌陷进展缓慢,不产生急性症状,因此患者也不会有所察觉。

**成像**:X 线图像可以显示出骨质疏松的特征:椎体有低密度透光区,骨皮质变薄,骨小梁减少,楔形性变、终板畸形,一个或者多个椎体后凸畸形。双能 X 线吸收法(DXA)可用于骨质疏松的诊断和治疗监测。

**保守治疗**:保守治疗旨在减轻疼痛,维持脊柱活动性,并且通过药物减慢或者逆转骨质丢失。对于脊柱可塑性低的老年患者,通过固定治疗并不能有效去除压缩骨折。

**手术治疗**:采用经皮椎体成形术(PVP)或经皮球囊椎体后凸成形术等介入手法缓解患者疼痛,或者重建椎体高度。对进行性椎体塌陷患者不宜进行介入治疗,因为骨水泥会从椎体漏出。

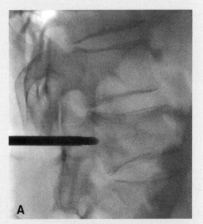

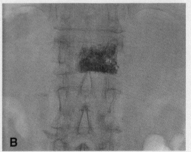

患者,女,75 岁,双能 X 线吸收法(DXA)显示骨质疏松,摔倒后伴有新的 L1 骨折。(A)从椎弓根介入插管到椎体的侧位透视影像。(B)注入骨水泥的椎体成形术前后位透视影像,图中椎体高度已经修复。

(待续)

| 表9.9(续) | | |
| --- | --- | --- |
| 病变图解 | 临床信息 | 治疗 |

**脊柱侧弯**

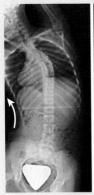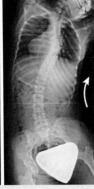

前后位侧曲 X 线摄影,通过两个主要的脊柱曲线来评估脊柱的柔韧性。左侧曲显示腰椎曲线能矫正,说明腰椎柔韧性好、此曲线是非结构性曲线。相反,右侧曲显示胸椎曲线不能矫正,表明胸椎上此曲线是一个僵硬的结构性曲线。

**描述:**脊柱侧移伴椎体和肋骨的旋转畸形。

**分类:**广义上,脊柱侧弯分为结构性(僵硬)和非结构性(活动性)。绝大多数结构性脊柱侧弯属于先天性,并且病因不明。

**成像:**X 线图像在脊柱侧弯方面具有重要作用。X 线图像可以用于:①明确或排除脊柱侧弯病因;②评估曲线的大小、位置和柔韧性;③估算骨成熟度或骨龄(对于支撑的时间控制很重要);④监测侧曲进展或维持的状况。

**保守治疗:**根据侧曲的程度,可以只用 X 线摄影监测侧曲是否处于进展状态。或者是否应该行脊柱支具和功能锻炼直到骨骼完全发育成熟,用以阻止侧曲进展。

**手术治疗:**对于侧曲角度>50°的患者,标准的治疗方法是后路脊柱融合术结合椎旁钢针固定和骨移植。

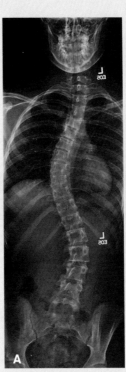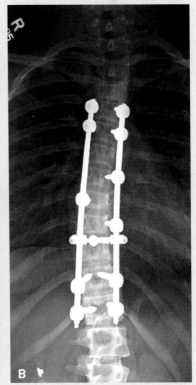

患者,女,14 岁。(A)术前 X 线图像和(B)术后 X 线图像显示右侧胸椎先天性侧弯,进行矫正和固定。植入脊柱后的钢针和椎弓根螺钉范围为 T4~T12。

(待续)

表 9.9(续)

| 病变图解 | 临床信息 | 治疗 |
| --- | --- | --- |

**脊椎驼背后凸症**

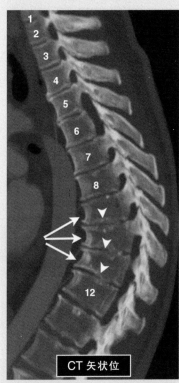

CT 矢状位

脊椎驼背后凸症矢状位 CT。注意 T8~ T12 椎间盘退行性变,在多个水平有许莫结节及椎间盘前突(箭头所示)。

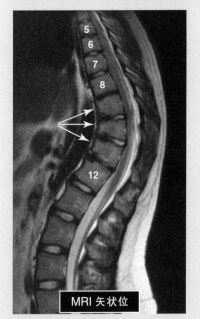

MRI 矢状位

MRI 矢状位显示椎体楔形变、椎体终板畸形及多层面椎间盘高度消失(箭头所示)。箭头处可见许莫结节。

**描述**:脊椎驼背后凸症发生于椎体第二骨化中心的骨软骨病,可造成脊柱后凸畸形。该病可发生于整个胸腰椎,但多发生于下胸段椎体和上腰段椎体。

**病因学**:该病病因和发病机制不甚清楚,受力、代谢、内分泌等因素与之有关。发病群体以 13~16 岁青少年男性居多。

**成像**:侧位 X 线图像确诊条件:3 个以上连续椎体前缘楔形变>5°、终板不规则骨化、椎间盘间隙变窄、许莫结节(髓核通过椎板疝出)。MRI 可详细显示椎间盘的疝出。

**保守治疗**:治疗尚存争议。持无须治疗观点的学者认为该病为良性并且具有自限性;也可以用支具治疗 1~2 年直到骨骼发育成熟,可以减轻后凸畸形。

**手术治疗**:外科手术治疗很少。当患者疼痛不缓解、后凸畸形严重影响美观、脊髓受压时,可采用椎体前缘减压及后路融合术。

(待续)

| 表 9.9(续) | | |
| --- | --- | --- |
| 病变图解 | 临床信息 | 治疗 |

**结核性脊椎炎(Pott 病)**

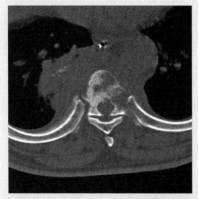

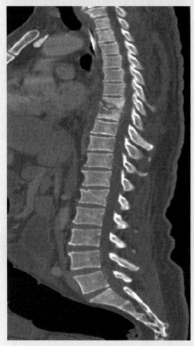

第 7~8 胸椎结核性脊椎炎 (Pott 病)。患者,男,50 岁,有肺结核病史。轴位和矢状位 CT 图像显示椎体及终板破坏伴椎旁脓肿,脓肿右侧含有小钙化点。

**描述**:结核病是最古老的人类疾病之一,脊椎结核通常由肺结核经血循环传播引起,胸椎多见。受感染的椎体塌陷,并且感染通过前纵韧带和后纵韧带扩展形成椎旁脓肿。50%的病例神经根和脊髓受压。

**病因学**:结核病是由于吸入含结核分枝杆菌的飞沫而引起的。在美国,结核病在高危人群中容易复发:生活在拥挤或卫生条件差的环境中的老年人、在高危环境中工作的移民人群以及免疫有缺陷的患者,比如艾滋患者。在发展中国家,脊椎结核主要发生在儿童。在北美和欧洲,成年人患脊椎结核较多见。

**成像**:X 线图像可见骨质溶解、骨质破坏、椎体塌陷、区域性骨坏死和新生骨形成,产生结核性死骨。如果椎旁有阴影,则提示脓肿形成。MRI 可以最佳显示疾病侵犯软组织程度和神经受压程度。

**保守治疗**:联合用药治疗可减少结核菌数量、防止产生耐药性、阻止复发,是标准方案。限制脊柱活动、躯干支具及合理的脊柱功能锻炼应持续数月。

**手术治疗**:对神经明显受压患者,需行脊柱融合术。对于脊柱不稳定者,需采用介入方法维持椎管形态的完整性。

(待续)

表 9.9(续)

| 病变图解 | 临床信息 | 治疗 |
|---|---|---|

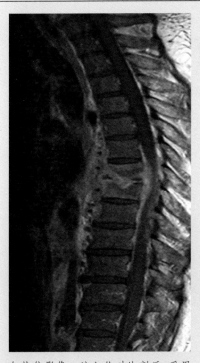

矢状位影像。注入钆对比剂后,采用 T1W 脂肪抑制技术显示,椎体水肿且经前纵韧带扩展到椎间盘前形成的小脓肿。

(陈梦捷 王平 王骏 缪建良 史跃 王爱梅 陈凝 译)

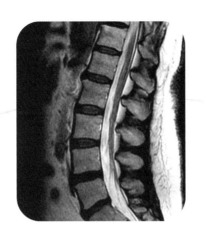

# 第 **10** 章

# 腰椎成像

## ■ 第1节 简介

### ❏ 创伤

- 下位脊柱最常见的损伤部位是胸腰椎(T11、T12、L1、L2)。该区域易暴露于外力,因为在相对固定的胸椎和活动度较大的腰椎之间,其为过渡区域。外力经常在这里被缓冲。
- 压缩骨折和骨折脱位发生频率最高的是 T12 和 L1,并且它们分别有 15% 和 20% 的概率导致神经损伤。
- 脊椎滑脱是椎弓峡部缺陷,可能是由创伤或先天(极少)或慢性劳损所致的应力性骨折。常见于运动员进行反复过渡拉伸性和旋转性体育活动,例如,跳水、体操、排球、举重和足球。

### ❏ 病理学

- **脊椎前移**:也叫腰椎滑脱,指 1 个椎体向前滑出,而其下面的椎体保持稳定。L4/L5 及 L5/S1 最常发生,归咎于腰骶角处易发生韧带松弛和椎间盘退行性变。青春期过量体育训练和成年期繁重

的体力活动可诱发。

- **椎管狭窄**:指由软组织退行性变和骨膨大引起的椎管管径缩小。轻度椎管狭窄不出现临床症状,中度狭窄伴有不同程度的血管和神经压迫症状,重度狭窄可引起马尾神经综合征。

- **椎间盘突出**:指神经髓核通过纤维环及邻近的椎体边缘异常突出。本病最常发生在 L4/L5,25~45 岁常见,并且男性较女性多见。很大一部分没有临床症状的人群在 MR 或者 CT 图像上显示椎间盘有不同程度的突出。椎间盘突出可分为:

  ▸ 向前突出表现为前纵韧带抬高以及椎关节边缘产生骨赘;

  ▸ 椎体间突出表现为通过终板薄弱处突向邻近椎体内,产生一个小的骨腔或者许莫结节;

  ▸ 向后突出表现为脊神经或硬脊膜压迫,导致腰及下肢部放射性痛。通常只有这些突出才产生临床症状。

  - 注意:大部分有椎间盘疼痛的患者可以在 4~6 周恢复,在此期间没有必要进行影像检查。因为急性发作期做的影像检查可能揭示出之前就已经存在的异常,然而这些异常与椎间盘疼痛的急性发作无关。这些信息可能会对诊断产生干扰、排除保守治疗的可能,导致误诊甚至不必要的手术结论。

## ❏ 成像选择

- **X线摄影**:是腰椎病变的首选检查方式。但是高风险创伤患者应该进行 CT 检查,如果不能进行 CT 检查才选择 X 线检查。
- **CT检查**:是高风险创伤患者的首选检查方式。一次扫描就可以对多个系统的创伤进行诊断;头部 CT 用于颅脑检查;胸腹盆腔(TAP)扫描用于内脏检查,并且最后都可以从这些数据集中重建获得脊柱所有影像。

- **MRI检查**:主要用于椎间盘、脊髓、韧带、软组织以及 CT 或 X 线图像不能明确的神经损伤的显示。

## ❏ 可获得的影像指南

- **ACR适宜性标准**:现有的关于腰椎方面的 ACR 标准主要是针对 3 种临床情况:疑似腰椎创伤、脊髓病变及急性腰疼。
- **诊断性成像途径**:对急性腰痛进行评估的临床决策树已经被制订。

# ■ 第2节　解剖学回顾(图 10.1)

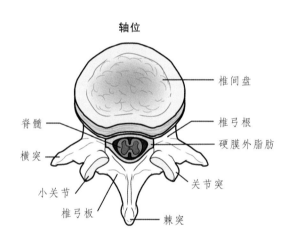

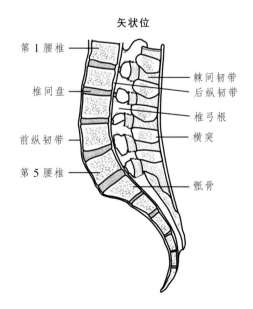

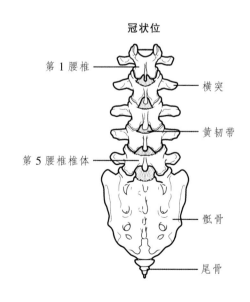

图 10.1

# ■ 第 3 节　可获得的成像指南:ACR 适宜性标准、诊断性成像途径

- ACR 适宜性标准:ACR 发布了针对腰椎方面的 3 种临床情况的标准。其中两种情况在第 8 章(颈椎)已经叙述,因为这两个情况与整个脊柱有关。
    - ▶ 见表 8.3 为疑似腰椎创伤的 ACR 适宜性标准。
        - 此表叙述了 14 种脊柱创伤的表现。
    - ▶ 见表 8.4 为脊髓病变的 ACR 适宜性标准。
        - 此表叙述了 7 种脊髓病变的表现(与脊髓本身有关的神经病变)。

另外一个 ACR 适宜性标准是专门针对腰椎制订的。
    - ▶ 见表 10.1 为腰痛的 ACR 适宜性标准。
        - 这种临床情况对于理解腰椎疾病至关重要:急性腰疼是导致 45 岁以下人群丧失能力的首要原因 , 并且每年在诊治方面花费数十亿美元(1美元≈6.9 元)。
        - 因此,已进行了大量的研究,旨在提高对腰痛患者的处理。研究认为:
            - ◆ 无并发症的腰疼和(或)神经根病变为良

性, 具有自限性的情况不能作为成像检查的依据。
    - ◆ 如果 6 周后疼痛没有好转或者出现任何提示情况变得复杂的"危险信号",则需要进行影像学检查。
- 危险信号包含以下情况:
1. 创伤。
2. 不明原因的体重减轻,起病隐匿。
3. 年龄>50 岁,尤其是女性,以及患有骨质疏松症的男性。
4. 免疫抑制、糖尿病。
5. 癌症史。
6. 静脉注射吸毒。
7. 长时间应用激素类药物,骨质疏松。
8. 年龄>70 岁。
9. 症状加重的局限性神经功能缺损,马尾神经综合征。
10. 疼痛持续 6 周以上。
11. 术前评估。
- 西澳大利亚卫生部所制订的诊断性成像途径,可以帮助临床对急性腰痛的患者进行评估。这个决策树与上述的 ACR 适宜性标准一致。
    - ▶ 急性腰痛诊断性成像途径见表 10.2。

| 表 10.1 | 腰痛的 ACR 适宜性标准 | | |
| --- | --- | --- | --- |
| 腰痛的临床分类 | 通常适合 | 可能适合 | 通常不适合(详见网站) |
| 1. 无并发症的急性腰痛和(或)神经根病变、不存在手术治疗无危险信号 | —— | —— | • 腰椎 MRI 平扫<br>• 腰椎 X 线检查<br>• 99mTc 骨扫描+SPECT 脊柱扫描<br>• CT 腰椎平扫 |
| 2. 一个或一个以上的下列情况:低速性创伤、骨质疏松、局限性和(或)进行性缺损、症状持续、年龄大于 70 岁 | • 腰椎 MRI 平扫 | • 腰椎 CT 平扫<br>• 腰椎 X 线检查<br>• 99mTc 骨扫描+SPECT 脊柱扫描 | • 腰椎 MRI 平扫+增强<br>• 腰椎 CT 增强<br>• 腰椎 CT 平扫+增强 |

(待续)

**表 10.1(续)**

| 腰痛的临床分类 | 通常适合 | 可能适合 | 通常不适合(详见网站) |
|---|---|---|---|
| 3. 一个或一个以上下列情况：疑似癌症、感染和(或)免疫抑制 | • 腰椎 MRI 平扫+增强<br>• 腰椎 MRI 平扫 | • 腰椎 CT 增强<br>• 腰椎 CT 平扫<br>• 腰椎 X 线检查<br>• $^{99m}$Tc 全身骨扫描+SPECT脊柱扫描 | • 腰椎 CT 平扫+增强<br>• 腰椎 X 线脊髓造影<br>• 脊髓造影及脊髓造影后腰椎 CT 检查 |
| 4.腰痛和(或)神经根病变、手术或者介入申请者 | • 腰椎 MRI 平扫 | • 腰椎 CT 增强或平扫<br>• 腰椎 MRI 平扫+增强<br>• 脊髓造影及脊髓造影后腰椎 CT 检查<br>• X 线椎间盘造影及椎间盘造影后 CT 检查<br>• 腰椎 X 线检查<br>• $^{99m}$Tc 骨扫描+SPECT 脊柱扫描<br>• X 线椎间盘造影 | • 腰椎 CT 平扫+增强<br>• 腰椎 X 线脊髓造影检查 |
| 5.腰椎术前检查 | • 腰椎 MRI 平扫+增强(区分椎间盘和瘢痕) | • 腰椎 CT 增强或平扫<br>• 腰椎 MRI 平扫<br>• 脊髓造影及脊髓造影后腰椎 CT 检查<br>• 腰椎 X 线检查 (过屈/过伸位)<br>• $^{99m}$Tc 骨扫描+SPECT 脊柱扫描<br>• X 线椎间盘造影检查和(或)椎间盘造影后 CT 检查 | • 腰椎 CT 平扫+增强<br>• 腰椎 X 线脊髓造影 |
| 6.马尾神经综合征、多灶性或者进行性缺损 | • 腰椎 MRI 平扫<br>• MRI 腰椎 MRI 平扫+增强 | • 脊髓造影及脊髓造影后腰椎 CT 检查<br>• 腰椎 CT 增强<br>• 腰椎 CT 平扫<br>• 腰椎 X 线检查 | • 腰椎 CT 平扫+增强<br>• $^{99m}$Tc 骨扫描+SPECT 脊柱扫描<br>• X 线腰椎脊髓造影 |

此表为缩减版,在完整文件中包含额外的"通常不适合"的检查。读者可登录 ACR 网站浏览最新、最完整的 ACR 适宜性标准。

Reprinted with permission from the American College of Radiology.

* 危险信号包含马尾神经综合征、癌症、骨折、进行性或者严重神经缺损、强直性脊柱炎、症状性椎管狭窄和(或)感染。

** 马尾神经综合征指脊髓圆锥以下水平的腰骶神经根受压,产生腰疼、双侧或者单侧坐骨神经痛、背部感觉异常、膀胱或者肠道功能障碍及下肢运动和感觉神经功能丢失。

对比剂的应用依据临床具体情况而定。

| 表 10.2 | 急性腰痛诊断性成像途径 |

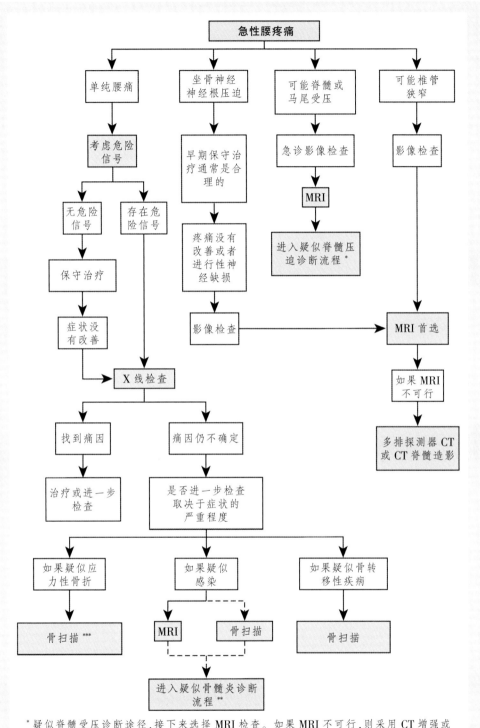

* 疑似脊髓受压诊断途径,接下来选择 MRI 检查。如果 MRI 不可行,则采用 CT 增强或
CT 脊髓造影。
** 疑似骨髓炎诊断途径见表 6.7。
*** 在美国,通常选择 MRI 检查。

欲了解最近的更新内容,请登录:www.imagingpathways.health.wa.gov.au

## ■ 第4节　腰椎常规X线摄影评估

- 腰椎常规X线摄影的首要指征是发现或排除解剖学异常或疾病进程。
- 典型的腰椎常规X线摄影检查主要包含3项:
  - 前后位(AP)。
  - 侧位。
  - L5~S1侧位。
    - 这个视角是腰骶交界区放大图像,通过调整X线的曝光以能够在重叠的髂骨中最佳显示L5~S1。
- 现在已很少采用腰椎左右倾斜位X线摄影。但是,斜位X线摄影对于椎弓峡部骨折或缺损方面的进一步评估具有价值。腰椎在斜位X线图像上呈"苏格兰犬"状,椎体缺损(椎体滑脱)在图像上呈"项圈"征(图10.2)。为了降低对患者的X线曝光剂量,故今天很少采用斜位X线摄影。

- X线图像检查项目可以总结成ABCS(详见表1.1):
  - 对线(Alignment)——前后位片,从垂直水平显示椎体结构,椎弓根和棘突间的空间关系被很好地显示出来。在侧位片上,与颈椎和胸椎侧位X线图像上评价相同的3条平行线,代表了正常的脊柱形态。当脊柱存在任何角度的弯曲和伸展时,这3条线的空间关系也应该保持正常。
  - 骨密度(Bone density)——评估密度较高的皮质骨和密度较低的松质骨之间的正常对比。观察正常骨小梁结构。注意,骨破坏的正常区域或骨质硬化及增生。
  - 软骨间隙(Cartilage spaces)——关节间隙变窄提示椎间盘退行性变。
  - 软组织(Soft tissues)——前后位X线图像上腰大肌显示清楚。腰肌痉挛或者劳损造成的厚度或者密度的改变也可被显示出来。
- 腰椎常规X线摄影检查的总结见表10.3。

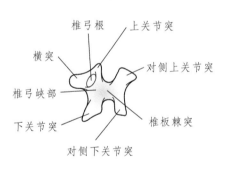

横突　椎弓根　上关节突

对侧上关节突

椎弓峡部

下关节突　椎板棘突

对侧下关节突

图 10.2

| 表 10.3 | 腰椎常规 X 线摄影检查 |
|---|---|

前后位(AP)

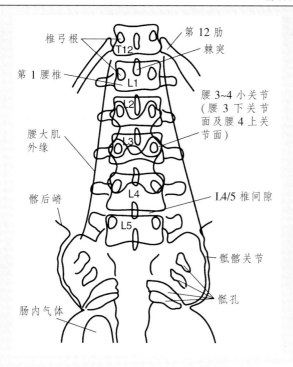

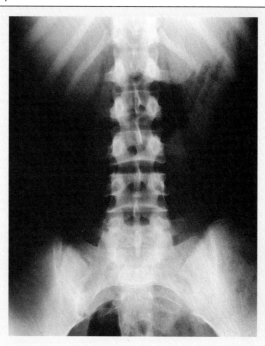

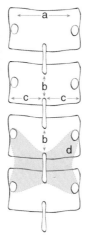

- 椎体构成脊柱,椎间盘空间清楚。
- 椎弓根呈椭圆密度影,泪滴状棘突左右各一。椎弓根间距(a)代表椎管横径。正常情况下,L1~L3 为 25mm,L4~L5 为 30mm。
- 棘突间隔(b)都应该相等。任一水平棘突间隔的增加可能提示后纵韧带的撕裂。
- 棘突通常位于中线上,与椎体边缘的距离相等(c)。
- 关节突呈蝶形(d)。虽然小关节不可见,但是关节突的形态呈蝶形。
- 以上任何组织关系形态的失常,都提示骨折、脱位或骨质破坏。
- 比较骶髂关节间隙的宽度及对称性。
- 可见腰大肌从横突斜向前外侧椎体。

(待续)

表 10.3(续)

**侧位**

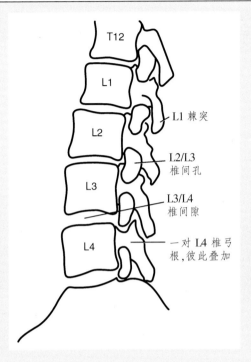

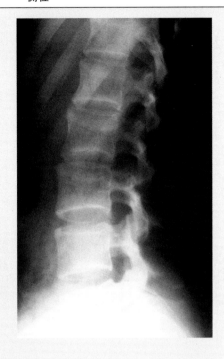

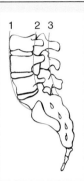

- 通过在侧位 X 线图像上观察三条平行线来判断脊柱的正常对线。
  - 线 1:椎体前缘线,表示椎体前缘连线,形成一条连续的前凸曲线。
  - 线 2:椎体后缘线,表示椎体后缘连线,形成一条平行于线 1 的连续曲线。
  - 线 3:棘突线,表示椎体棘突的连线,形成平行于线 1 和线 2 的连续曲线。
- 这些平行线的中断可提示骨折、脱位或腰椎滑脱。椎管位于线 2 和线 3 之间;这一空间的损伤将严重威胁着神经血管结构的完整性。
- 由于腰椎间盘的厚度,腰椎间隙最大。值得注意的是,最低腰段的椎间隙正常可呈楔形,特别是 L5/S1 间隙。
- 在各个水平椎弓根都是成对叠加。
- 椎间孔显示为可透 X 线的椭圆形。

(待续)

**表 10.3(续)**

**L5/S1 侧位**

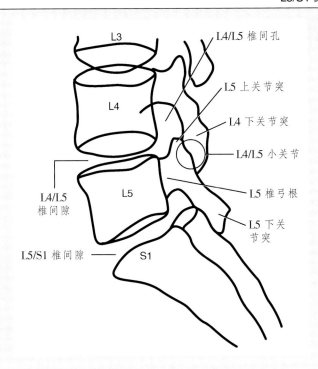

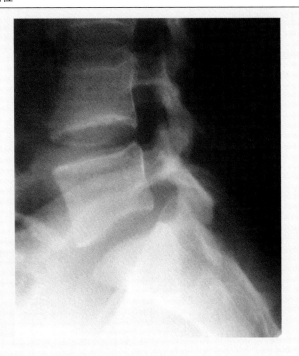

- 如腰椎侧位 X 线图像所示,3 条平行的椎体对位线也适用于腰骶关节的圆锥视图。自 C2 开始连续的线条一直延伸至骶骨。
  - 椎体前缘线包括腰骶交界区的过渡区域。此线连续性突然中断可提示骨折、半脱位、脱位或向后、向前滑脱。
  - 从 L4 延伸至骶骨后部的椎体后缘线,同样能评估异常中断。
  - 从 L4 延伸到骶骨顶端的棘突线,也能评估异常中断。
- L4/L5 和 L5/S1 椎间隙是完好的潜在空间。关节间隙狭窄、关节边缘硬化、骨赘形成或提示真空现象的透亮均为椎间盘退变的征象。

# ■ 第5节　腰椎 MRI 基本方案

- 脊柱 MRI 检查适应证包括但不限于:
  - 椎间盘退行性病变。
  - 硬膜外软组织和骨肿瘤。
  - 髓外硬膜内肿块。
  - 硬膜内肿块或软脊膜病变。
  - 髓内肿瘤。
  - 放射治疗的治疗野。
  - 脊髓本身病变,包括脱髓鞘和炎症病变。
  - 脊柱血管畸形和(或)隐匿性蛛网膜下隙出血的原因。
  - 脊髓空洞。
  - 先天性脊柱畸形/脊柱侧弯。
  - 术后脊柱内液体或术后软组织改变。
  - 脊膜异常。
  - 脊柱感染,包括椎间盘感染、骨髓炎、硬膜外脓肿。
  - 椎体成形术/脊柱后凸成形术的术前评估。
- **腰椎MRI检查**:主要包括轴位和矢状位图像。冠状位图像不常用,因为 MRI 的轴位和矢状位图像能充分显示软组织结构。
- **典型的脉冲序列**:包括轴位和矢状位的 T1 和 T2 加权序列。这两个脉冲序列的基本原理是双重的。
  - 通过 T1 加权序列观察解剖结构。
  - 通过 T2 加权序列探测异常液体信号。
- **腰椎MR图像判读**:
  - 对线(Alignment)——矢状位图像最适用于评估正常的脊柱对线或因骨折、脱位或骨质破坏等导致的对线异常。
  - 骨信号(Bone Signal)——评估任何疾病或感染的破坏征象,可定位或判断相邻组织的受累。在 T2 加权序列上评估明显的"骨挫伤"或骨髓

水肿。
  - 椎管/中枢神经系统(Canal Space/Central Nervous System)——在矢状位和轴位图像上评估椎管空间。观察椎管的径线大小,其正常是中空管道。还可评估硬脊膜的内容物(脊髓、神经根、脑脊液)。寻找任何硬脊膜压迹(相邻结构的压痕)。
    - 压迹可能是由椎体终板后缘、椎间盘、椎间小关节炎,游离碎片或增厚的韧带等退行性改变引起的机械性狭窄所致。
    - 评估髓内病变。无论增强与否,MRI 均可显示不同病因的脊髓病变的存在及其范围,包括:脱髓鞘、肿瘤、退行性变、炎性和先天性等病变。
  - 椎间盘完整性(Disk integrity)——评估椎间盘高度和髓核的含水量。在矢状位上观察其后缘,在轴位图上观察其后外侧缘,评估其轮廓和完整边界。关于椎间盘病变的 MRI 术语包括以下内容:
    - 椎间盘后缘弥漫性突入椎管(常与神经根压迫无关)被定义为广泛而相对对称的椎间盘膨出。
    - 椎间盘突出是指椎间盘从局部或从后正中、后侧或外侧不对称地突向椎管和(或)椎间孔。椎间盘突出也可位于椎间孔外(也称为远外侧)。
    - 膨出和突出是腰椎间盘突出的亚型;膨出的基底部与母盘相连相对更广泛,而在挤出中,其基底部通常比膨出的基底部更窄。
  - 软组织(Soft tissues)——检查是否存在因创伤、原发性肿瘤、感染或肿块扩散等引起的椎旁软组织水肿。检查创伤后韧带和脊髓的完整性。
- 理解腰椎 MRI 或 CT 检查的正交平面见表10.4。
- 腰椎 MRI 基本方案见表10.5。

| 表 10.4 | 腰椎 MRI 或 CT 检查的正交平面 |
|---|---|

**轴位**　　轴位扫描野从 T12 延伸至 S1。参考线是将要显示的层面

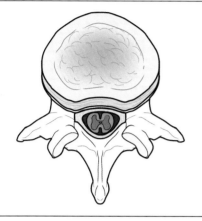
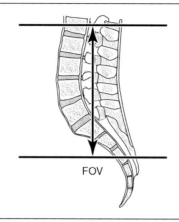
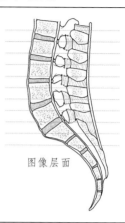

FOV

图像层面

**矢状位**　　矢状位扫描野从一侧横突的尖端到对侧横突。参考线是将要显示的层面

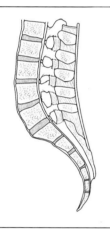
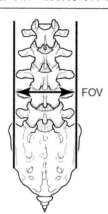
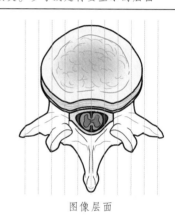

FOV

图像层面

**冠状位**　　冠状位扫描野从腰椎的最前端至最后方。参考线是将要显示的层面

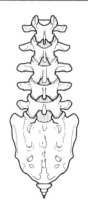
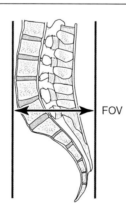
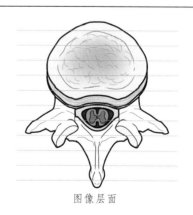

FOV

图像层面

| 表 10.5 | 腰椎 MRI 基本方案 |
| --- | --- |

未抑脂 T2 图像

轴位层面

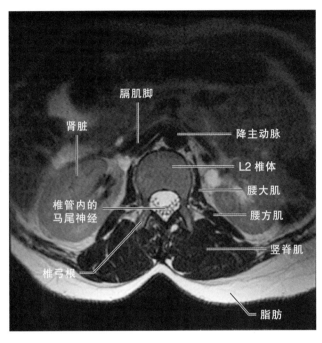

膈肌脚

肾脏

降主动脉

L2 椎体

腰大肌

椎管内的
马尾神经

腰方肌

竖脊肌

椎弓根

脂肪

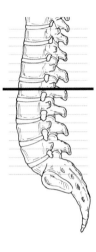

- 在轴位中能清晰显示的结构
  - 椎间盘
  - 神经根
  - 椎间孔
  - 椎管、硬膜外脂肪、硬脊膜
  - 小关节
  - 黄韧带
- 注意,该 T2 加权图像未进行脂肪抑制,因此相对于明亮的神经周围脂肪,神经根可能显得更突出。

(待续)

**表 10.5(续)**

| 矢状位 T1、T2 加权图像 | |
| --- | --- |
| T1 | T2 |

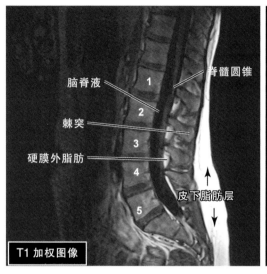
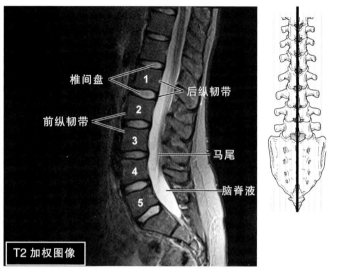

- 在矢状位中能清晰显示的结构
  - 椎体、终板。
  - 椎间盘信号、椎间盘高度。
  - 蛛网膜下隙、硬脊膜(蛛网膜下隙的脑脊液和硬膜外脂肪之间的黑线)。
  - 椎管、脊髓。
  - 韧带:前纵韧带、后纵韧带,棘间韧带和棘上韧带。
  - 棘突。
- 观察各结构在 T1 和 T2 加权序列之间的信号强度差异

| 结构 | T1 信号强度 | T2 信号强度 |
| --- | --- | --- |
| 脊髓 | 中等 | 中等 |
| 脑脊液 | 低 | 高 |
| 椎间盘 | 中 | 等高 |
| 椎体骨髓 | 中、高 | 中等 |
| 骨皮质和韧带 | 低 | 低 |
| 肌肉 | 中等 | 中等 |

## ■ 第6节　腰椎 CT 基本方案

- 当需要观察骨骼和关节的结构或空间信息时,CT 被认为是大多数骨骼成像模式中的首选。
- 脊柱 CT 的主要适应证包括但不限于:
  - ▶ 成人急性创伤。
  - ▶ 退行性病变和骨关节炎。
  - ▶ 骨移植或融合器术后观察。
  - ▶ 脊柱感染过程。
  - ▶ 影像引导脊柱介入治疗(例如,活检、注射药物)。
  - ▶ 肿瘤病变及其并发症。
  - ▶ 炎性病变和晶体沉积病变。
  - ▶ 先天性或发育性脊柱异常(例如,脊柱侧弯、脊椎滑脱)。
  - ▶ 当 MRI 禁忌时,用以观察脊髓空洞和其他硬膜内肿块。

### ❏ CT 成像的其他模式

- CT 脊髓造影是脊髓造影与 CT 成像的结合。向蛛网膜下隙注射对比剂,可以观察脊髓、椎管、脊神经根和供应脊髓的血管有无异常。然而,脊髓造影是侵入性的,具有固有风险。因此,MRI 是评估脊髓和神经根的首选;如果 MRI 不可行或禁忌,则推荐 CT 增强扫描。CT 脊髓造影常使用较少,仅用于待解决的特定病变。

- 在静脉注射碘对比剂后进行 CT 增强扫描,通过与血流混合,增强血管和含血管组织的密度。在腰椎中,它可用于评估肿瘤的血供或确定硬膜外感染。

### ❏ 脊柱 CT 图像判读

采用与颈椎和胸椎检查相同的方法继续评估腰椎图像。根据 ABCDS 评估异常:

- ▶ 对线(Alignment)——冠状位重组(类似于前后位 X 线图像)和矢状位重组(类似于 X 线侧位图像)最适合评估正常脊柱对线或骨折、脱位或骨质破坏的异常对线。
- ▶ 骨密度(Bone density)——与 X 线图像类似,骨皮质密度最高(如椎体后环结构),骨松质不密集(如椎体骨质)。评估任何代表疾病或感染的侵蚀征象。评估可能代表骨折的骨皮质边缘断裂。
- ▶ 椎管(Canal space)——在轴位图像上评估椎管的通畅性。寻找可能导致神经撞击综合征的中央管或侧隐窝的病变。识别任何可能从骨折或突出的椎间盘移入椎管内的游离碎片。
- ▶ 椎间盘完整性(Disk integrity)——在轴位图像上观察其后侧及后外侧,以评估其轮廓和边界的完整性。突出的椎间盘将改变后轮廓。
- ▶ 软组织(Soft tissues)——观察矢状位重组图像上的椎前软组织,以评估因创伤而出现的水肿。
- 腰椎 CT 检查方案见表 10.6。

| 表 10.6 | 腰椎 CT 检查方案 |
|---|---|

**轴位**

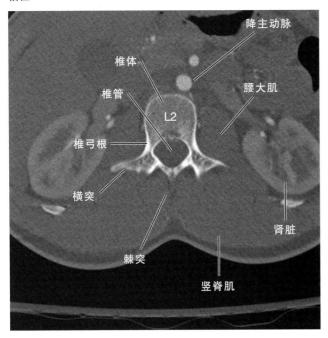

**观察内容**

- 检查 ABCDS：A 为对线、B 为骨骼密度、C 为椎管间隙、D 为椎间盘的完整性、S 为软组织。
- 观察椎管直径从 T12 到下腰椎的正常增加情况。椎管应通畅(开阔)，正常前后径最低限度为 15 mm，横径为 20 mm；腰部椎管前后径<12mm 被认为是病理性的。
- 检查椎间盘后侧轮廓，查看是否有压迫中央管的突出。
- 还要检查椎间孔的通畅性，因为突出的椎间盘或骨骼退行性改变可能会使其明显变窄而压迫神经根。
- 在椎体中间层面后缘可见基底神经丛。它通常表现为明显的透线区；神经丛内偶尔可见少量钙化。
- L5 的 CT 脊髓造影图像用于说明对比剂在蛛网膜下隙中的作用。注意所见的椎管内脊髓。

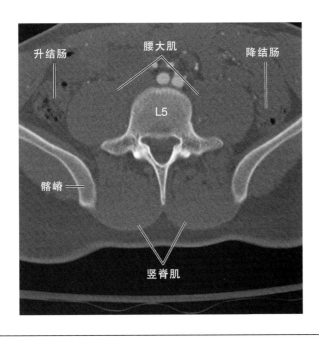

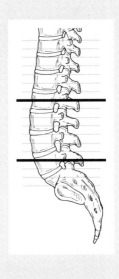

(待续)

表 10.6(续)

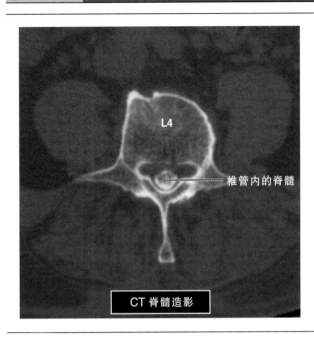

CT 脊髓造影

椎管内的脊髓

L4

矢状位

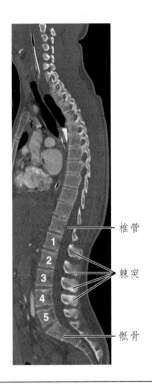

椎管

棘突

骶骨

- 检查 ABCDS 异常情况,尤其是椎体对线、椎体结构、椎管的通畅性、椎间盘高度及小关节外观。

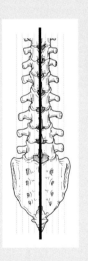

(待续)

| 表 10.6(续) |
| --- |

**冠状位**

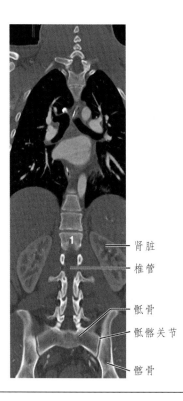

- 肾脏
- 椎管
- 骶骨
- 骶髂关节
- 髂骨

- 冠状位重组通常用于评估骨折和骨碎片的位置。

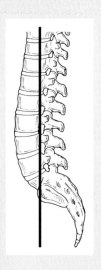

# ■ 第 7 节　它看起来像什么? 病变图解(表 10.7)

| 表 10.7 | 病变图解 |
| --- | --- |

| 病变图解 | 临床信息 | 治疗 |
| --- | --- | --- |
| L2 爆裂性骨折<br>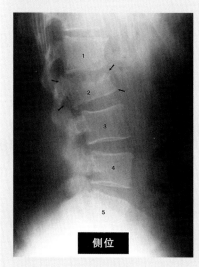<br>侧位 | **描述**:当相邻椎骨之间受到足够的压力冲撞或将其压成几个碎片时,会发生爆裂性骨折。<br>**损伤机制**:通常来自车祸的过度屈曲力或来自高处坠落引起的轴向压迫力。一个人从高处坠落并足先着地,导致后足骨折,并导致这种椎体骨折并不罕见。地面力损伤足部时,动力链上行至体部,且常在胸腰椎处消散。<br>**成像**:CT 用于高风险创伤,可快速筛选全身各系统。用来自 TAP 的数据集重建脊柱图像。如果 CT 不可行,X 线图像可用于明确骨折。需要用 MRI 来确定脊髓或神经根的损伤范围。 | **保守治疗**:如果骨折稳定,并且对脊髓没有立即或潜在的威胁,患者可以连续穿戴定制的胸腰骶椎矫形器(TLSO)2~3 个月。间隔 2 周拍摄 X 线图像,以监测骨折部位的稳定性。<br>**手术治疗**:当骨折不稳定时则需手术治疗。可以采用不同的手术治疗方法,最常见的是将创伤区域中剩余的椎骨融合,并去除较大的游离椎体碎片。 |

(待续)

表 10.7(续)

| 病变图解 | 临床信息 | 治疗 |
| --- | --- | --- |

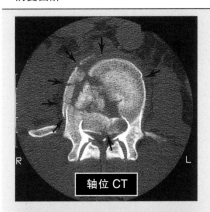

轴位 CT

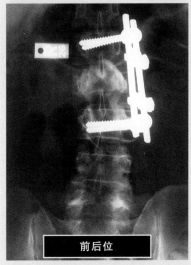

前后位

L2 爆裂性骨折。患者,男,46 岁,在 20 英尺(约 6.1m)高的树上挂圣诞灯时坠落,导致第 2 腰椎骨折,肋骨和距骨也骨折了。(A)侧位 X 线图像显示第 2 腰椎的压缩畸形(箭头所示)。(B)轴位 CT 图像显示 L2 体部粉碎性爆裂性骨折(箭头示多个骨折部位)。(C)术后前后位 X 线图像显示内固定。

(待续)

| 表 10.7(续) | | |
| --- | --- | --- |
| 病变图解 | 临床信息 | 治疗 |

椎弓峡部裂

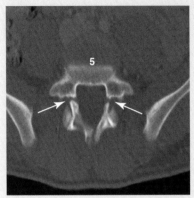

患者,男,14 岁,其轴位 CT 图像显示 L5 两侧椎弓峡部裂。箭头指向沿椎弓根后缘的横向缺损。另外,请注意,小关节更靠后并且几乎呈矢状位。矢状位关节和典型的正面取向的小关节一样不能承受轴向负荷。这可能是导致峡部过度负荷及随后应力性骨折的形态学因素。

**描述:**椎弓峡部裂是峡部关节间的缺陷。它可能是先天性的、创伤性的或者是由最常见的重复机械应力所致。

**损伤机制:**椎弓峡部裂的应力骨折类型最常见于参与运动的青少年运动员,这些运动员反复过度伸展并旋转脊柱(例如跳水、体操和排球)。在足球、举重和摔跤运动员中也可见。

**成像:**用于诊断椎弓峡部裂的最佳先进成像方式是有争议的。两侧椎弓峡部裂可能在常规 X 线图像上就能诊断出。使用 SPECT 或 MRI 可以进行早期诊断。轴位 CT 图像和 3D CT 重建可以提供优秀的解剖细节。理论上,结合 X 线图像和骨扫描可以确定骨折是新鲜的、陈旧的还是正在愈合中。

**保守治疗:**限制剧烈活动直到患者疼痛消失可治愈峡部裂,这需要 3~6 个月。物理治疗对于纠正不良姿势、教授身体力学以及加强和伸展所涉及的肌肉组织很重要。骨不连是一个并不罕见的并发症。但其长期预后良好,甚至可以继续体育运动。

**手术治疗:**很少需要手术治疗。如行保守治疗后使身心衰弱的疼痛仍然存在,则需考虑椎板切除术或后部脊柱融合术。

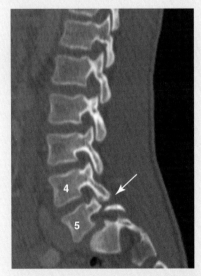

同一患者的矢状位 CT 重组图像。箭头指向 L5 右侧峡部缺损。与更高层面的正常峡部比较。

(待续)

表 10.7(续)

| 病变图解 | 临床信息 | 治疗 |
|---|---|---|
| 脊椎滑脱 | | |

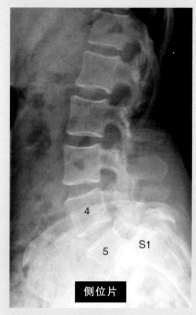

侧位片

患者,男,60岁,L5椎体退行性滑脱至S1,2度以上。侧位X线图像显示L5椎体50%以上前移超出S1椎体。

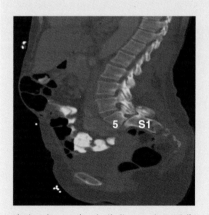

患者,女,49岁,矢状位CT重组图像显示L5椎体滑脱至S1,2度。这是在腹痛CT检查中偶然发现的。接下来看轴位图。

**描述:**脊椎滑脱是一个椎体在另一个椎体上的向前滑动。如侧位X线图像所示,术语前滑脱和后滑脱也用于描述1个椎体滑脱到另一个椎体的前部或后部位置。最常见的是L4~L5和L5~S1段,因为腰骶倾斜会对这些关节施加向前剪切力。

**病因:**脊椎滑脱有两种类型:①继发于椎弓峡部裂,由此脊椎结构被破坏,并且椎体向前滑动,而椎弓根保持在位;②继发于椎间盘、椎间小关节和韧带的退行性改变,导致不稳定性,使得整个椎体因重力向前滑动。任何一种类型都将导致椎管狭窄。

**成像:**在侧位X线图像上,根据上一椎体前缘线超过下一椎体前缘线的百分比,将椎体滑脱划分等级。

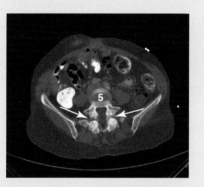

同一患者的轴位CT图像显示椎体滑脱的原因是两侧椎弓峡部裂(箭头所示)。

**保守治疗:**物理治疗是指矫正姿势,加强和拉伸躯干肌肉组织,并教导修改运动方式。止痛和支撑也是有帮助的。

**手术治疗:**如有神经损伤或疼痛不缓解,则需手术融合。

(待续)

| 表 10.7(续) | | |
|---|---|---|
| 病变图解 | 临床信息 | 治疗 |

**椎管狭窄**

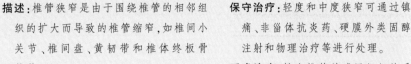

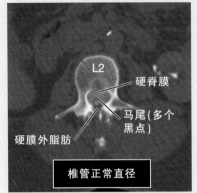

**椎管正常直径**

轴位 CT 脊髓造影显示 L2 处正常的椎管直径。

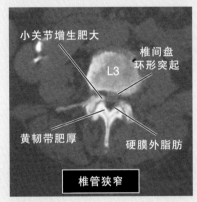

**椎管狭窄**

轴位 CT 脊髓造影显示 L3~L4 处椎管狭窄的典型特征,包括环形椎间盘凸起、小关节肥大和黄韧带肥厚,这些均可导致椎管缩窄。

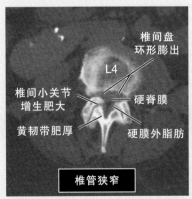

**椎管狭窄**

轴位 CT 脊髓造影显示 L4~L5 处的椎管狭窄。

**描述**:椎管狭窄是由于围绕椎管的相邻组织的扩大而导致的椎管缩窄,如椎间小关节、椎间盘、黄韧带和椎体终板骨赘等。

**病因**:压缩椎管的退行性过程将产生不同程度的症状,这取决于椎管剩下多少空间来适应缩窄。轻度狭窄无症状。中度和重度病例存在不同程度的神经和血管压迫症状;最严重的压迫将导致马尾综合征。

**成像**:MRI 是评估椎管的首选方式。如果 MRI 不可用或禁忌,则可选择 CT。

**保守治疗**:轻度和中度狭窄可通过镇痛、非甾体抗炎药、硬膜外类固醇注射和物理治疗等进行处理。

**手术治疗**:扩大椎管并减压组织的手术包括椎板切除术、椎间孔切除术、椎间小关节切除术、椎间盘切除术和显微内镜下椎板切除术。有时需要融合椎体以稳定一个或多个节段。

(待续)

| 表 10.7(续) | | |
| --- | --- | --- |
| 病变图解 | 临床信息 | 治疗 |

椎间盘突出症

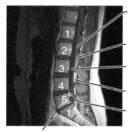

脊髓圆锥
马尾
脑脊液
硬膜外
脂肪
椎间盘
突出
脊髓水肿

腰骶椎 T1 加权矢状位 MRI 显示 L5/S1 处椎间盘严重。

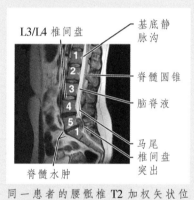

L3/L4 椎间盘
基底静脉沟
脊髓圆锥
脑脊液
马尾
椎间盘
突出
脊髓水肿

同一患者的腰骶椎 T2 加权矢状位 MRI。

**描述**:椎间盘突出是髓核通过环状纤维破损处向外延伸并超出相邻椎体边缘。最常见的是 L4/L5。

**病因**:脊椎关节退行性改变导致椎间盘损伤,对椎间盘施加过度的轴向、剪切或旋转力。这些力量也促进了纤维环的变性,并导致其出现裂纹或撕裂,为髓核突出提供了途径。

**成像**:仅当危险信号存在时,或经过 4~6 周的保守治疗仍不能缓解急性下腰疼痛和放射性疼痛时才考虑影像检查。MRI 是评估椎间盘的首选方式。

**保守治疗**:对于椎间盘突出症,保守治疗具有良好的预后,包括物理治疗、镇痛、短期卧床(2 天)和限制活动。4~6 周的保守治疗通过结痂(瘢痕形成)、回缩使之治愈,并可继续吸收突出的椎间盘的物质。

**手术治疗**:在过去几十年中,多种手术技术已被用于椎间盘突出症患者,包括椎间盘切除术、脊柱融合术和注射木瓜凝乳蛋白酶。然而,最近的研究发现椎间盘突出症的手术治疗与保守治疗之间并无统计学差异,并发现没有明确的理由主张进行手术。

(待续)

**表 10.7(续)**

| 病变图解 | 临床信息 | 治疗 |
|---|---|---|

强直性脊柱炎

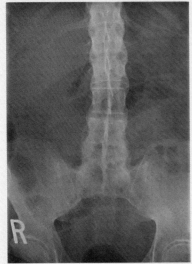

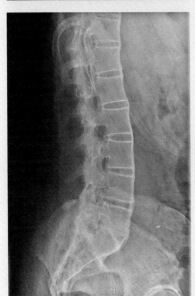

患者,男,39岁,强直性脊柱炎患者。前后位、侧位 X 线图像显示了跨越每个椎体水平的薄的、垂直走向的韧带骨赘联合体桥接每个椎体的外观,形成典型的"竹节椎"。骶髂关节已融合。

**描述**:强直性脊柱炎是一种以关节硬化和韧带骨化为特征的慢性进行性炎症性关节炎。20 多岁的年轻男性多见。

**病因**:病因不明,但与强直性脊柱炎相关的风险因素包括疾病家族史、某些蛋白质标记物检测阳性,以及频繁的胃肠道感染。这种疾病首先表现为骶髂关节的僵硬,随后延伸到腰椎和胸椎。其他关节,尤其是膝关节,以及一些器官也受到影响。

**成像**:X 线图像能明确骶髂关节的融合和椎体前缘的方形椎。然而,这些 X 线表现仅在疾病发生数年后才出现。有研究正着眼于 MRI 的早期诊断,但目前的数据尚不明确。疾病晚期表现为韧带骨赘联合体桥接每个椎体,在 X 线图像上形成特征性的"竹节椎"外观。

**保守治疗**:物理治疗以及药物治疗以减轻炎症和疼痛为核心。物理治疗对帮助维持脊柱的伸展很重要,可最大限度地减少随着脊柱逐渐僵硬而发展为脊柱后凸伤残。

**手术治疗**:仅某些特定的残疾个体需考虑手术治疗,例如,髋关节或膝关节置换以改善功能。

(待续)

表 10.7(续)

| 病变图解 | 临床信息 | 治疗 |
|---|---|---|
| 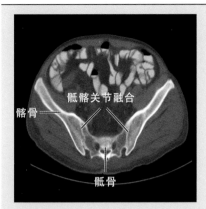患者,男,41岁,强直性脊柱炎。轴位CT 图像显示骶髂关节完全融合。 | | |

（王平 罗小平 王骏 缪建良 史跃 王爱梅 张涛 译）

# 索 引